ボクは９歳です

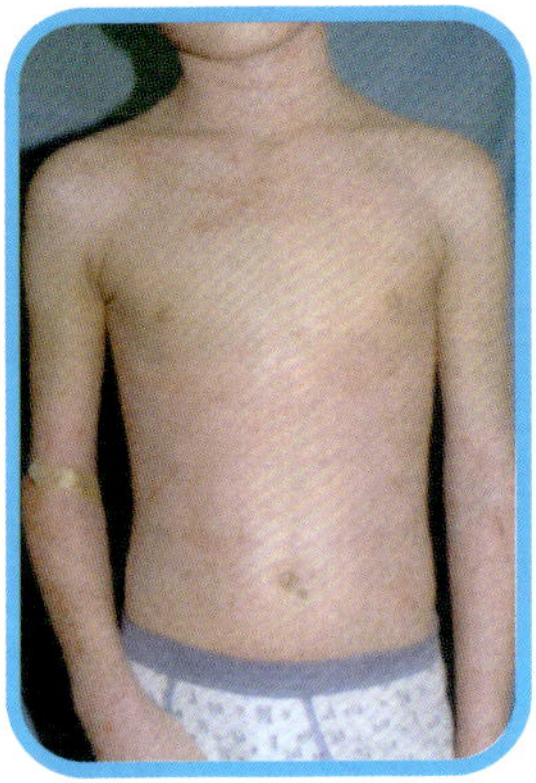

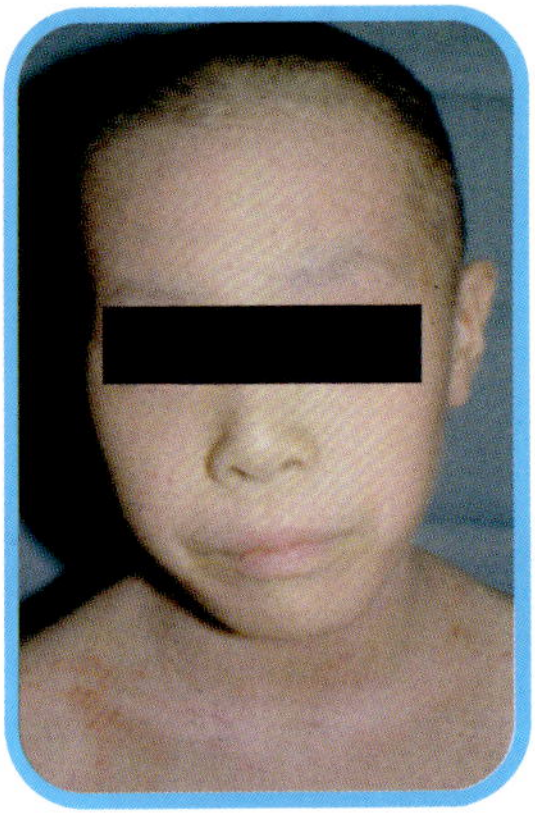

こんなに重症でした

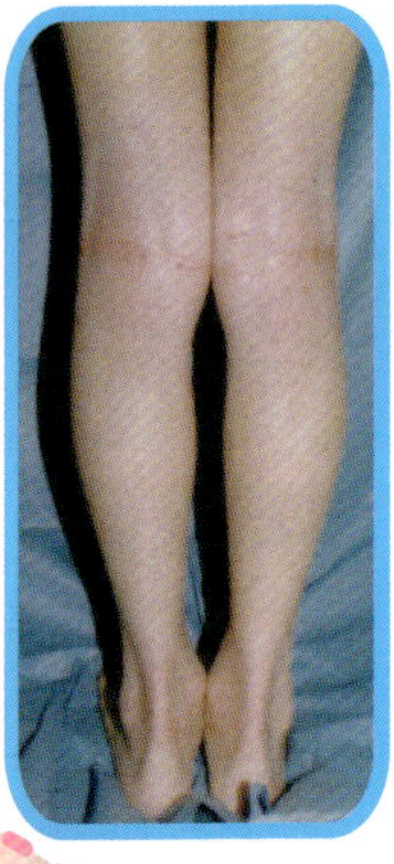

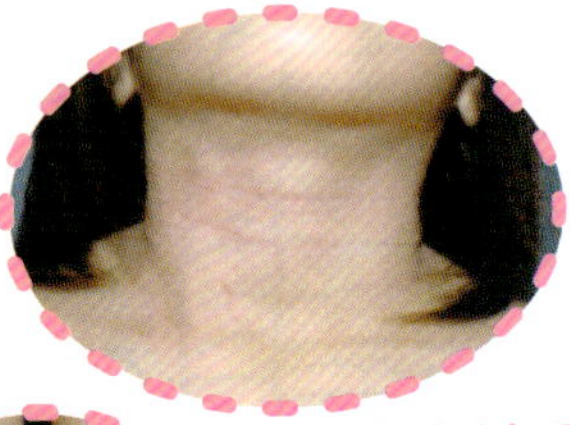

ワタシは７歳の
とき入院しました

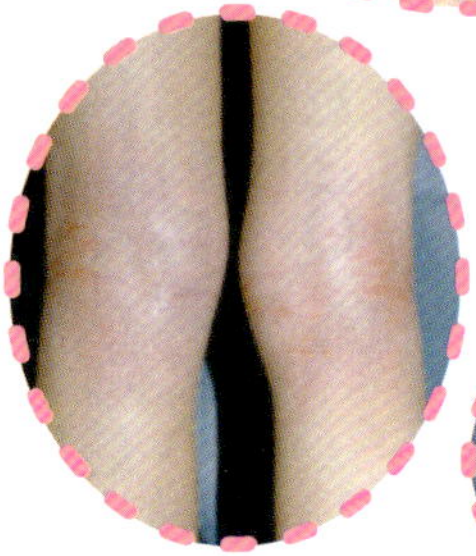

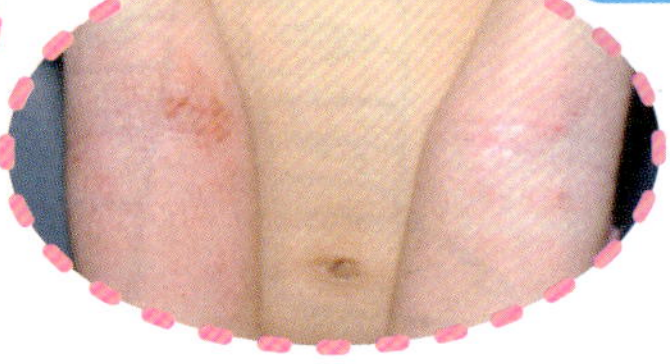

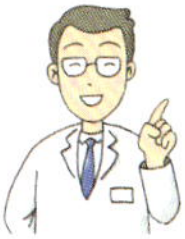

入院し、31歳で完治するまで本当に悩み苦しみました。

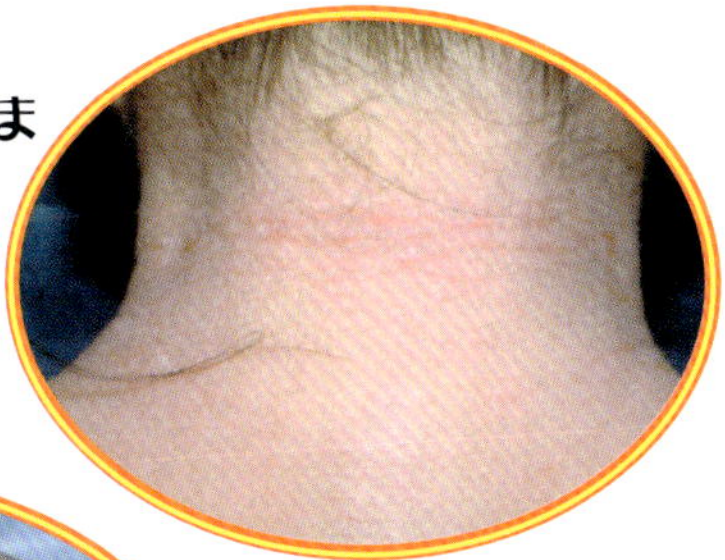

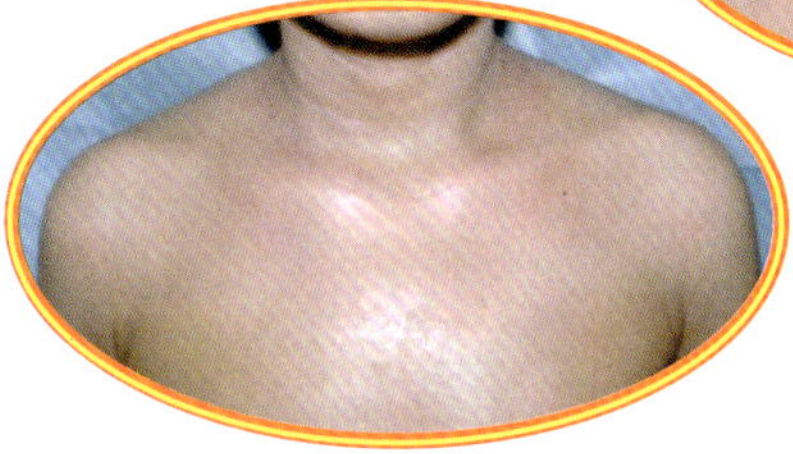

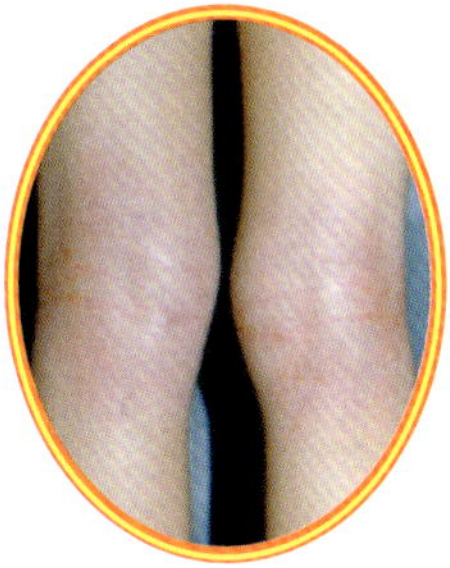

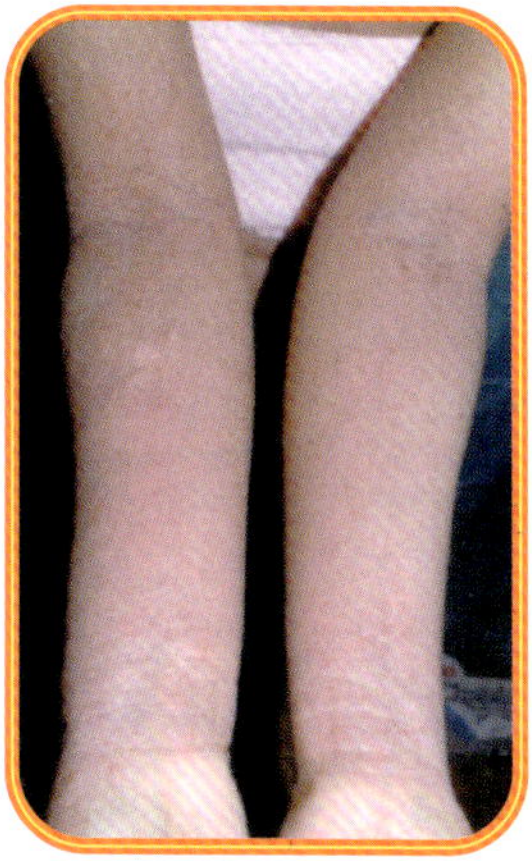

Ⅳ型アレルギー

IgE抗体は直接的に関与せず、抗原や「掻く」などの外的刺激で、Tリンパ球やサイトカインが反応して好酸球性の炎症を引きおこします。

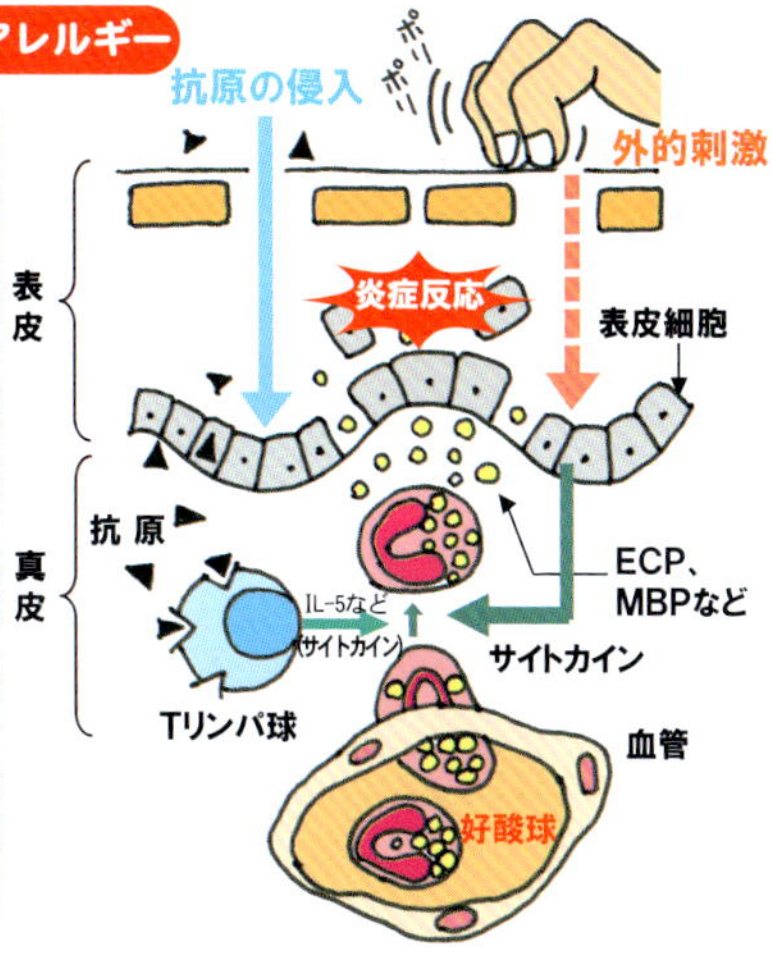

さっきのボク

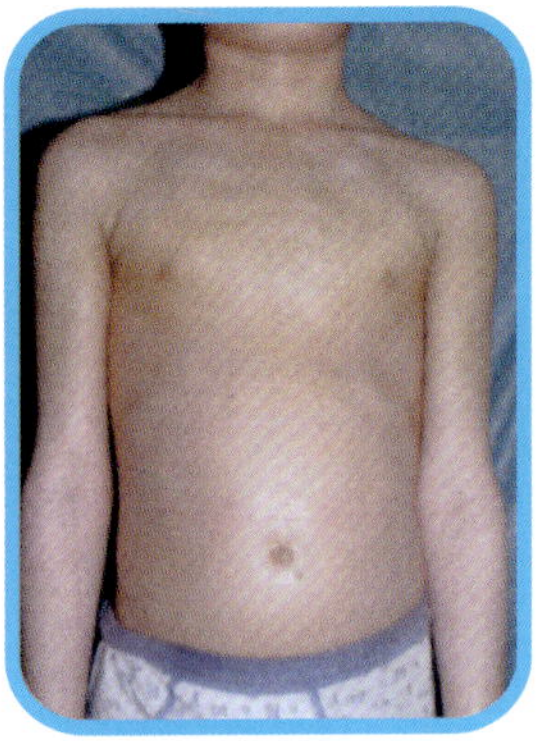

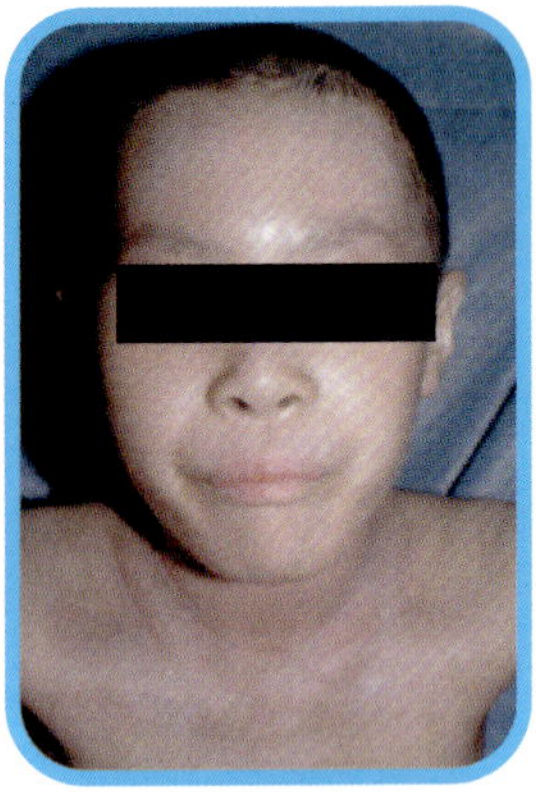

そして、みんな3泊4日の入院でラップ星人になってアトピー性皮膚炎と闘い、こんなにきれいにヘンシンしました！

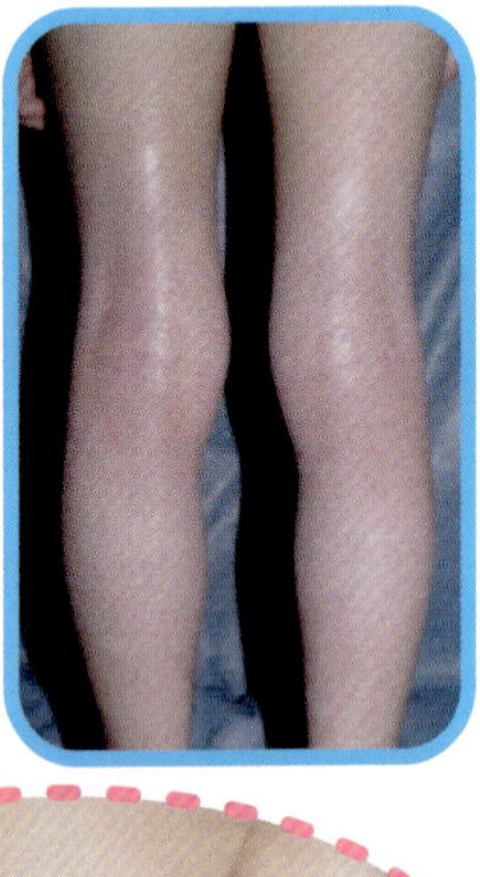

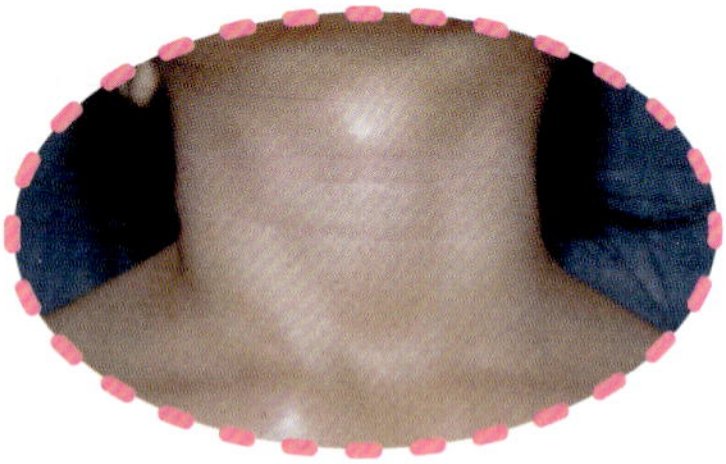

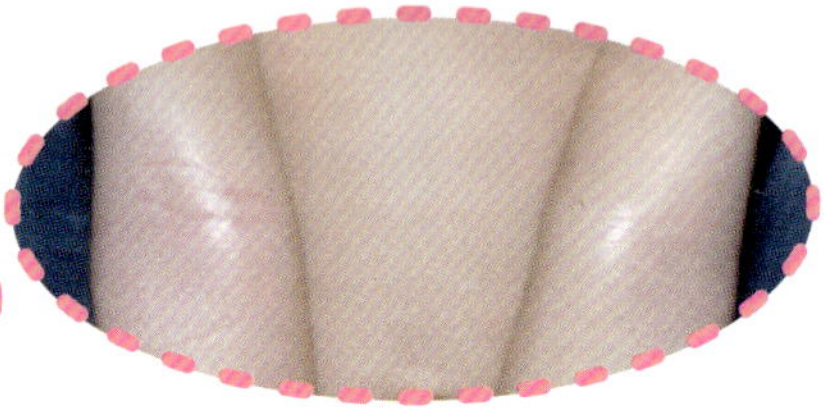

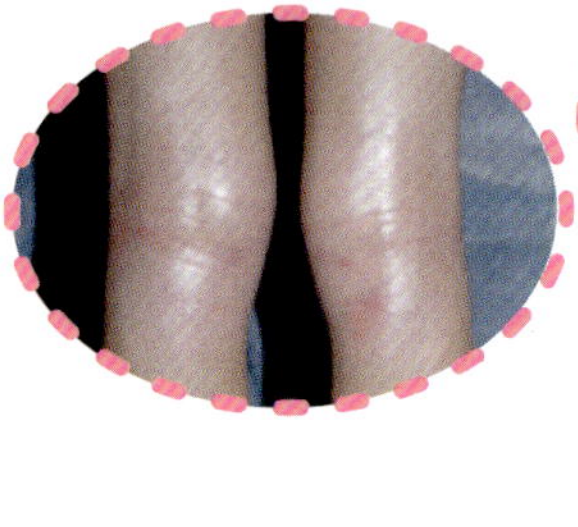

7歳のワタシ (=^O^=)／

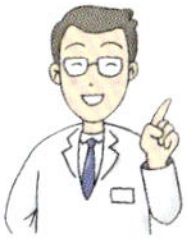

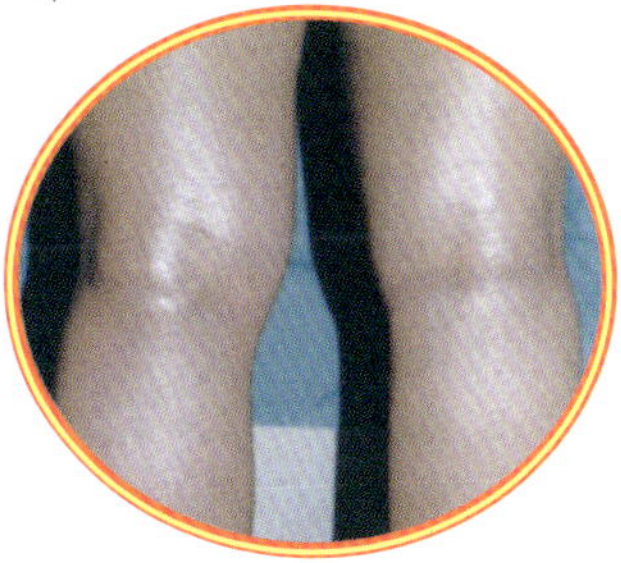

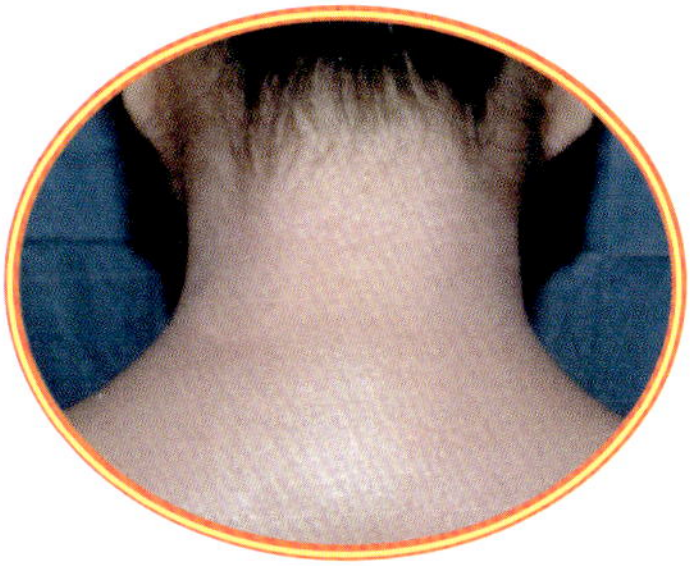

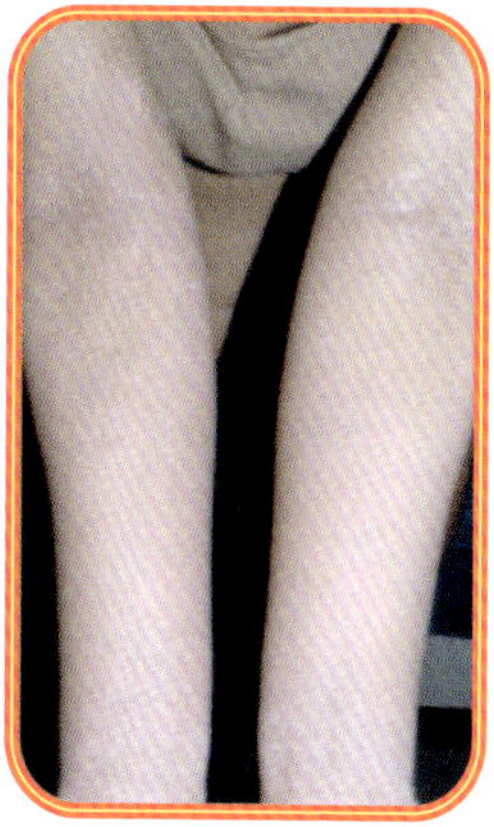

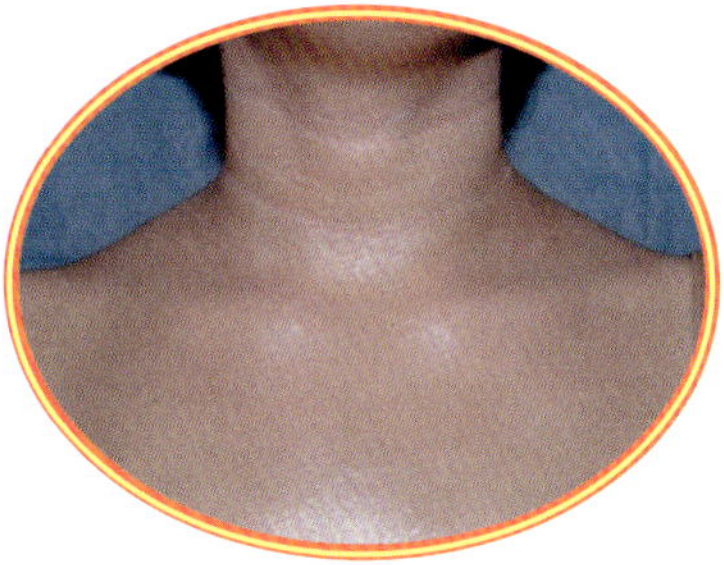

炎症に対しては ステロイド外用薬が いちばん効果的です

ステロイドは好酸球による炎症を抑えます

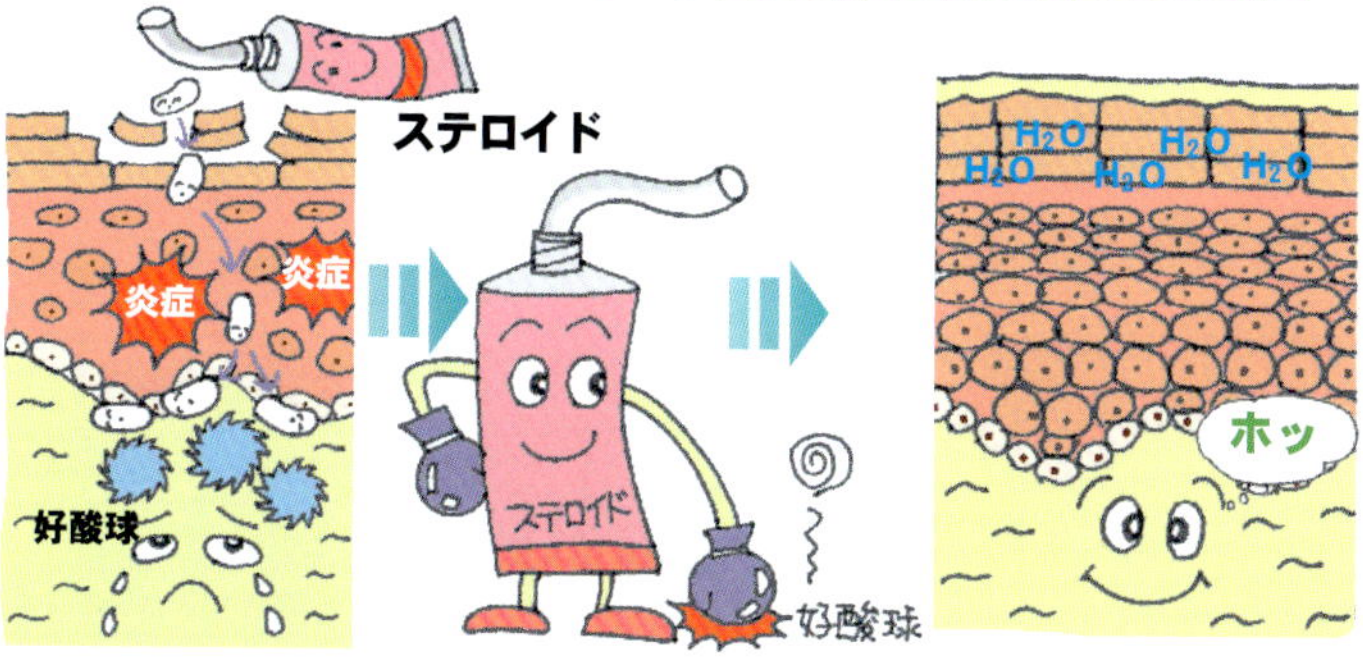

の組み合わせが威力を発揮します

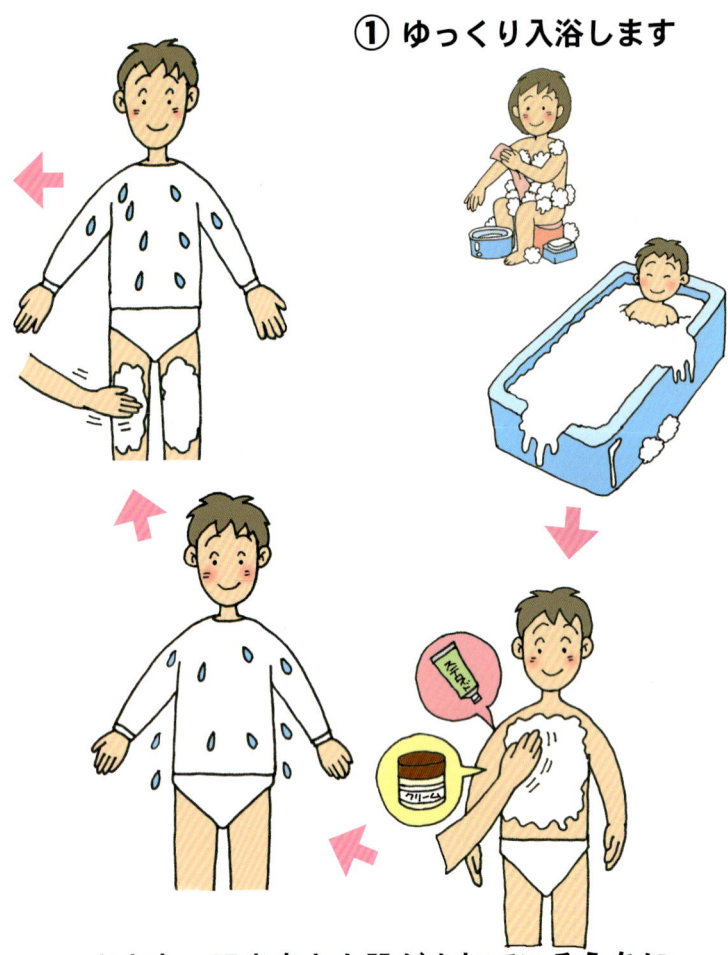

① ゆっくり入浴します

② 上半身、下半身とも肌がぬれているうちに
保湿剤を塗り、お湯でぬらした下着を着ます

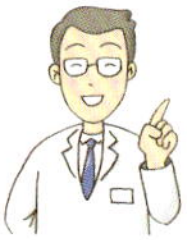

クスリとウェットラッピング法

③ そして、やはりお湯でぬらした手袋をし、くつ下をはきます

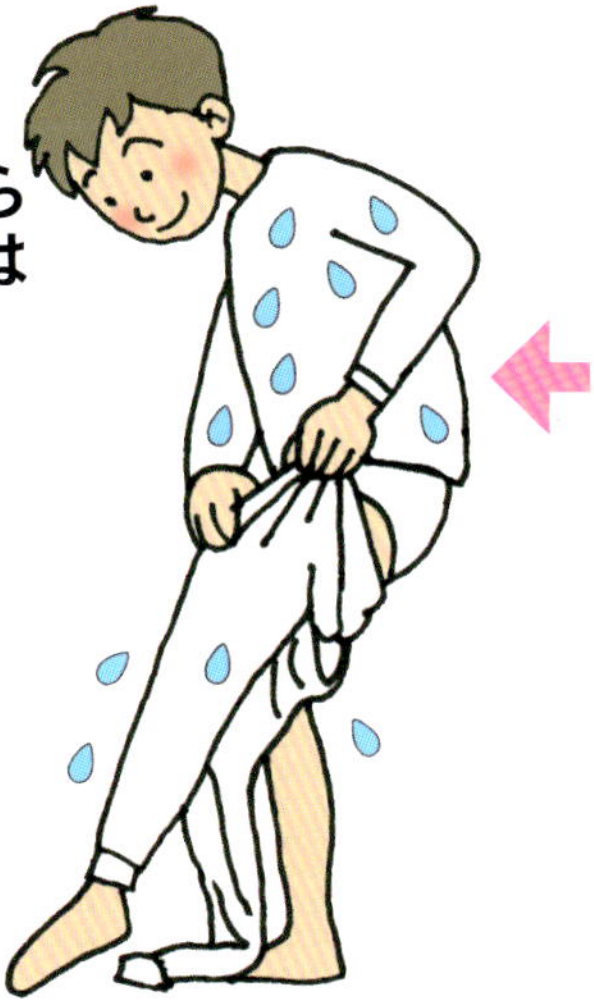

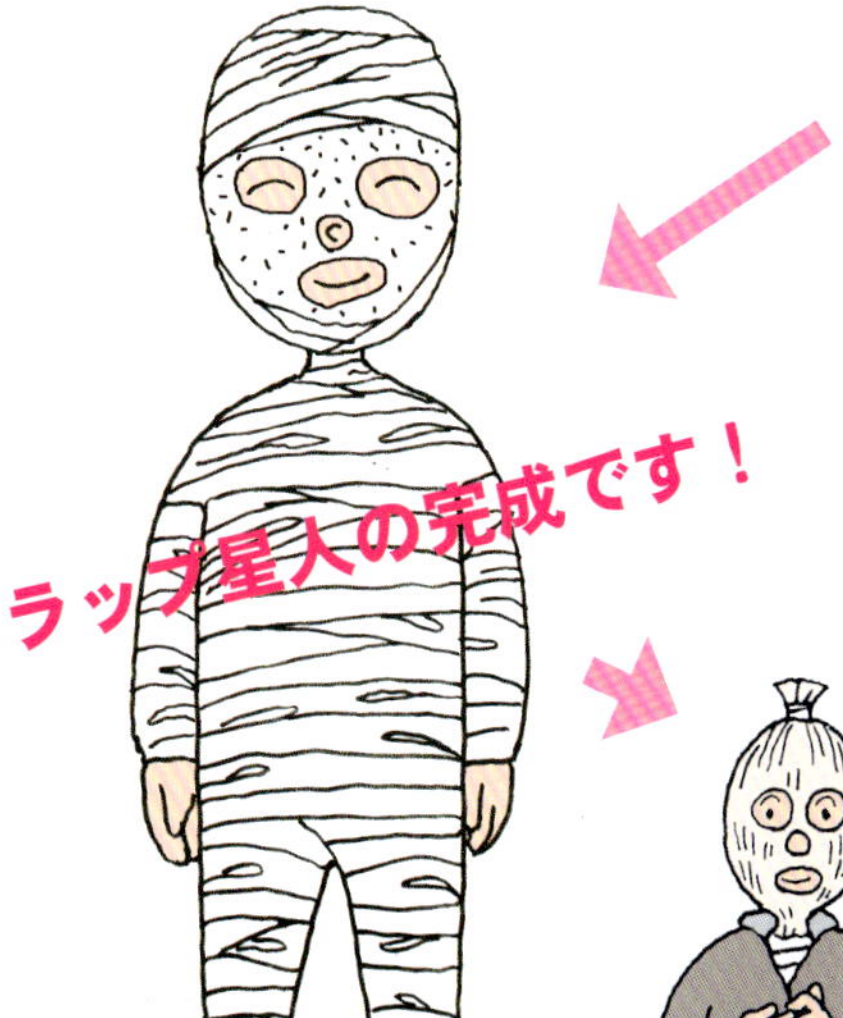

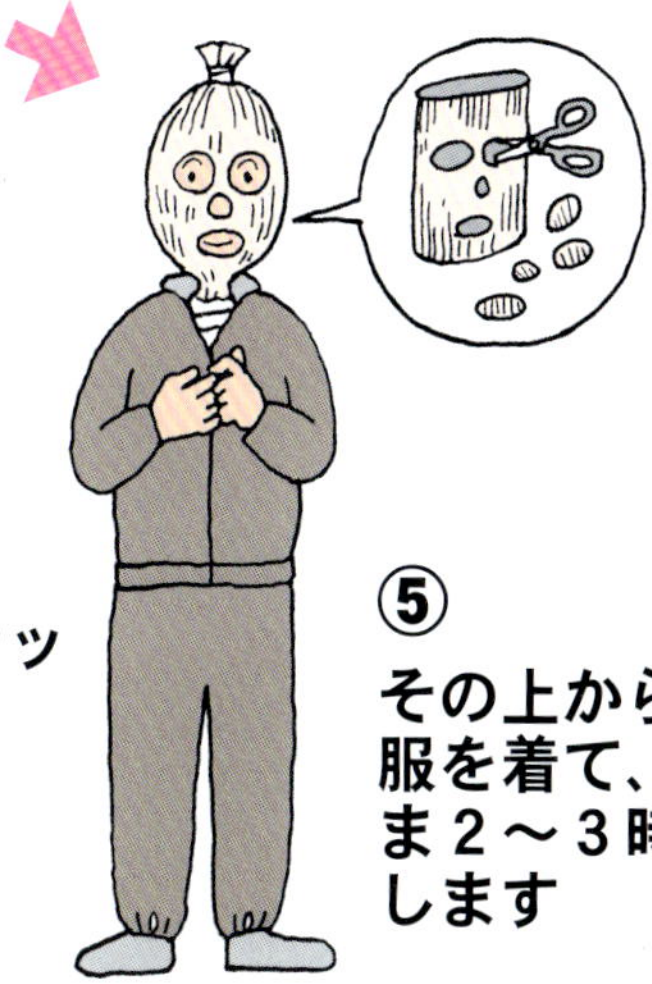

④ 全身にサランラップを巻きます

（186 ページに詳細）

⑤

その上から乾いた服を着て、そのまま２～３時間すごします

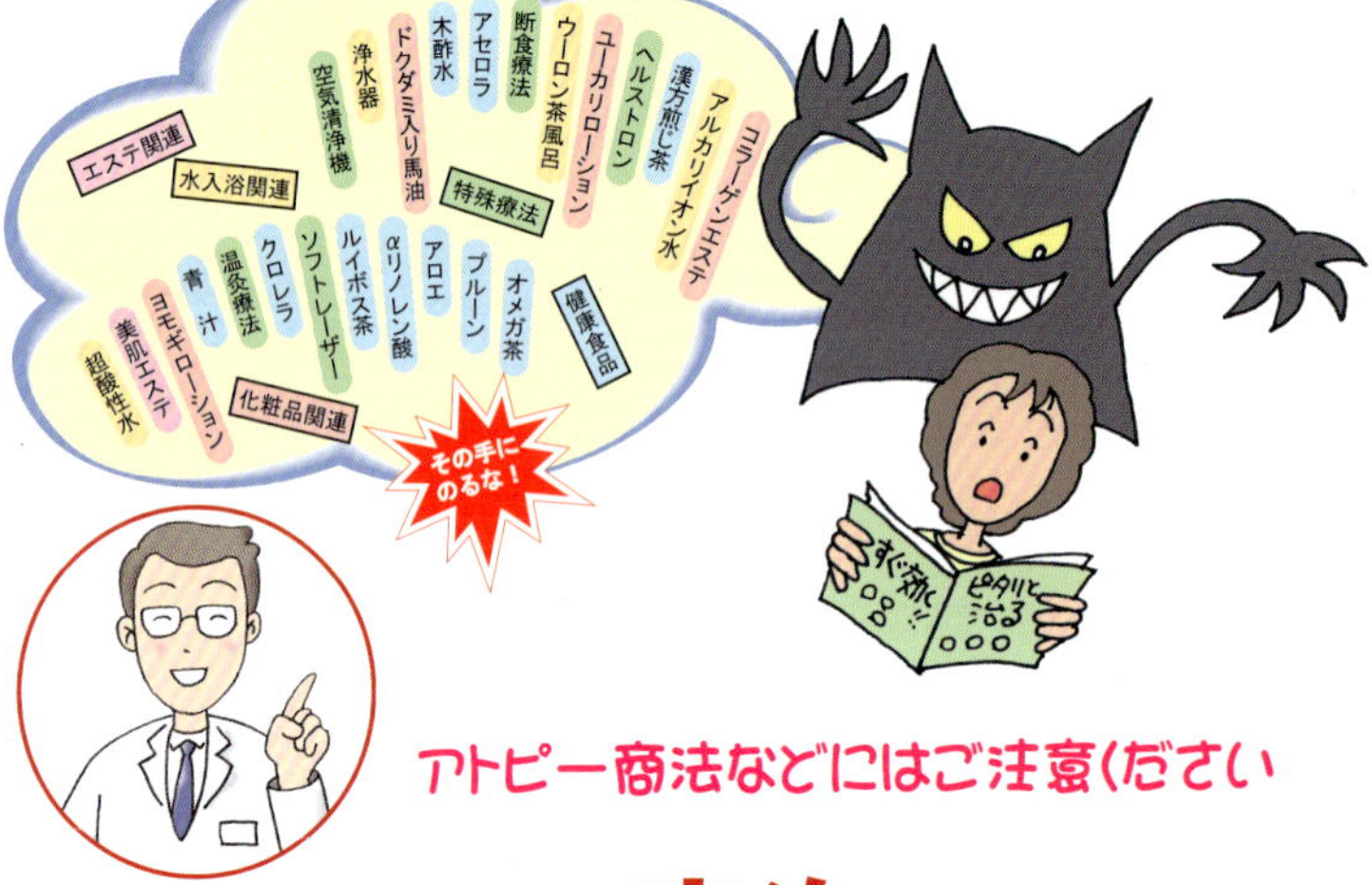

私たちは、900人完治の実績をベースにさらに努力を重ねています。

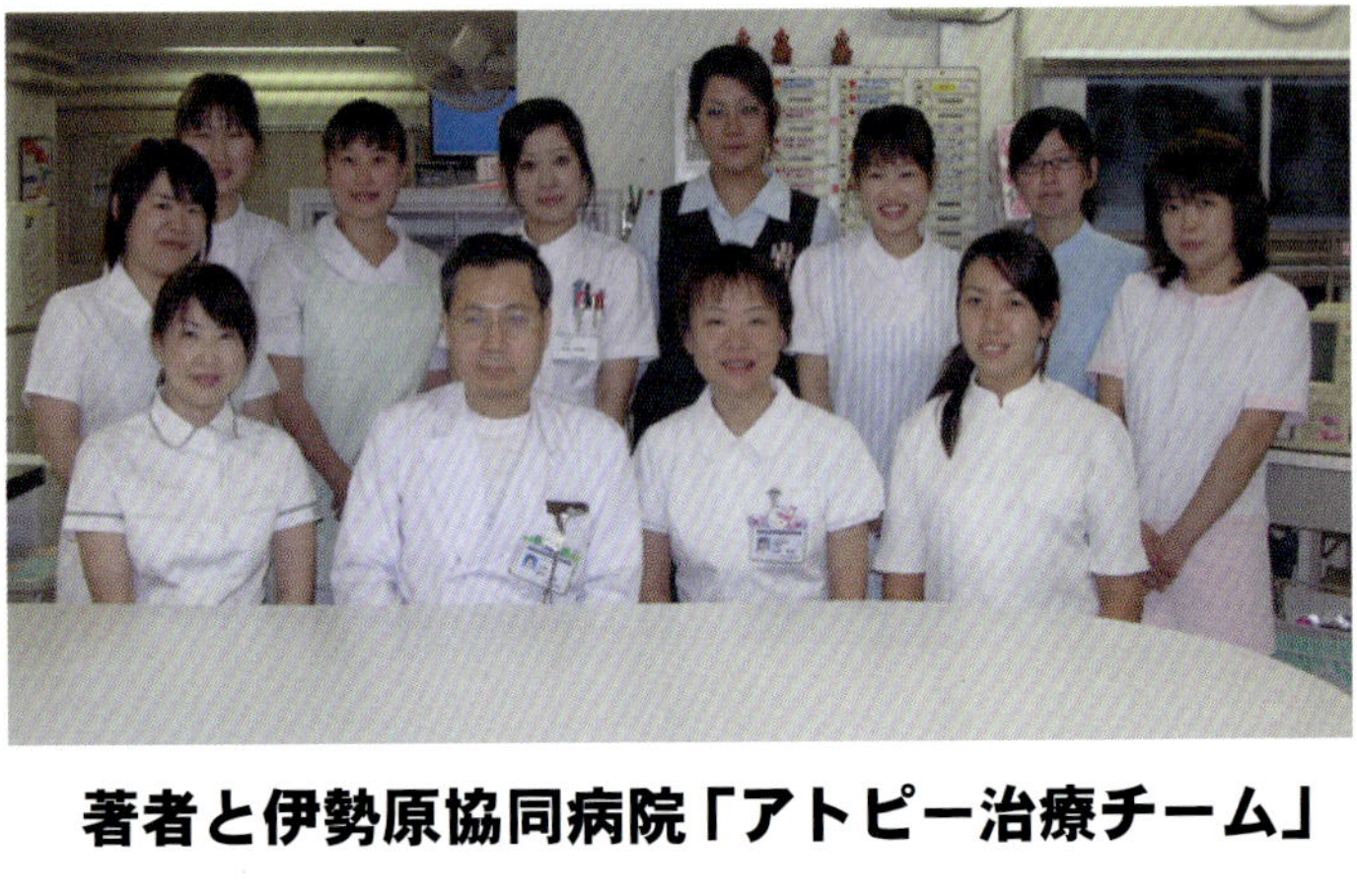

著者と伊勢原協同病院「アトピー治療チーム」

アトピー性皮膚炎はなぜ治らなかったのか

――標準治療を応用した完治マニュアル

◆はじめに

日本のアトピー性皮膚炎の医療が混乱しています。この混乱によって、小児ではいじめや不登校、成人においては離職、休職、退学、休学など、また社会生活からのドロップアウトや家庭内へのひきこもりなどとして、大きな社会問題ともいえる状況を呈しています。

あるとき私は、24歳の娘さんを持つ母親から「娘のアトピーは完治すると言ってほしい」と懇願されたことがあります。できることならこの病気と縁を切りたい。患者さんとその家族にしてみれば、そう思うのは当然の願いです。

「アトピー性皮膚炎は一生治らないのではないか」という誤解を持って、絶望のあまりアトピービジネスといわれる不適切な民間療法・特殊療法に走る患者も少なくありません。

しかしアトピー性皮膚炎は、かなり重症であっても、スキンケアなどの適切な治療により症状がコントロールされた状態に維持されると、徐々に体質そのものが軽快し、治療のいらなくなる疾患なのです。

アトピー性皮膚炎のゴールは、「必ず完治する」ということに他なりません。実際、私たちの伊勢原協同病院の「アトピー外来」に通院されている患者さんでも、2、3年以上通院されている方はごく少数です。成人のアトピー性皮膚炎患者でもほとんどの方が自然治癒しているのです。

アトピー性皮膚炎の患者さんの中には、治療の目標を「まだかゆいが、以前より少しましになった」とか、「顔の赤みが以前より多少目立たなくなった」といった程度の低いレベルで、満足している方が少なくありません。

そうではありません。アトピー性皮膚炎治療のゴールは、「保湿剤によるスキンケアだけで、周囲の人からもアトピー性皮膚炎であることが全くわからない」「自分でもアトピー性皮膚炎であったことを忘れてしまう状態」にまで〝完治〟させることです。

そしてそのことは、ステロイド外用薬やタクロリムス軟膏（商品名プロトピック軟膏）を適切に使って皮膚炎を治し、そのあとは保湿剤で地道にスキンケアを続けていく。こうした「標準治療の実践」によって必ず可能となるのです。

私が行っている治療法はきわめてシンプルです。日本皮膚科学会の「アトピー性皮膚炎治療ガイドライン」に準拠した治療を基本にごくわずかな工夫を加えたもので、特別な薬は一切使いません。「当たり前の治療」で生活の足元を見定め、アトピー性皮膚炎を克服しようというものです。そして、その豊富な治療経験の過程で生まれたのが、現在の「ウエットラッピング法」や「3分ルール」、「教育入院」といった治療の具体的な実践です。

決して“青い鳥”を特殊な治療法に求めるものではありません。特別な薬を塗るわけでもなく、ステロイド外用薬やタクロリムス軟膏、保湿剤など、すでにある治療こそが“本当の青い鳥”なのです。

私は、重症で生活の質QOL（クオリティ・オブ・ライフ）が著しく低下している患者さんや、日常的な理由で外来では十分に症状をコントロールできない患者さんに対しては「教育入院」を勧めています。入院期間は3泊4日。入院中のスケジュール表には、悪化している皮膚症状の治療を行うだけでなく、スキンケアの目的や実際の方法を習得するための「教育プログラム」も組み込まれています。

本書では、ステロイド外用薬や保湿剤の適正使用を中心とするアトピー性皮膚炎の標準治療実践のためのノウハウを、私の臨床経験を通じて患者さんやその家族に伝えたいと考えています。日本皮膚科学会の「アトピー性皮膚炎治療ガイドライン」を引用しつつ、重要な部分については繰り返し記述されていますが、基本的なポイントについては何度も確認することが大切だということを了承して読んでいただきたいと思います。

２００８年５月　大磯の自宅にて

木村　和弘

もくじ

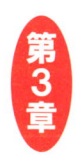

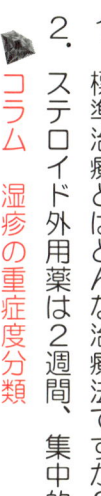

もくじ

イラスト・梶原グラフィック

アトピー性皮膚炎は巨象のようなもの……？

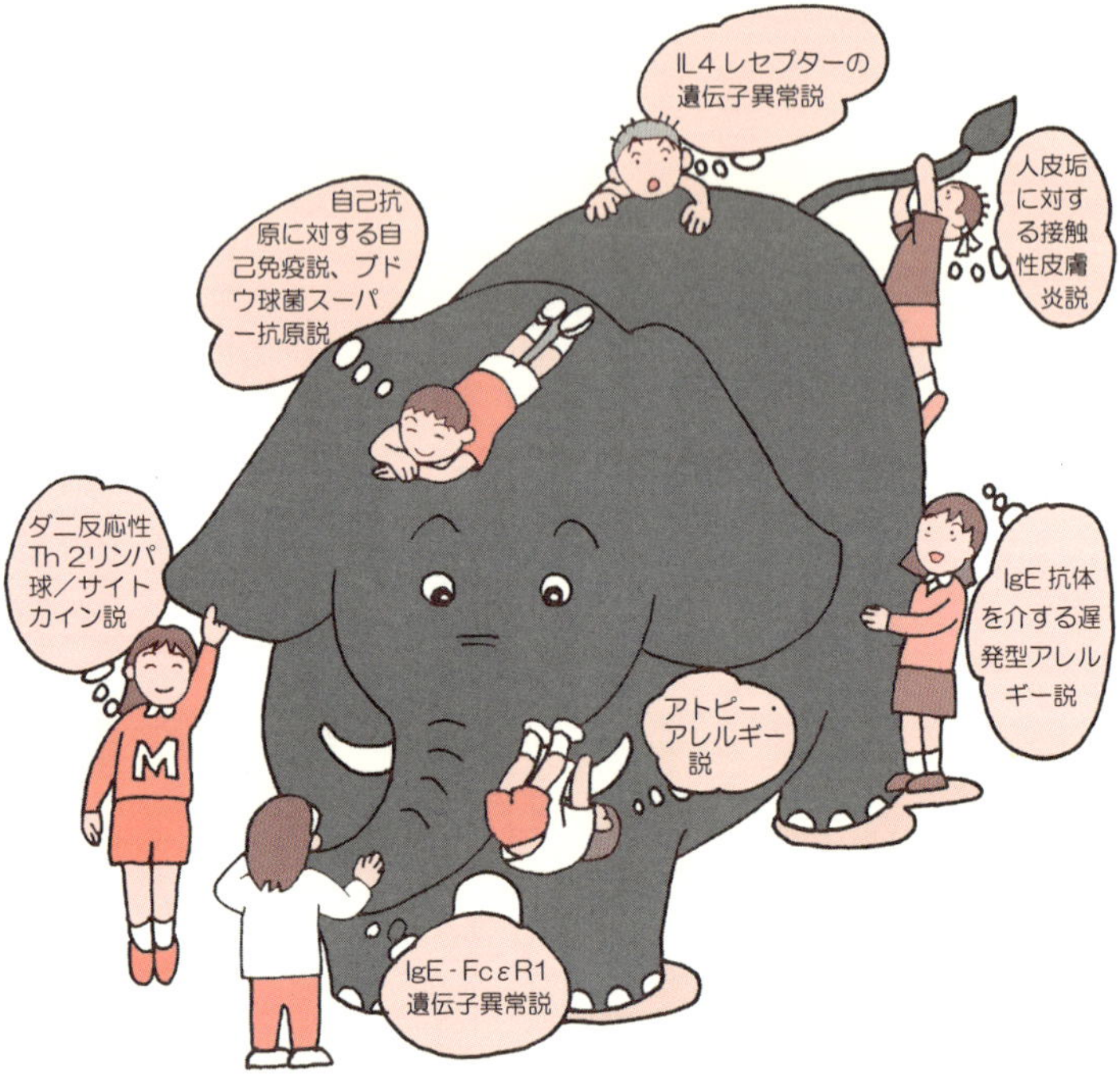
IL4 レセプターの
遺伝子異常説
人皮垢
に対す
る接触
性皮膚
炎説
自己抗
原に対する自
己免疫説、ブド
ウ球菌スーパ
ー抗原説
ダニ反応性
Th 2リンパ
球／サイト
カイン説
IgE 抗体
を介する遅
発型アレル
ギー説
アトピー・
アレルギー
説
IgE - FcεR1
遺伝子異常説

アトピー性皮膚炎という病気はまるで「巨象のようなもの」と言われます。病状や原因が複雑かつ多面的で、なかなか全体像をつかめないからです。

とくにアトピー性皮膚炎の原因論は百花繚乱です。これまで、アレルギー説をはじめ、免疫異常を中心とするさまざまな議論が展開されてきました。

しかし、ここ数年、アトピーについての多くのめざましい知見や情報が得られ、その全体像もかなりはっきりと見えてきています。

【第1章】

アトピー性皮膚炎

ってどんな病気?

1．アトピーってなんですか？
2．アトピー性皮膚炎の真犯人はⅣ型アレルギー
3．ドライスキンとバリア機能の低下が大きな原因
4．バリアとして大切な角質層の仕組み
5．乳幼児～思春期までは乾燥肌に注意
6．乾燥肌を助長する生活環境・習慣
7．アレルゲン（抗原）にこだわり過ぎると治りません
8．食事制限が必要なケースはほとんどない
9．どこの病院でも行うIg E検査は不要です！
10．アトピー性皮膚炎は「必ず治る」

1. アトピーってなんですか？

アトピー性皮膚炎は
Ⅰ型アレルギーが原因で起こる疾患ではありません

「アトピー」ってなんですか？

あなたは「アトピー」という言葉の意味をご存知でしょうか？

語源はギリシャ語で「奇妙な」「不思議な」「とらえどころのない」を意味するATOPOSに由来しています。

「アトピー」という言葉が最初に使われたのは、1923年のことです。今でいう喘息や、当時欧米に多かった枯草熱（枯れ草のくずを吸ったあとに急に息苦しくなったり発熱したりする病気）のような遺伝的傾向のある過敏症を「奇妙なアレルギー病」と称しました。つまりアトピーはアレルギーの一種で、先天的に、ある特定の物質と1対1の関係で、過敏症を起こしやすい体質のことを「アトピー」と名づけたのです。

そして1933年にアメリカのザルツバーガーという高名な皮膚科医が、気管支喘息や枯草熱を持った患者さんに多い幾つかの湿疹を、これらのアレルギー病と同じ範疇に入ると考え、1つにまとめて「アトピー性皮膚炎」という病名を提唱しました。以後この疾患名が世界中に定着したのです。

これは当時としては斬新な発想で、世界中の皮膚科医がこの概念を称賛したのです。この時点では将来おそらく、アトピー、つまりアレルギーという概念でこの病気をすべて解明できるはずだという思い込みがあったものと想像できます。

しかし実際は、これは大きな勇み足でした。アトピー性皮膚炎治療をめぐるのちの混乱の、ある側面は、この病名が冠されたときに、端を発したと言ってもいいでしょう。

もっとも、ザルツバーガーはアトピー性皮膚炎と名づけはしたものの、最初の論文から30年後に、アトピー性皮膚炎イコールアレルギー疾患という視点を否定しています。このことは後に、皮膚科領域から本症のバリア機能の異常の解明によって、より明確なものとなったのです。

「アトピー」とは、IgE抗体をつくりやすい体質

後の項で述べますが、アトピー性皮膚炎は、アレルギーだけが原因で起こる疾患ではありません。しかしアトピー性皮膚炎を、引き起こしたり、悪化させたりする原因として、アレルギーも関与しています。

図1－1

Ｉ型アレルギー

IgE抗体と抗原が反応し、肥満細胞からヒスタミンなどの化学伝達物質が遊離されておこる反応です。

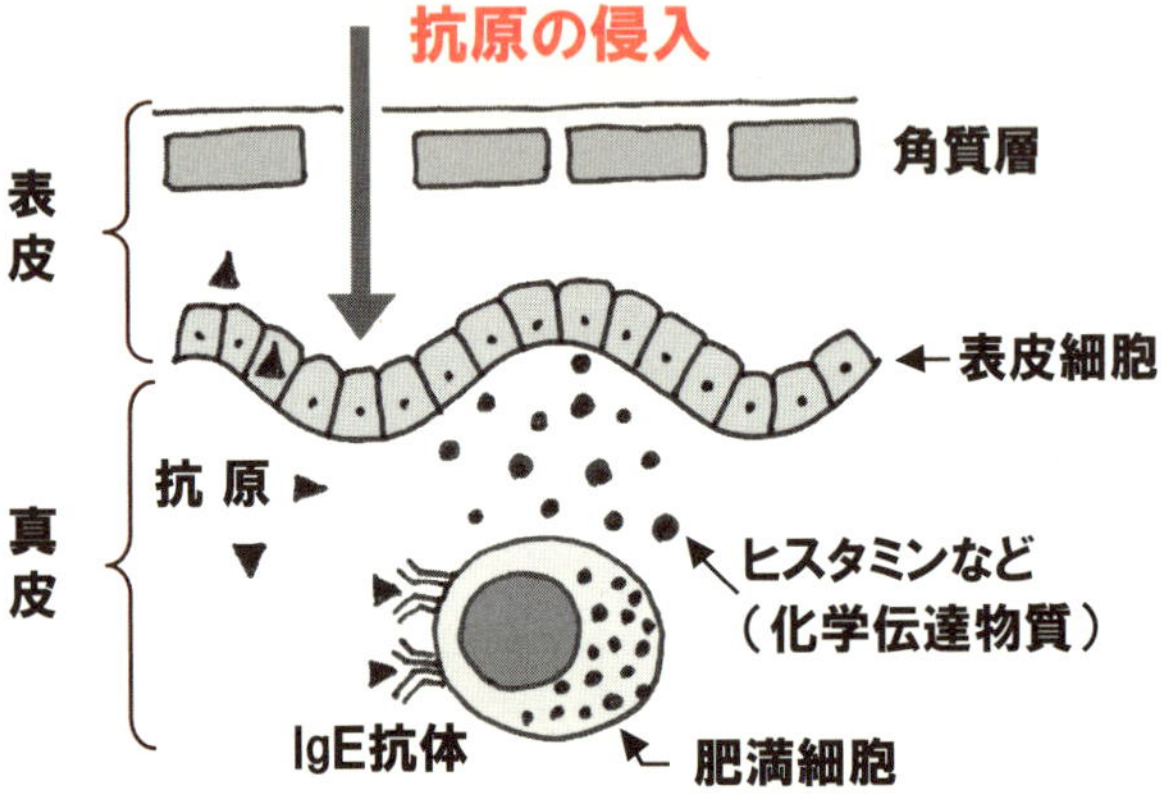

そこで「アレルギー」とは何かを理解しなければなりません。

　アレルギー反応は細かく分けると、Ｉ型からⅣ型までの４種類があります。そのうち、臨床的にとくに重要なものは、Ｉ型（即時型アレルギー反応）とⅣ型（遅延型アレルギー反応）です。

　Ｉ型アレルギー反応をおこしやすい体質を持った人のことを「アトピー体質」といいます。アトピー体質の人は、体の中に異物（抗原＝アレルゲン）が侵入したときに、それに対するIgE抗体を作りやすく、その抗体は、次に同じ抗原が体内に侵入したときに、その抗原と反応を起こします。（図1－1）

　このような反応が肥満細胞（免疫・ア

レルギーに関係するまるまると太った細胞です）の細胞表面で起こると、その細胞からヒスタミンなどアレルギー反応を起こす化学伝達物質が出ます。異物が体に入って数分から数十分で、反応が起きることから即時型アレルギー反応とも名づけられます。

抗原となり得るものとしては、ダニ、ホコリ、食物など多くのものが考えられています。このタイプの代表的な症状としては、皮膚では「じんま疹」、それ以外では目や鼻に症状が現れる花粉症があります。

ここでよく使われる「アトピー疾患」という言葉の定義をもう一度、はっきりさせておきましょう。

図1－2　じんま疹の起きる仕組み

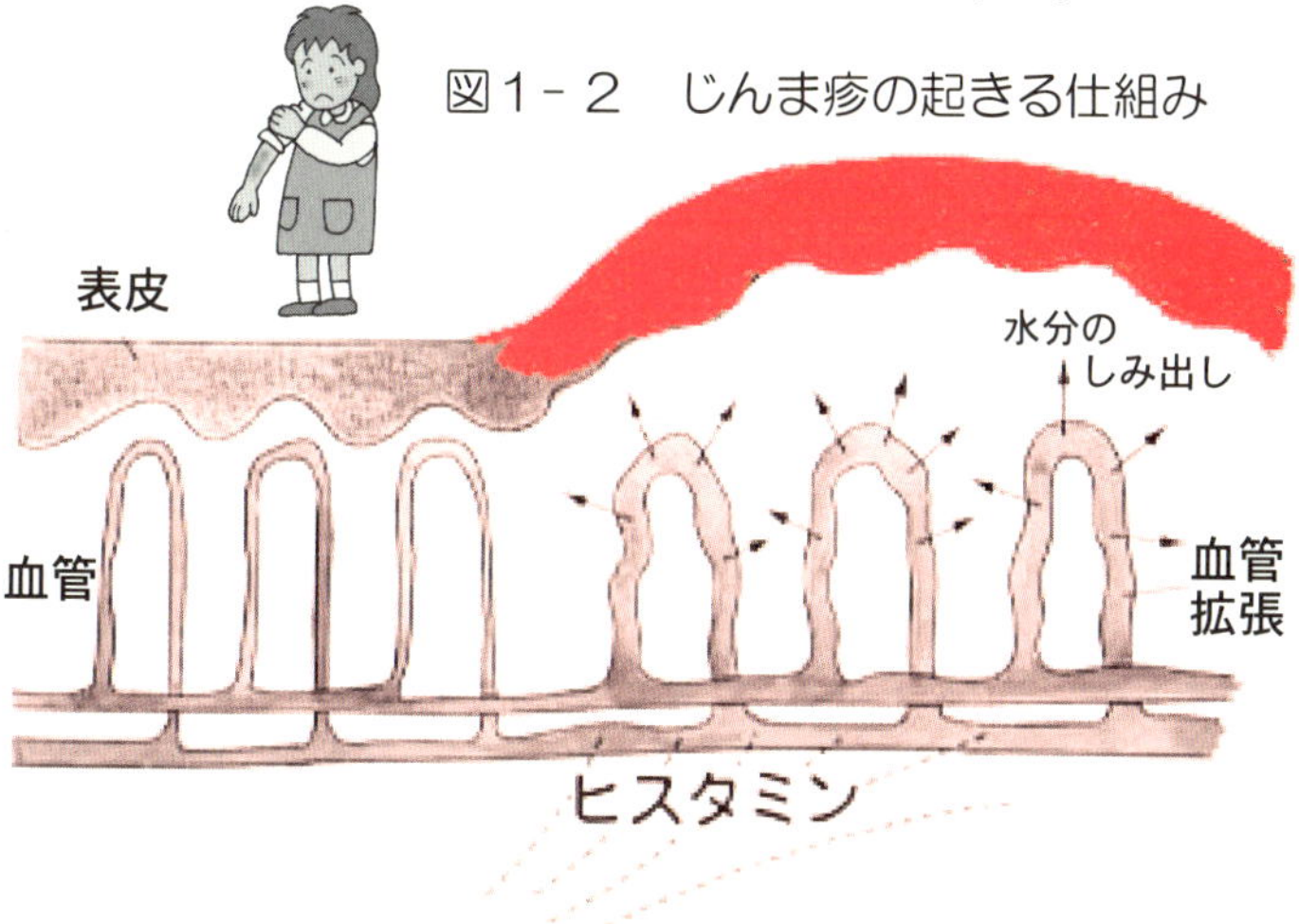

皮膚は化学伝達物質が放出されると血管内から水分がしみ出し、皮膚がふくれ、血管が広がり赤くなります。そして、神経が刺激をうけてかゆくなるのです。（矢田純一著「アレルギーとアトピー」による）

アトピー疾患とは、I型アレルギー反応とほぼ同じ意味で、アレルゲンと1対1で反応するIgE抗体によって起こる疾患のことです。

2. アトピー性皮膚炎の真犯人はⅣ型アレルギー

IgE抗体値が高くてもアトピー性皮膚炎にならないのはなぜ？

I型アレルギー説には多くの矛盾点が

非常に長い間、アトピー性皮膚炎もじんま疹と同様、I型アレルギーによって起こるものというのが定説でした。ところが、現在では、多くの矛盾点が指摘されています。

たとえば、ステロイド外用薬は、血中のIgE抗体の濃度を変化させず、また肥満細胞の活性化にも影響を与えないのに、なぜステロイド外用薬がこの病気に有効なのか説明できません。

アトピー性皮膚炎の患者さんで約30％はダニに対するIgE－RAST（特定のアレルゲ

ンに対するIgE値を測定する方法）の値が正常です。しかも、IgE抗体値は、アトピー性皮膚炎の皮疹がよくなってもすぐには低下しないことや、ダニやホコリなど身の回りのアレルゲンに対するIgE抗体値が高くてもアトピー性皮膚炎を発症しない人も多数いることから、Ⅰ型アレルギーは、アトピー性皮膚炎の直接の原因でないと考えられます。

治療によって湿疹が長い間、よい状態にコントロールされていると、IgE抗体値が下がってきます。このことは、血清のIgE抗体値は、炎症の原因ではなく、結果を反映していることを示しています。

ちなみに、日本皮膚科学会のアトピー性皮膚炎診断基準でも、IgE抗体値は参考項目にとどまっており、ダニ、ハウスダストについては、陽性であっても、「部屋の中の清掃を心がける」程度の生活指導でよいとなっています。

アトピー性皮膚炎はⅣ型アレルギー疾患

一方、Ⅳ型アレルギー反応は、Ⅰ型アレルギー反応とは違ってIgE抗体は直接関与せず、白血球の一種で免疫にかかわる「Tリンパ球」やサイトカイン（細胞間の情報伝達をする物質）によるものです。

まず、ある特定の抗原が皮膚から体内に侵入した場合のことを考えてみましょう。抗原

図1－3

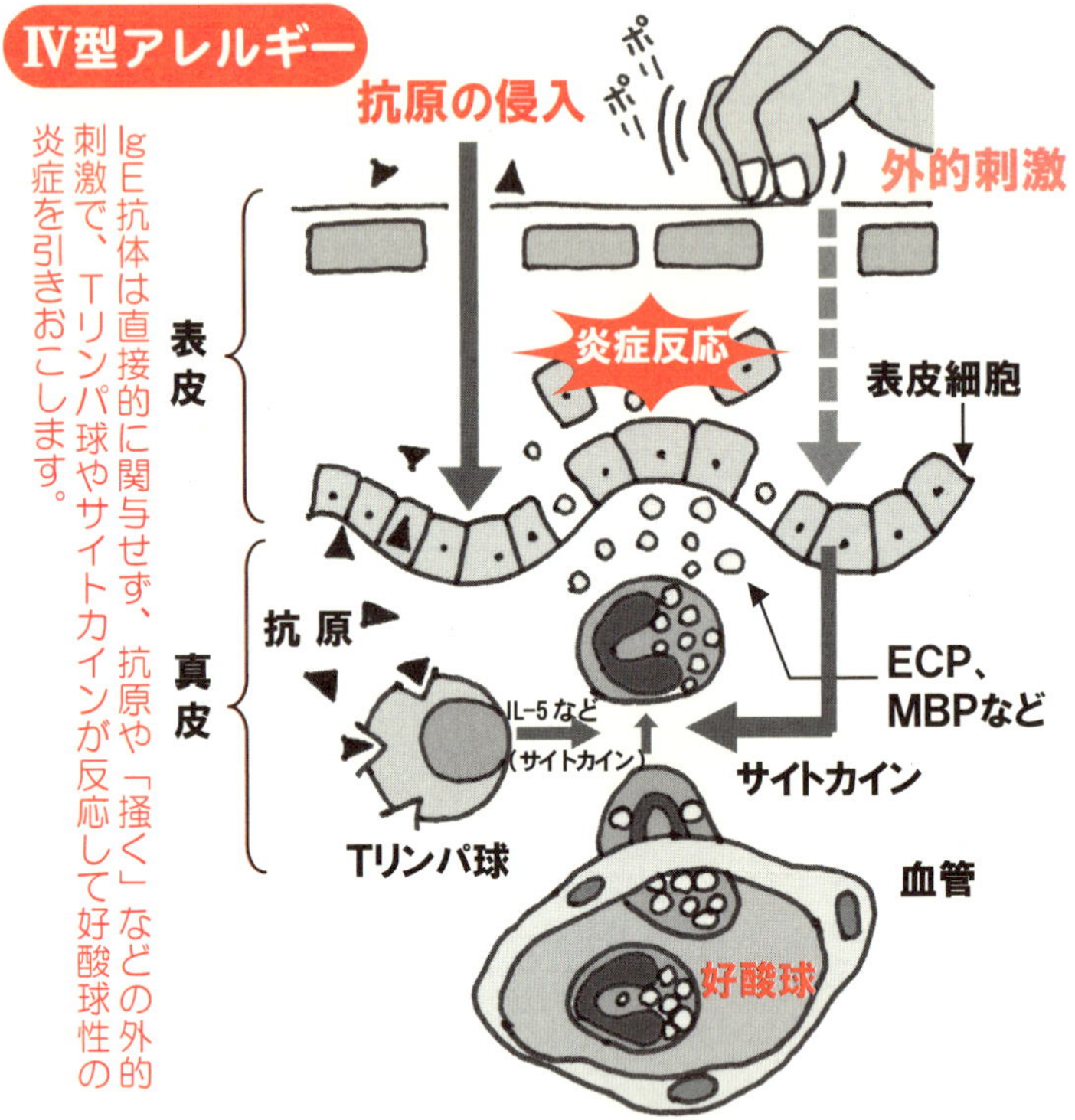

が侵入してくると、それに対して敏感に反応するTリンパ球が出てきます。このTリンパ球は、抗原と強く反応してサイトカイン（ＩＬ－５など）という物質を出します。その結果、好酸球などの炎症性細胞が皮膚に集まってきて、ＥＣＰ（好酸球陽イオン蛋白）、ＭＢＰ（Major Basic Protein）などの細胞傷害性蛋白を放出して皮膚に炎症を起します。アトピー性皮膚炎の場合、こうした一連

の「Ⅳ型アレルギー反応」によって湿疹が形成されるのです。（図1-3）

アトピー性皮膚炎の患者さんの皮膚は、健康な皮膚の人なら何も感じない程度の刺激で、湿疹や痒みを起こすという特徴があります。専門的には、“皮膚の易刺激性”と呼んでいます。

単純な例えでいいますと、敏感すぎる火災報知器みたいなものです。普通なら気にもとめないような刺激でもものすごい音を立ててしまう。あるいは蚊をやっつけるのに毒ガスを使うような大騒ぎをする。なぜそんなことになるのかというと、もとはといえば外界の危険なものを寄せつけまいとする、生体の防御反応だといえるでしょう。ただしそれが過剰すぎる…、そこが問題です。

なぜアトピー性皮膚炎では、掻くとか、汗とか、舌なめずり、毛糸のチクチクといった非特異的な外的刺激によって、容易に湿疹や痒みが起こるのでしょうか。

最近の研究で、このメカニズムが大分解明されてきました。アトピー性皮膚炎の人の皮膚をすこし引っ掻いた部位の皮膚生検をしてその細胞をみると、何とTリンパ球や好酸球などが泳ぎよってくる画像がみつかりました。アトピー性皮膚炎の人では、引っ掻くといった機械的な刺激でも、皮膚の表皮細胞などから直接、サイトカインが放出され、その結果、「Ⅳ型アレルギー反応」で皮膚にアレルギー炎症が起こってくることが分かりました。

先に述べたように「アトピー」をＩ型アレルギーと同義とする理解が進み、現在、「アトピー疾患」は、IgE抗体をつくりやすい体質のことを指すようになっています。

しかし、前に述べたようにアトピー性皮膚炎がＩ型アレルギー反応によって起こるという考え方には多くの矛盾点が現れ始めました。30年以上におよぶさまざまな研究の結果、現在ではアトピー性皮膚炎の多くは、IgE抗体とは直接関係なく、「アトピー疾患」ではないことが分かりました。

「アトピー疾患」の範疇に入るのは、アレルギー性結膜炎、アレルギー性鼻炎、じんま疹、食物アレルギーなどです。そして気管支喘息は、抗アレルギー剤も抗ヒスタミン剤も一定程度効きますし、ステロイド

図１-４ Ｉ型アレルギーとⅣ型アレルギーの違い

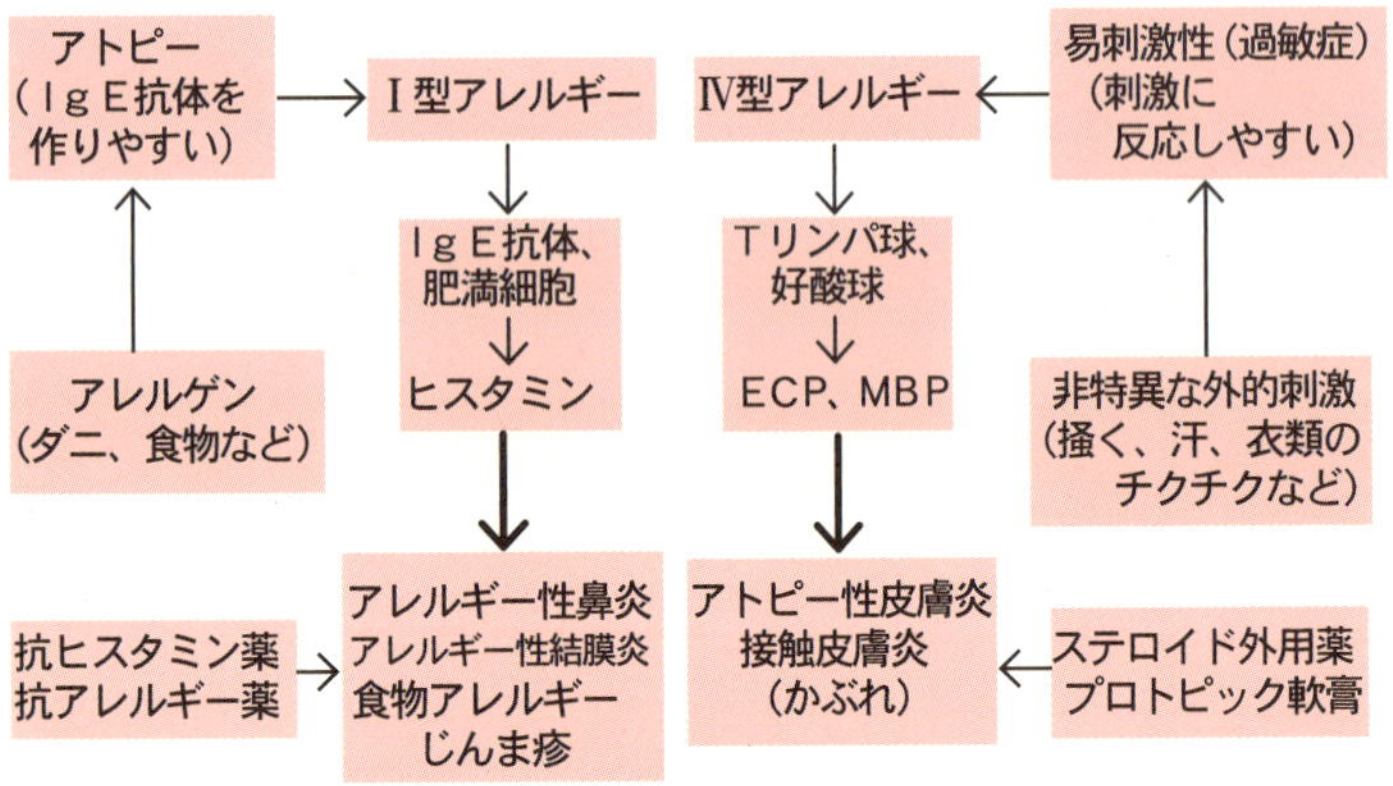

剤も効くということで、Ⅰ型アレルギーとⅣ型アレルギーのミックスした病気と考えられます。

最もアトピーらしくないアトピー性皮膚炎だけが、なぜかアトピーの名を冠していることがわざわいして、現在もなお続く、まさに“奇妙な”としかいいようのないアトピー性皮膚炎治療の混乱を招いてしまったともいうことができそうです。

繰り返しになりますが、アトピー性皮膚炎は、「Ⅰ型アレルギー」との関係は明らかでなく、「Ⅳ型アレルギー」が主役を演じているのです。私たちが普通にアレルギーといいますと、Ⅰ型アレルギーを指しますが、「アトピー性皮膚炎は、Ⅰ型アレルギーではない」と理解することが大切です。（図1-4）

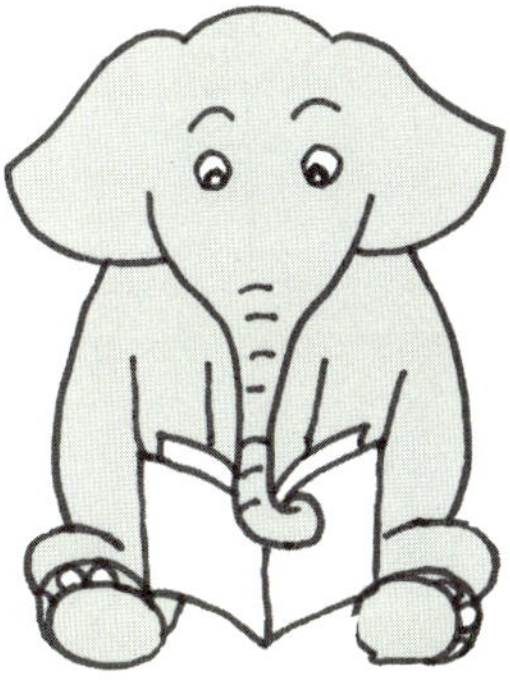

3. ドライスキンとバリア機能の低下が大きな原因

アトピー性皮膚炎の人は皮膚が「超」乾燥肌で外部からの刺激に弱い

アトピー性皮膚炎は「バリア病」

アトピー性皮膚炎の人には2つの遺伝的な要因が関係しています。

1つは、前述したように、体の中に侵入してきた異物（アレルゲン）や、汗をかいたり、皮膚に何かが触れたり、擦れたりするといった単純な外部的刺激に、容易に過剰反応して炎症を引き起こす「アレルギー」（この主役はⅣ型アレルギー反応）です。

そしてもう1つ重要なのが、生まれつき皮膚本来の役割である、外部からの刺激をはね返す「バリア機能」に異常があり、皮膚そのものが刺激を受けやすい、非常にデリケートな状態になっていることです。昔から、アトピー性皮膚炎の人は皮膚が乾燥しやすく、あらゆる刺激に弱いことが知られていました。（図1-5）

その刺激の1つとして、ダニなどのアレルゲンも一部含まれてはいますが、実は掻くことによる刺激、汗のもたらす刺激、衣服の擦れる刺激、細菌にある毒素の刺激など、外的な刺激によることのほうが圧倒的に多いのです。

これまで長い間、アトピー性皮膚炎はアレルギー一辺倒で認識されてきましたが、実はアレルギーよりもっと大きな影響を与えているのが、この乾燥して、バリア機能が低下している状態の皮膚なのです。このアトピー性皮膚炎を起こしやすい乾燥体質の肌を「アトピー肌（アトピックスキン）」と呼んでいます。

アトピー性皮膚炎の患者さんには、湿疹などの症状が現れていない部分の皮膚であっても多かれ少なかれ乾燥肌（ドライスキン）が

図1－5　アトピー性皮膚炎の悪化要因と皮膚のバリア機能

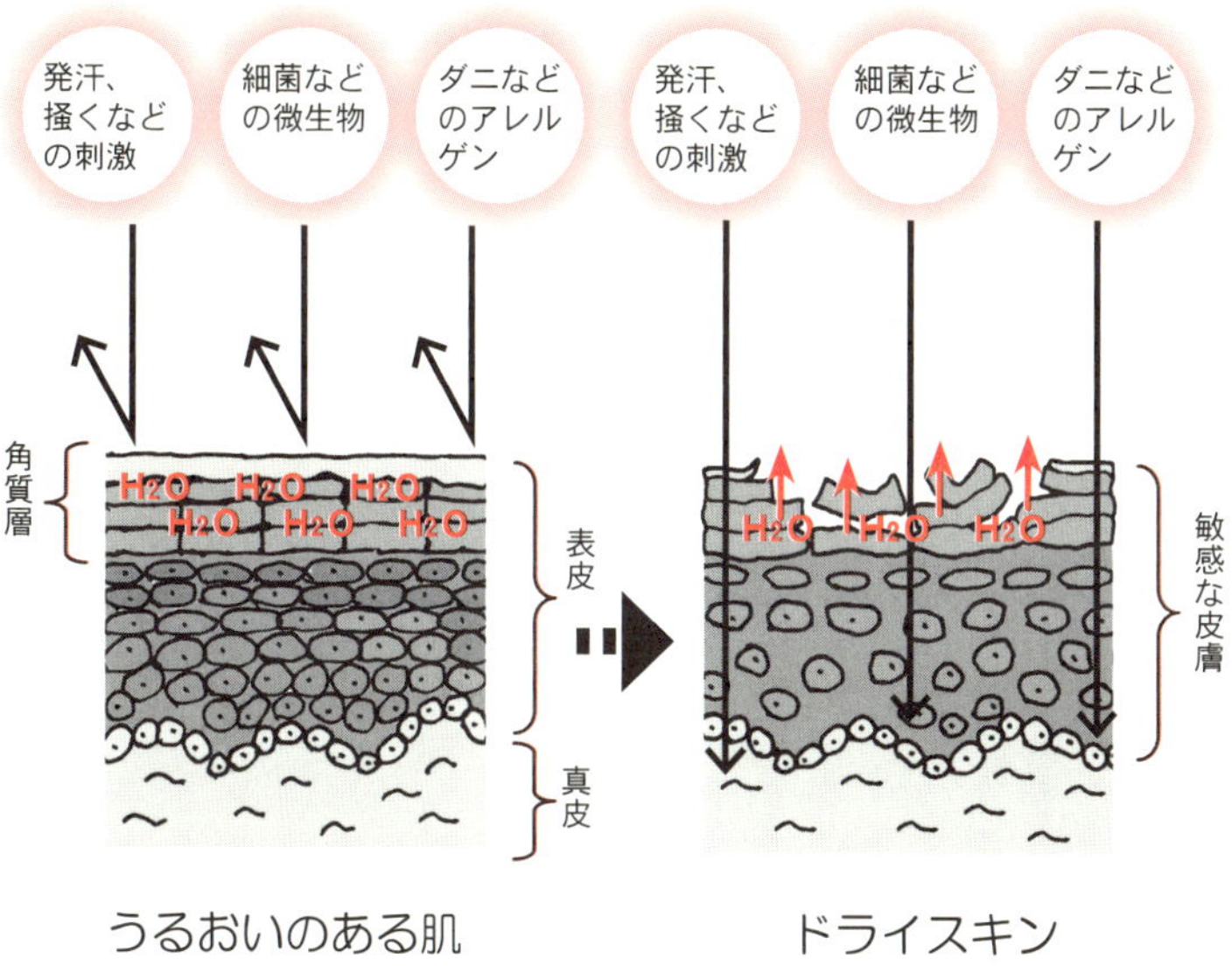

見つけよう、身の回りの悪化要因

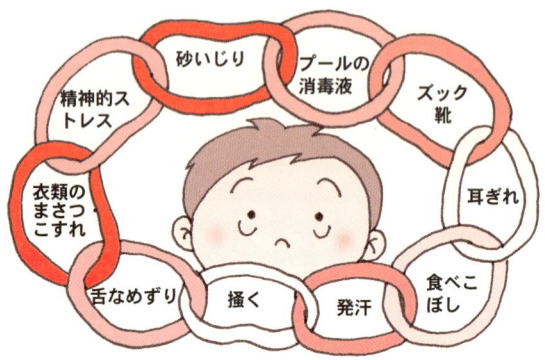

アトピー性皮膚炎の治療には、日常生活の中で何が湿疹を悪化させているのか、まず、その要因を見つけだすことが大切です。

あります。そのため外部からの刺激をもろに受けてしまい、アトピー性皮膚炎が発症して皮膚症状が悪化するのです。

このように今では、「アトピー性皮膚炎の最初のステップは、皮膚のバリア機能障害であり、その状態をベースとして、体内に侵入異物や汗や衣服などの物理的刺激が外から加わって起こる病気」と考えられます。つまり、バリア機能の低下が先にあって、その結果としてあらゆる外部刺激の攻撃に弱くなっているのです。これはとても大切なことなので、しっかり覚えておいてください。アトピー性皮膚炎は、単純なアレルギー疾患ではなく、むしろ「バリア病」が一番の問題なのです。

（図1-6）

図1－6　アトピー性皮膚炎の発症メカニズム

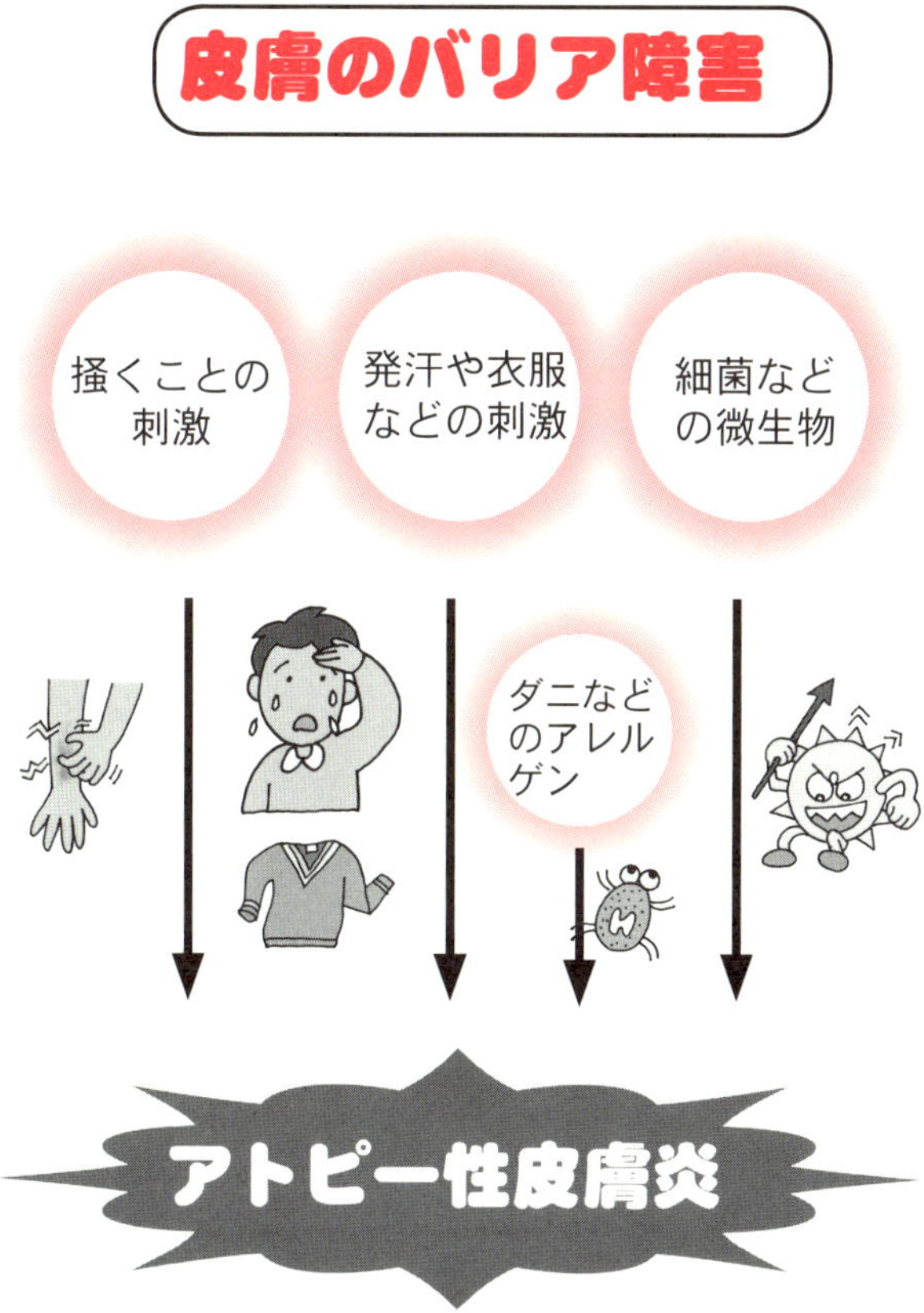

アトピー性皮膚炎の最初のステップは、皮膚のバリア障害です。アトピー性皮膚炎がおこる根本的な原因はアレルギーではなく、皮膚そのものが刺激を受けやすく、非常にデリケートなため、と考えられています。

✿アトピー性皮膚炎の人は、「超」乾燥肌

皮膚のいちばん外側にある角質層は、ちょうどラップのように皮膚を包みこみ、体の中から水分が失われないようにする「保湿」の役目と、外からの刺激をシャットアウトする「バリア」の役目をしています。（図1-7）

アトピー性皮膚炎の人は、この角質層に含まれている水分が生まれつき少なく、乾燥した状態にあります。これが「ドライスキン」です。

ドライスキンは、見た目にカサついているだけではなく角質層のバリア機能も低下しているので、外からの刺激にとても敏感になります。

伊勢原協同病院のアトピー外来では、皮膚のいちばん外側の角質層の水分含有量を測る最新機器（スキコン200-EX　写真1-1）を用いてドライ

図1-7　角質層が、乾燥や外からの刺激をシャットアウト

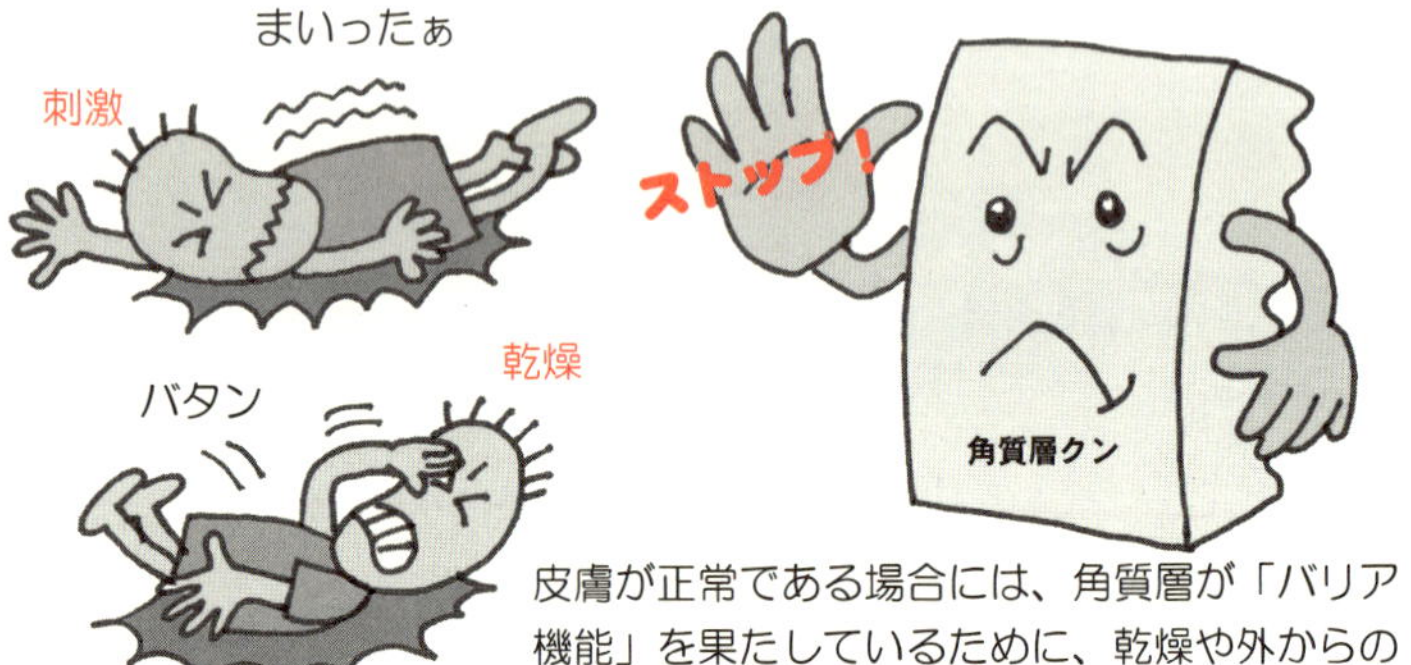

皮膚が正常である場合には、角質層が「バリア機能」を果たしているために、乾燥や外からのさまざまの刺激から守ってくれます。

写真 1-1 ドライスキン診断のための最新機器

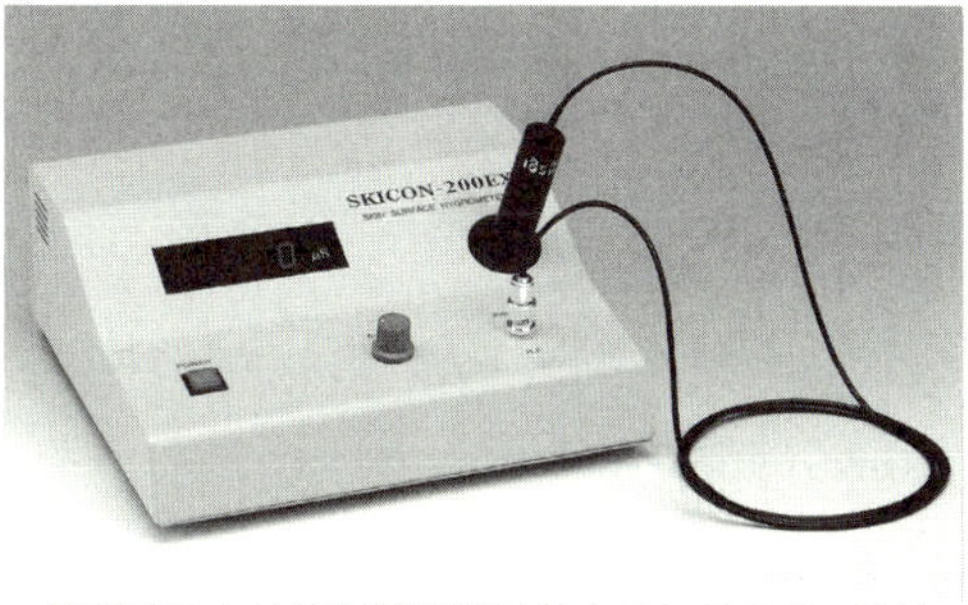

角質層の水分含有量を測るスキコン２００－ＥＸ

スキンの診断を行っています。アトピー性皮膚炎の人は、健康な人に比べて明らかに肌が乾燥状態にあることが分かります。中には、極端に水分が少なく、皮膚がまるで砂漠のような状態になっている人もいます。この装置はスキンケアによる保湿効果を客観的な数字で評価できるので、患者さんのスキンケアの意欲アップにも役立っています。

アトピー性皮膚炎の人に共通するのは、このドライスキンと、皮膚の過敏性（Ⅳ型アレルギー）です。皮膚は乾燥すると、あらゆる外部刺激に敏感になって、痒くなります。乾燥肌の人ならきっとこんな経験があるでしょう。チクチクする下着を着たり、汗をかいたりした時に肌が痒くなり、ついガリガリ掻いてしまう。掻くと痒みはさらに強くなり、掻きこわしがエスカレートしてしまう。「痒み」と「掻くこと」の悪循環は、アレルギー反応による皮膚炎の最大の原因になりますから、たとえ湿疹がよくなったあとでも、再発を防ぐために、皮膚の手入れを十分にして、できるだけしっとりした健康な皮膚の状態を保つ必要があります。これがアトピー性皮膚炎でスキンケアが大切な理由です。

肌の乾燥とバリア障害の原因はセラミドの減少

皮膚のいちばん表面は、角質層という平らな細胞が何層にも重なり合ってできています。そしてその細胞同士は「角質細胞間脂質」とよばれる脂成分でつなぎとめられています。重なり合う角質細胞をレンガにたとえれば、角質細胞間脂質はちょうどレンガをつなぐセメントのようなものです。（図1－8）

そして、最近の研究で、「角質細胞間脂質を取り除くと皮膚は乾燥し、バリア機能が低下する」ということが証明されました。つまり、この角質細胞間脂質こそが、保湿とバリアの主役だったのです。なかでも、もっとも大きな役割を果たしているのが、角質細胞間脂質の成分の約2分の1を占める「セラミド」という脂成分だということも分かってきました。

セラミドは、水と脂が交互に層状に並んだ構造をしているので、角質細胞の間に水分をため込んで肌からの水分の蒸発を防ぎます。どんなに乾燥した環境でも、水分を脂質の間に

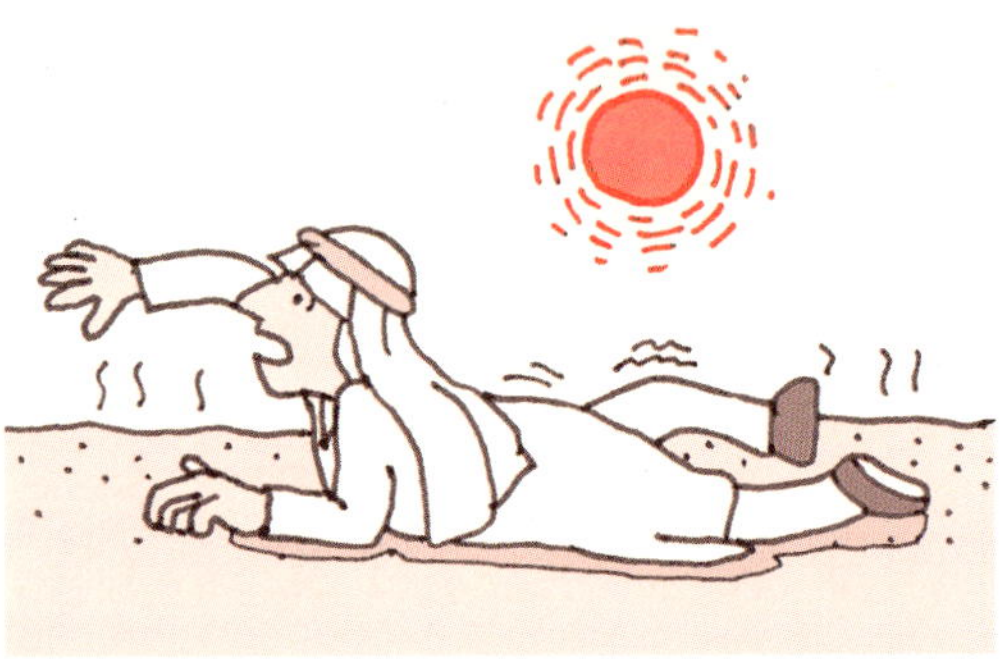

図１－８　皮膚の保湿メカニズム

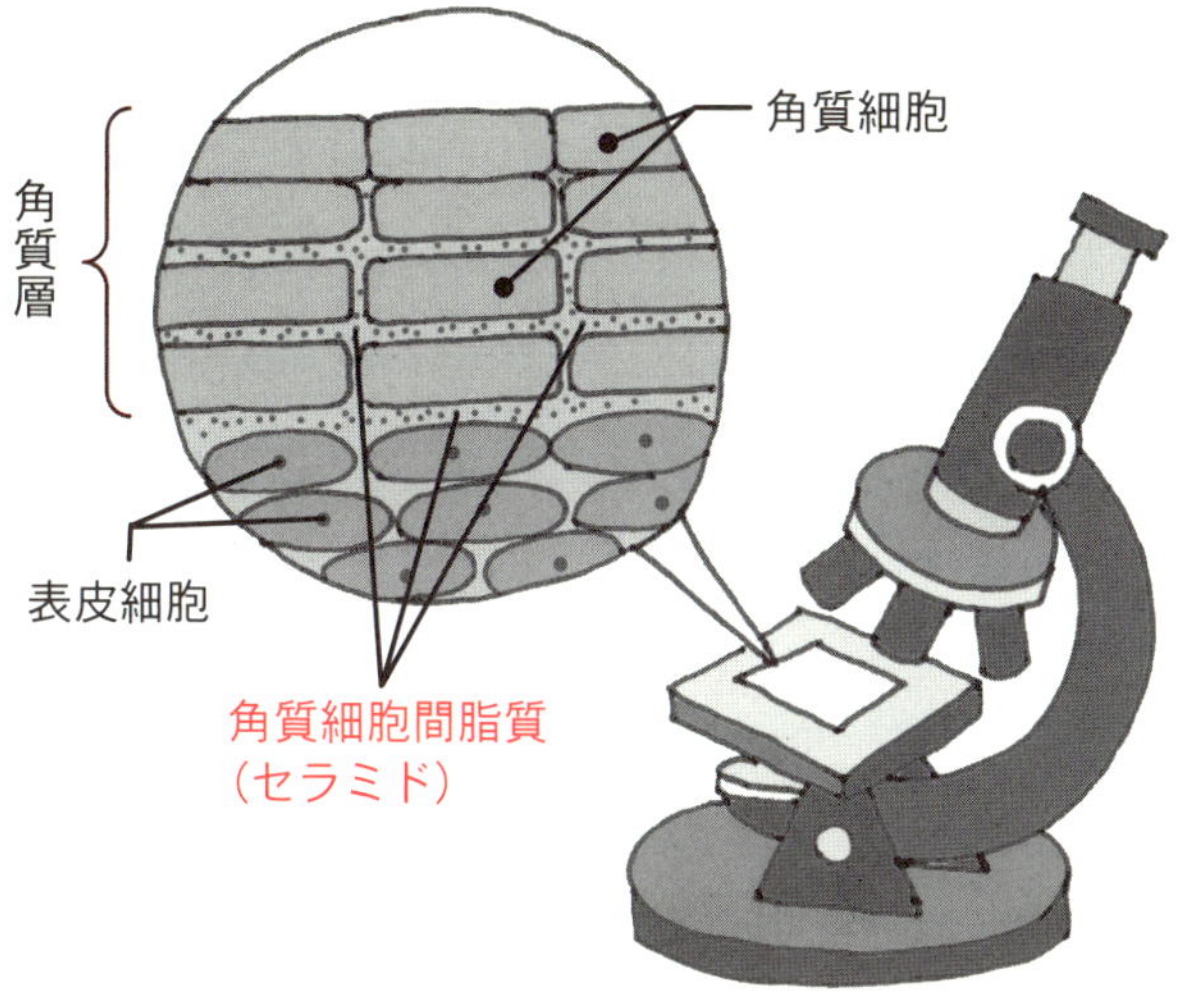

皮膚は、角質細胞間脂質（セラミド）によって水分を保ち、アレルゲンや外的刺激から皮膚をガードしています。

つなぎとめることができます。セラミドはまた、アレルゲンや外的刺激から皮膚をガードするバリアの働きもできます。つまり、角質層がバリアとして働くためには、セラミドが豊富になければなりません。みずみずしくしっとりした肌には、セラミドが豊富にあり、角質層の潤いを保っているのです。

一方、アトピー性皮膚炎の肌は、もともと遺伝的にこのセラミドが作られにくい体質なのです。レンガが隙間だらけで、水分がどんどん逃げてしまっています。そのために慢性的にドライスキンの状態になっています。アトピー性皮膚炎の炎症のある皮膚では、健康な人に比べ3倍以上もの水分が表皮から蒸発するという報告もあります。

実際に、アトピー性皮膚炎の人を調べると全員にこのセラミドが減少しています。しかも、湿疹がなくて一見正常に見える皮膚でも、セラミドが減って乾燥しているのです。アトピー性皮膚炎の患者さんは、炎症を起こしている部分だけでなく、全身がドライスキンなのです。

セラミドにはいくつかの種類があり、それによって役割が違います。バリア機能をつかさどるのはセラミド1。そして保湿に役立つのはセラミド2からセラミド6。アトピー性皮膚炎の患者さんの皮膚はそのどれもが減っているのです。（図1－9）

以上のことを総合してアトピー性皮膚炎が、どのような病気であるかを表現すれば、「アト

図1－9　アトピー性皮膚炎でのセラミドの減少

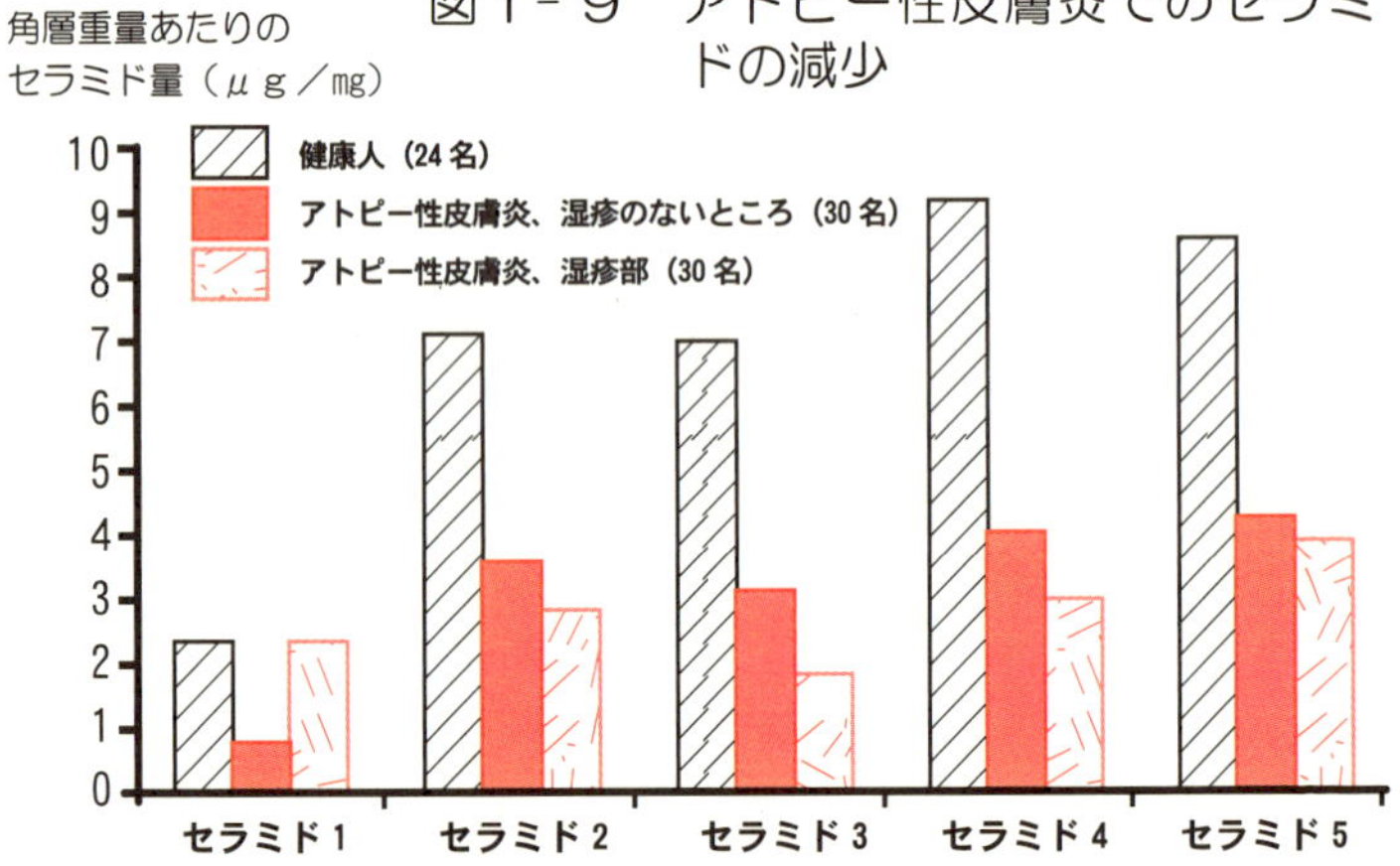

（川島 眞著『アトピー性皮膚炎がよくわかる本』による）

ピー性皮膚炎とは、セラミドの減少によって皮膚の乾燥、バリア機能の低下を起こし、その基盤の上に外部からの刺激やアレルゲンなどのさまざまな要素が加わって、Ⅳ型アレルギーによる皮膚の炎症をくりかえす病気である」といえます。

ですから、アトピー性皮膚炎の人の肌は、いまは皮膚炎がなくても、炎症がすぐに起こってくる「準備段階」にあります。皮膚の炎症を抑える薬物治療とともに、常に自分の皮膚のバリア機能が落ちていることを意識して、バリア機能を高めるスキンケアをしてください。このことは第3章でも詳しくお話しします。

4. バリアとして大切な角質層の仕組み

アトピー性皮膚炎の人は正常な皮膚でも無防備状態にある

「皮脂膜」「天然保湿因子」「角質細胞間脂質」でコントロール

重要なので、もう一度強調しますが、皮膚は、外側から表皮、真皮からなり、いちばん外側にある角質層は、角質細胞という平らな細胞が折り重なってできています。そして、表皮の保湿機能により皮膚の柔軟性、しなやかさ、潤いを保つとともに、バリア機能により、体内から水分の放出や外界からの刺激、異物が体内に侵入するのを防いでいます。

図1-10　皮膚の構造と保湿のメカニズム

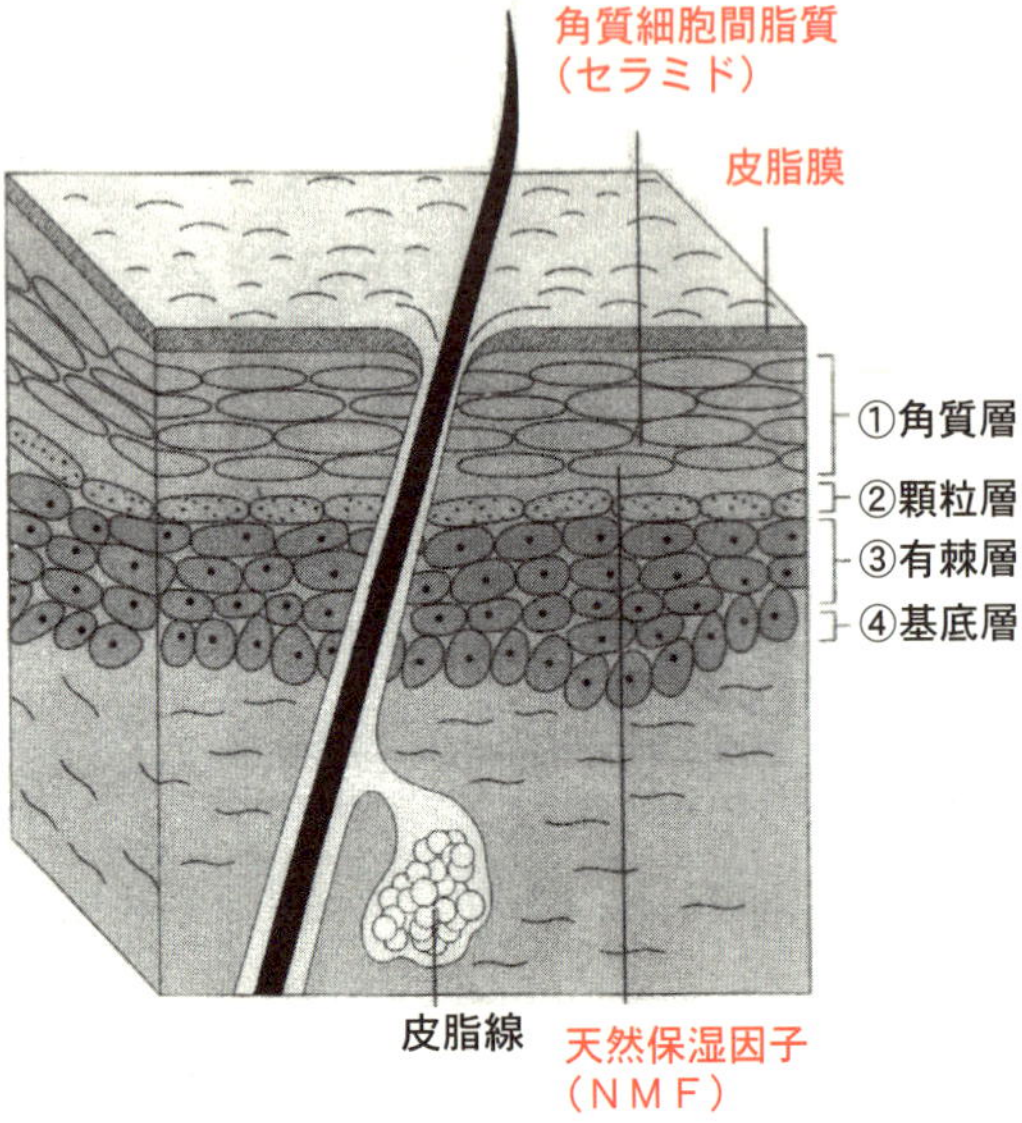

これらの機能は皮膚表面を覆っている「皮脂膜」、角質細胞中にある「天然保湿因子（ナチュラル・モイスチャライジング・ファクター＝NMF）」、および角質細胞の間に存在する「角質細胞間脂質」によってコントロールされています。（図1-10）

皮脂膜は、毛穴の奥の皮脂腺より分泌された脂で、皮脂膜が適度にある皮膚は、しっとり、なめらかな肌になりますが、皮脂膜が多すぎるとベタついた感じとなります。逆に少なすぎるとカサカサ、ザラザラとした皮膚になり、皮膚を保護する力も弱まってしまいます。

天然保湿因子は、アミノ酸や尿素を含んでいて、これが角質細胞内の水分と一緒になって角質細胞自体の柔軟性や保湿に働いています。

ところで、角質細胞は折り重なっているといいましたが、細胞同士は「角質細胞間脂質」と呼ばれる脂でつなぎとめられています。先にも述べたように、重なり合う角質細胞をレンガにたとえれば、角質細胞間脂質はちょうどレンガをつなぐセメントのようなものです。

この角質間細胞脂質こそが保湿とバリア機能の主役です。

アトピー性皮膚炎の人の肌は一見皮膚炎のない正常な部分でも乾燥して、アトピックドライスキンになっています。この皮膚には実は、目に見えない軽い炎症が存在しているため、代謝が盛んで機能的に劣った角質層がつくられるので、擦れたりするとすぐ肌荒れを起こしてきます。むかしから皮膚を鍛えるといって、ヘチマやブラシでマッサージする人がいますが、掻くことや乾布摩擦は、角質層を傷つけ、皮膚炎を起こします。

アトピー性皮膚炎はバリアの病気

健康な角質層には、平べったくひろがった角質細胞が、15〜20層も積み重なり、丈夫な角質層のシートを作っています。人間が地上で生活できるのは、この角質層シートにより、皮膚バリアがよく保たれているおかげです。とはいっても角質層の厚さは、平均1㎜の50分の1しかありません。

さらに同じ皮膚でも、角質層は体の部位によって厚さが異なります。角質層のいちばん薄いところで、外陰部が5、6層。次は、まぶたで、7、8層です。こういう角質層の薄い部位では、外的刺激を受けやすいので、よく皮膚炎を起こします。まぶたほど薄くはありませんが、頬の角質層でも、10層そこそこですから、他の部位より、30％も薄いのです。

角質層は確かに超薄型で機能の優れたバリア膜ですが、もとはといえば生体、すなわち表皮が作ったものであり、完璧ではありません。微生物までは大丈夫ですが、紫外線のような光線だけでなく、かぶれを起こす植物のウルシや、金属イオンのニッケルや六価クロムのような小さな分子は、わずかではありますが入ってきます。もしもアトピー性皮膚炎などで角質層に傷でもあれば、家のホコリの中のダニの蛋白、さらに微生物だって入ってきます。

実際に何かものが侵入すると、皮膚組織はすぐにⅣ型アレルギー反応による皮膚炎の原因になります。

ちなみに、皮膚と違い「粘膜」には角質層がなく、無防備状態なので、大きな分子量のものでも、触れれば簡単に侵入できます。目、鼻、のどから気管支にかけての粘膜は、アレルゲンに触れる可能性が高い部分で、もしも花粉やダニなどが入ると、涙、鼻水、クシャミなど、Ⅰ型アレルギーが容易に起こりやすくなってきます。

もう一度確認しましょう。アトピー性皮膚炎というのは「セラミドの減少により、皮膚の乾燥、バリア機能の低下を引き起こし、その基盤の上に、外部からの刺激や、アレルゲンなどのさまざまな要素が加わって、Ⅳ型アレルギー性の皮膚炎を繰り返す病気である」といえます。

5. 乳幼児〜思春期までは乾燥肌に注意

子どもの皮膚は皮脂の分泌が少なく健康な子でも肌は乾燥しがち

子どもの皮膚では皮表皮脂量が少ない

子どもの肌は一見すべすべしていて理想的なように見えますが、実際には皮膚表面の脂分は成人より少ないのです。その結果、アトピー体質の有無にかかわらず、子どもはもと

図1-11 年齢による前額皮脂分泌の変化

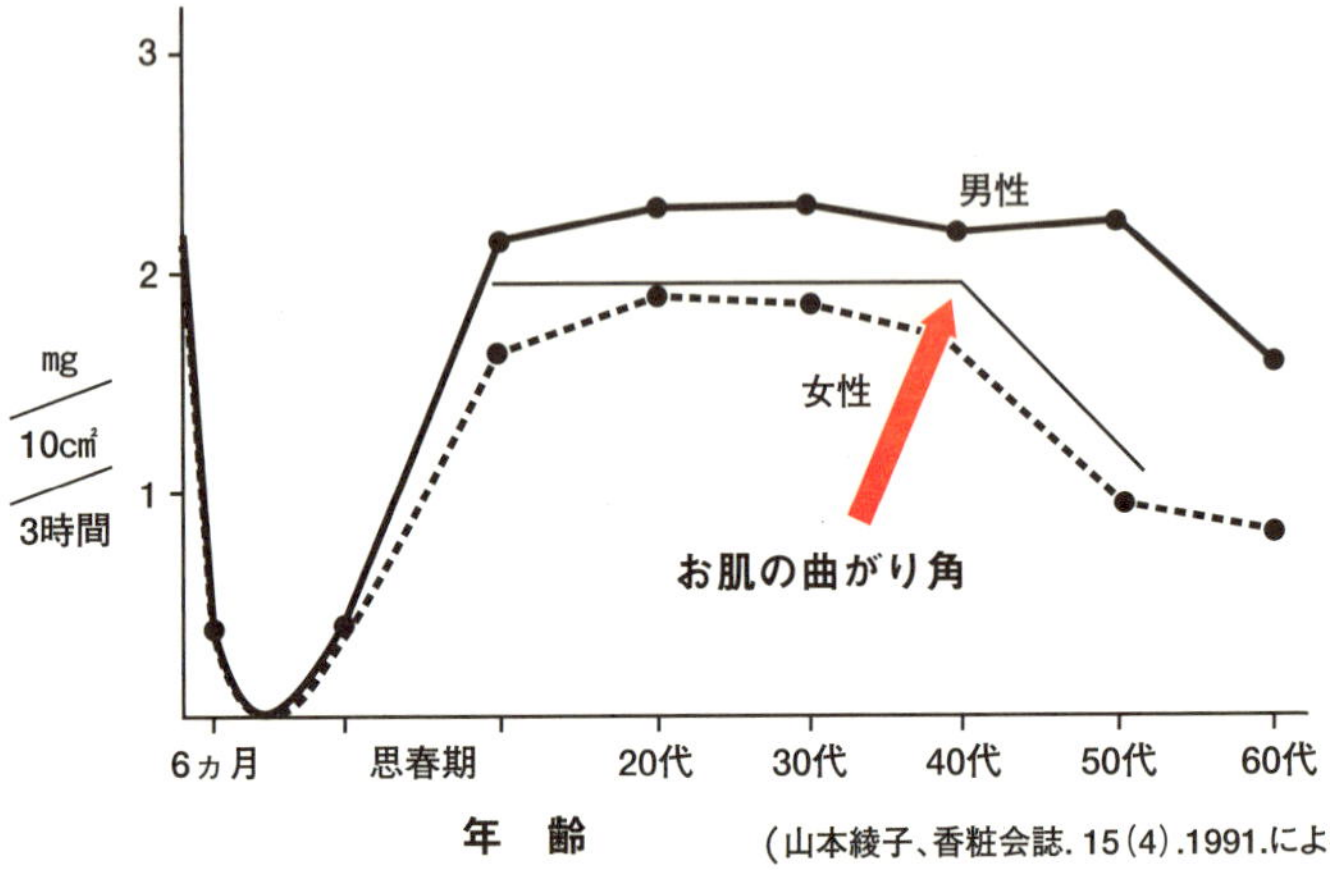

（山本綾子、香粧会誌. 15（4）.1991.による）

もと乾燥肌であるといえます。冬になると肌がカサカサになってしまう子も少なくありません。（図1-11）

報告によって差はありますが、日本でのアトピー性皮膚炎の有病率は乳幼児で20～30％、小児で10％前後、青年期で2～3％とみられています。つまり、年齢が大きくなるにつれて患者さんのパーセンテージは下がってきます。小児の皮膚表面の脂質量は10歳ころから徐々に増えてきて、通常はその頃からアトピー性皮膚炎も軽快してきます。

大人の皮膚は、毛穴の中の皮脂腺から分泌され、角質層の表面をおおう皮脂膜をつくります。これはある程度、水分の蒸発を防ぐことで、皮膚の保湿とバリアの一翼を担っています。

皮脂膜は男性ホルモンの影響を受けて分泌されます。若者の皮膚は脂ぎって、これが毛穴につまるとニキビの原因ともなります。女性では40歳頃、男性でも50歳を過ぎると、皮脂の分泌の減少が目立ってくるため、冬には、皮脂の少ない腰の周りや脛の皮膚がかさつき、痒くもなります。

子どもは男性ホルモンがまだあまり分泌されないので皮脂膜がつくられません。したがって、健康な子どもでも、高齢者より皮脂が少ないことも珍しくありません。そのためアトピー性皮膚炎の子どもは新生児期を除いて、思春期まではほとんどが乾燥肌が続き、ドライスキンをベースにしたアトピー性皮膚炎がこの時期に多く発生します。

スキンケアは新生児期から

アトピー性皮膚炎は、出生後すぐに発症することはありません。なぜ、生後1ヶ月の間には発症しないのでしょうか。羊水中を泳いでいた胎児は羊水中で生活できるように、胎脂が豊富に分泌され保護された状態にあります。そしてその水棲生活から産道を通って空気中での生活に変わった後も、自然の摂理で体表についた胎脂が、新生児の皮膚を乾燥から防御しているからです。

よく新生児は、頭や顔に黄色いカサブタができて、そこに赤い湿疹が出ます。これは「脂漏性湿疹」という病気で、皮脂が多すぎるために起こります。新生児にアトピー性皮膚炎を発症することはありません。湿疹が起きても、多くはこの脂漏性湿疹です。（写真1-2）

生後2、3ヶ月の乳幼児期から、一生の間でもっとも肌が乾燥する時期に突入します。そして再び皮脂が分泌されるまで10年もかかります。すなわち、生後2、3ヶ月以降の小児は、皮膚によるバリア機能が極めて弱いことを示しています。生後1年頃までは、角質細胞間脂質であるセラミドも少ない状態であり、十分な角質の保湿機能やバリア機能を発揮することができません。さらに保湿機能が低下した角質層では天然保湿因子（NMF）の40%を占めるアミノ酸類の産生も低くなることが知られています。（図1-12）

前述のように小児の皮脂は、思春期頃から徐々に増えてきて、通常はそのときからアトピー性皮膚炎は軽

図1-12

年齢による皮表脂質量の変化

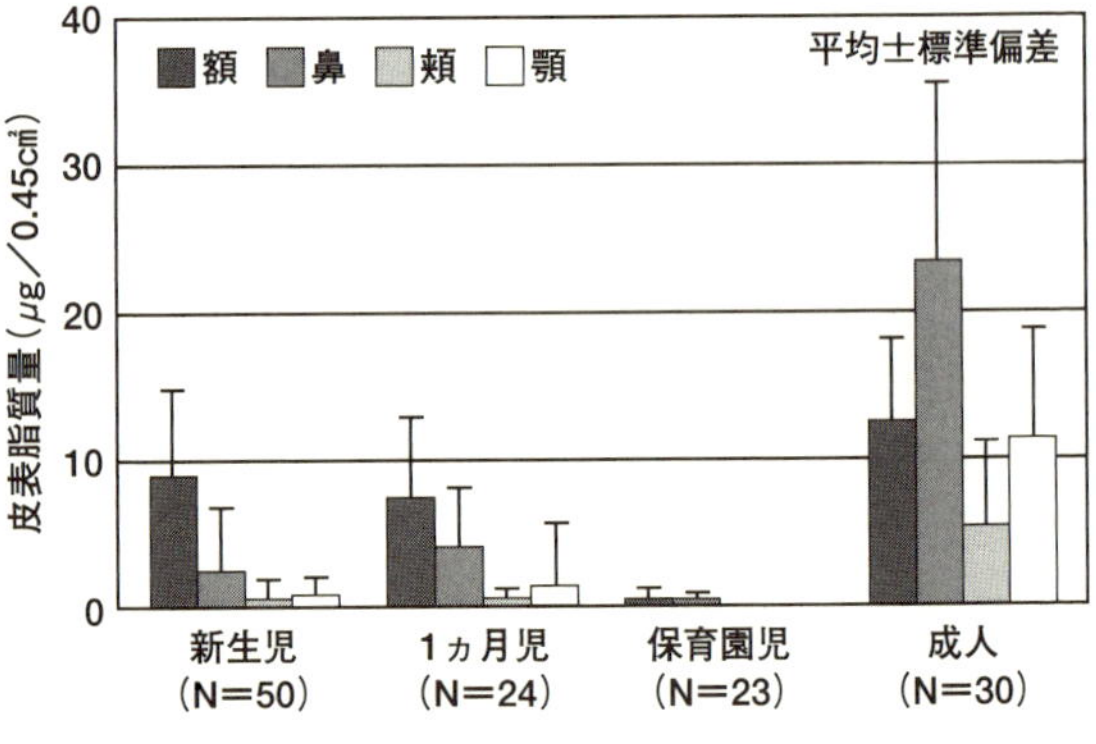

（Agache P,etal,BrJ Dermatol 103,1980）

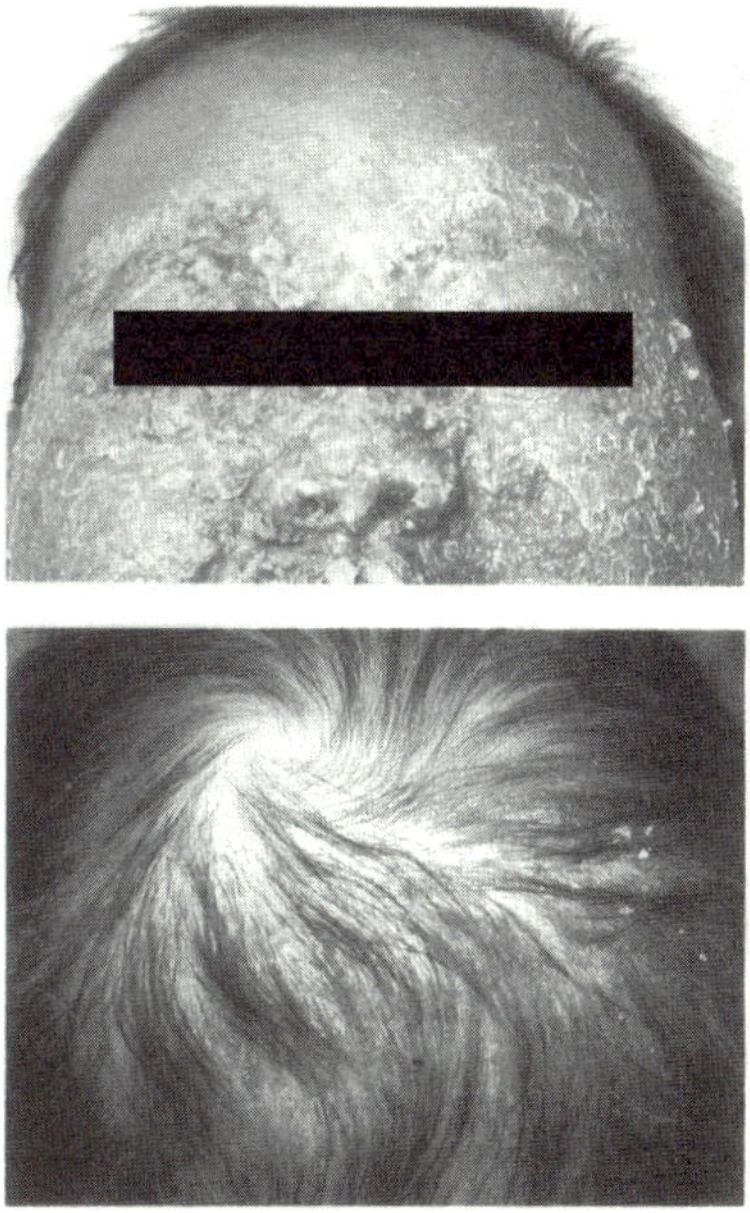

写真1-2乳児の脂漏性皮膚炎

快してきます。ところが、乳幼児期から逸脱した治療をしたり、ステロイド外用薬を塗ったり塗らなかったりしていると、思春期から悪化するケースも見られます。その結果、アトピー性皮膚炎も治りにくくなる可能性もあります。

新生児は生まれてきたその日から、それまで過ごしてきた環境の連続として、スキンケアが行われなければなりません。産科学の考えでも生後1年間は、「胎外胎児」と呼ばれていて、胎内環境を考慮したスキンケアが必要です。子宮内では、乾燥、感染、汚れはありません。これらの条件は乳幼児に限らず、スキンケアの基本になります。

したがって徐々によくなる自然の変遷を期待しながら、子どもたちの皮膚の未熟さを補うため、アトピー体質の有無にかかわらず、毎日のスキンケアで、角質層の機能にかかわっている皮脂、ＮＭＦ、角質細胞間脂質の減少を防ぎ、補ってあげること。すなわち「スキンケア」が健常な皮膚を維持するために重要となります。

暑くなる夏は、湿度も高く、汗で皮膚が見かけ上潤っていますが、ＮＭＦや、角質細胞間脂質が不足すれば、皮膚は刺激を受けやすい状態ですので、夏でも保湿のケアを忘れずに行うことが大切です。

こんなスキンケアを受けて育った乳幼児からは、少なくとも気になるほどのアトピー性皮膚炎に悩む子はほとんどいない、とさえいわれています。

6. 乾燥肌を助長する生活環境・習慣

スキンケアを十分に行うことで症状を軽くし再発を防ぎ、健康な皮膚を取り戻せる

乾燥肌が増える環境要因の変化

一般にアトピー性皮膚炎が最近増えたといわれます。しかし、人間の遺伝的素因が50年や１００年で変わるわけではないのですから、プラスαの要因として環境要因の変化という視点も考えに入れるべきだと思います。

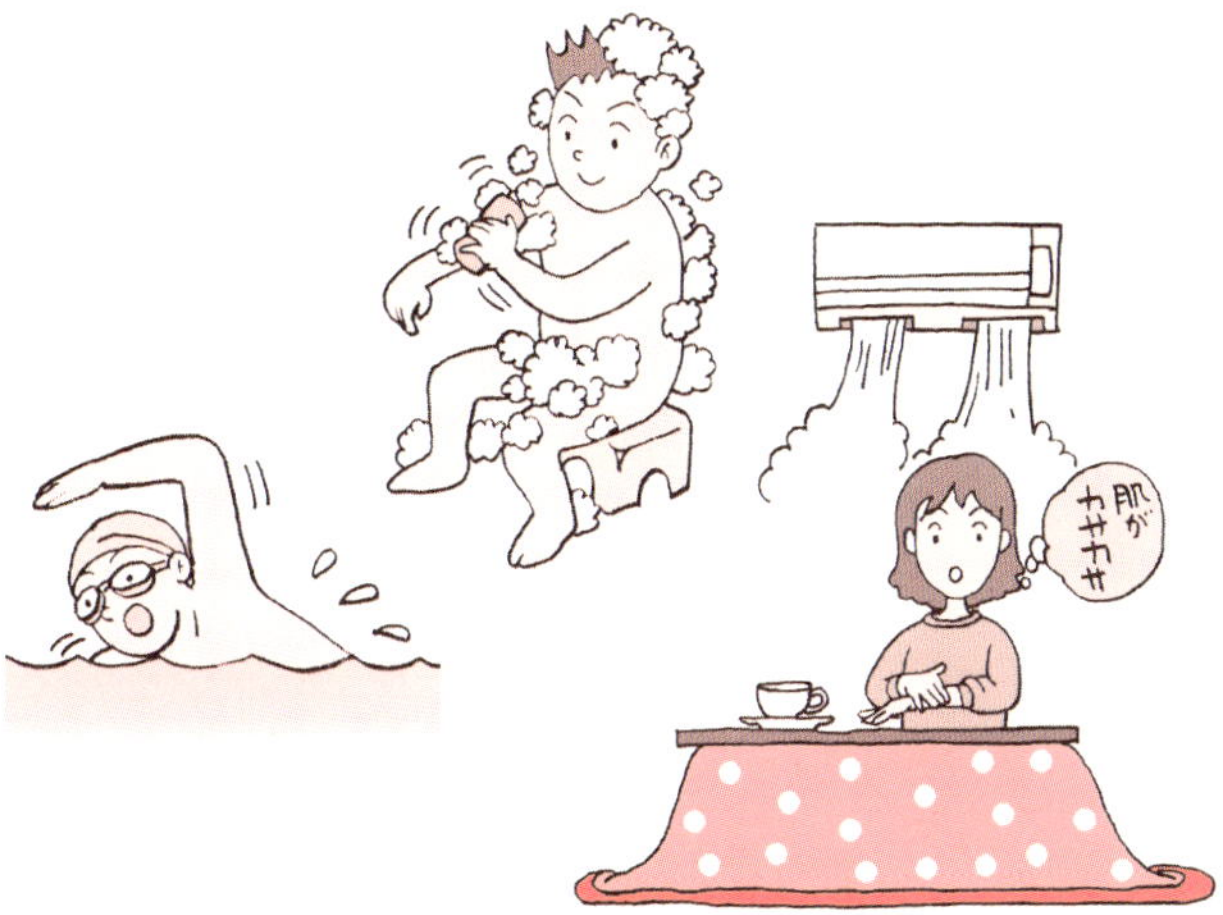

最近は家の気密性がよくなり、そういう家で暖房をすると空気の乾燥はますますひどくなり、確実に低湿化が起こりやすくなります。

また最近の入浴習慣の変化は、洗いすぎになっており、清潔に対するスキンケアは徹底するが、乾燥に対するケアの視点が欠落するため、かえって乾燥を助長させることも、しばしば経験します。

ドライスキンを助長する行為、たとえば過度の入浴や洗浄、長時間のスイミングスクール、エアコンのきいた職場での長時間労働などには一定の節度が求められます。

水分の供給源が発汗や大気中の湿気であるため、秋から冬にかけてはだれでもドライスキンに傾くのは当然ですが、アトピー素因のある人は、与えられた水分を保持する能力（保湿能）

の減少も起因すると考えられます。保湿能は、主として、皮脂量とセラミドに依存するため、手掌のように皮脂腺のない部位や、小児では乾燥しやすくなります。

手湿疹は健康人に比べると、約3倍以上も多いことが知られています。また20～30年前の子どもは、鳥肌立った皮膚の子が冬に顕著になり、夏には目立たなくなるのが普通でした。それがある時期から、夏でも鳥肌立った皮膚の子が目立つようになってきました。このような子どもの生活を聞いてみると、ほとんどがスイミングスクールに通っているという調査結果があります。淡水のプールに長時間入ったあと、手入れをしないと、皮膚が乾燥します。また、汗をかくたびにシャワーを浴び、シャンプー、石鹸で洗うことを繰り返しても同じように乾燥した皮膚をつくることになります。

「環境病」ともいえるアトピー性皮膚炎

アトピー性皮膚炎患者では、湿疹のあるところでもないところでも、セラミドの減少が報告されていますので、もともとドライスキンのあることは間違いありませんが、最近の低湿環境や、過度の脱脂行為によりさらに助長されているものと考えられます。治療という面からみれば、これらの対処法も重要となります。

アトピー性皮膚炎ではない人も、石けんでゴシゴシと洗いすぎると、皮膚の保湿とバリア機能を担っているセラミドが少なくなり、肌は乾燥しがちになります。皮膚は乾燥しただけでも刺激に過敏になり、痒くなってしまいます。その結果、掻きむしってアトピー性皮膚炎を悪化させてしまうことにつながります。

アトピー性皮膚炎の場合は、その遺伝子を持っているから必ず発症するというような類の遺伝子ではありません。そこに環境や生活習慣の変化が大きくかかわってきて、そのために病気が発症している「環境病」ともいえます。アトピー性皮膚炎の非炎症性病変に対しては、スキンケアで対応すべきであり、この病気のコントロールにはライフスタイルの検証も重要です。このようなタイプの人であっても、スキンケアを十分に行うことによって、症状を軽くし、再発を防ぎ、もとの健康な皮膚を取り戻すことが可能です。

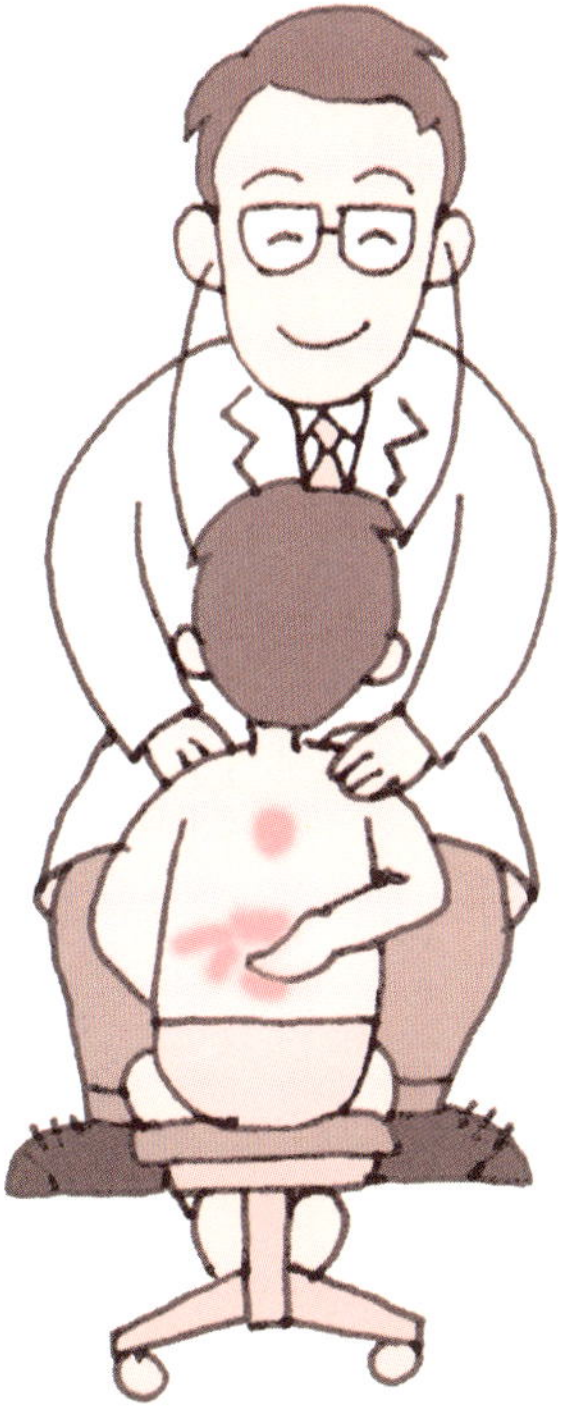

7. アレルゲンにこだわり過ぎると治りません

スキンケアでバリア機能をしっかり高めておけば生活制限は最小限ですむ

ダニは正常な皮膚には影響を与えない

一般的には、アレルギーの「原因物質」としては、IgE抗体と結合してI型アレルギー反応を引き起こす「アレルゲン（抗原）」と、Ⅳ型アレルギーによって湿疹を悪化させる「非特異的な外的刺激」に大別されます。なお、非特異的というのは特定の物質によるものではないという意味です。

ところで、これまでお話してきたように、アトピー性皮膚炎におけるアレルギーでは、Tリンパ球と好酸球が関与するⅣ型アレルギーによる皮膚の「易刺激性」が主役で、IgE抗体と肥満細胞を介するI型アレルギー反応は、脇役にすぎません。

患者さんを診察していますと、「IgE－RAST検査で、原因となっているアレルギーの物質を調べてもらうために来ました」「私のアトピー性皮膚炎の原因は何ですか」「原因となっている食事をこれまで苦労して除去してきたのに、どうしてよくならないのですか」

などという質問をよく受けます。しかしアトピー性皮膚炎はもともとⅣ型アレルギーに近いもので、Ｉ型アレルギーの関与は希薄です。

皮膚においてIgE抗体の関係したＩ型アレルギー反応は、「じんま疹」です。アトピー性皮膚炎の患者さんで、とくにじんま疹が起こりやすいということはありません。つまり、アトピー性皮膚炎はＩ型アレルギー（アトピー疾患）ではないのです。

アレルギーかどうかを調べるのに、よく行われるIgE－ＲＡＳＴ検査（特異的IgE）があります。これは、ダニやホコリ、食物など特定のアレルゲンになりうるものに反応するIgE抗体が血液のなかにどのくらいあるかを調べるものです。でも、アトピー性皮膚炎では、この血液検査で陽性になったとしてもその物質が原因とは限らないところが、この病気の治療を難しくしています。アトピー性皮膚炎をIgE－ＲＡＳＴ検査のみで診断するのは無理なのです。

アトピー性皮膚炎はほとんどの場合、非特異的な外的刺激が原因であって、アレルゲンの除去だけで完治が期待される疾患ではありません。ちなみに、ダニ抗原は分子量が大きく、万の単位です。一般に正常の角質層は分子量５００より大きな物質は透過できません。ですから、アトピー性皮膚炎では正常人の角質層より透過性はよいものの、それだけでは、高分子量のダニ抗原は通過できないのです。

図 1-13　ダニ退治はどこまでやるか

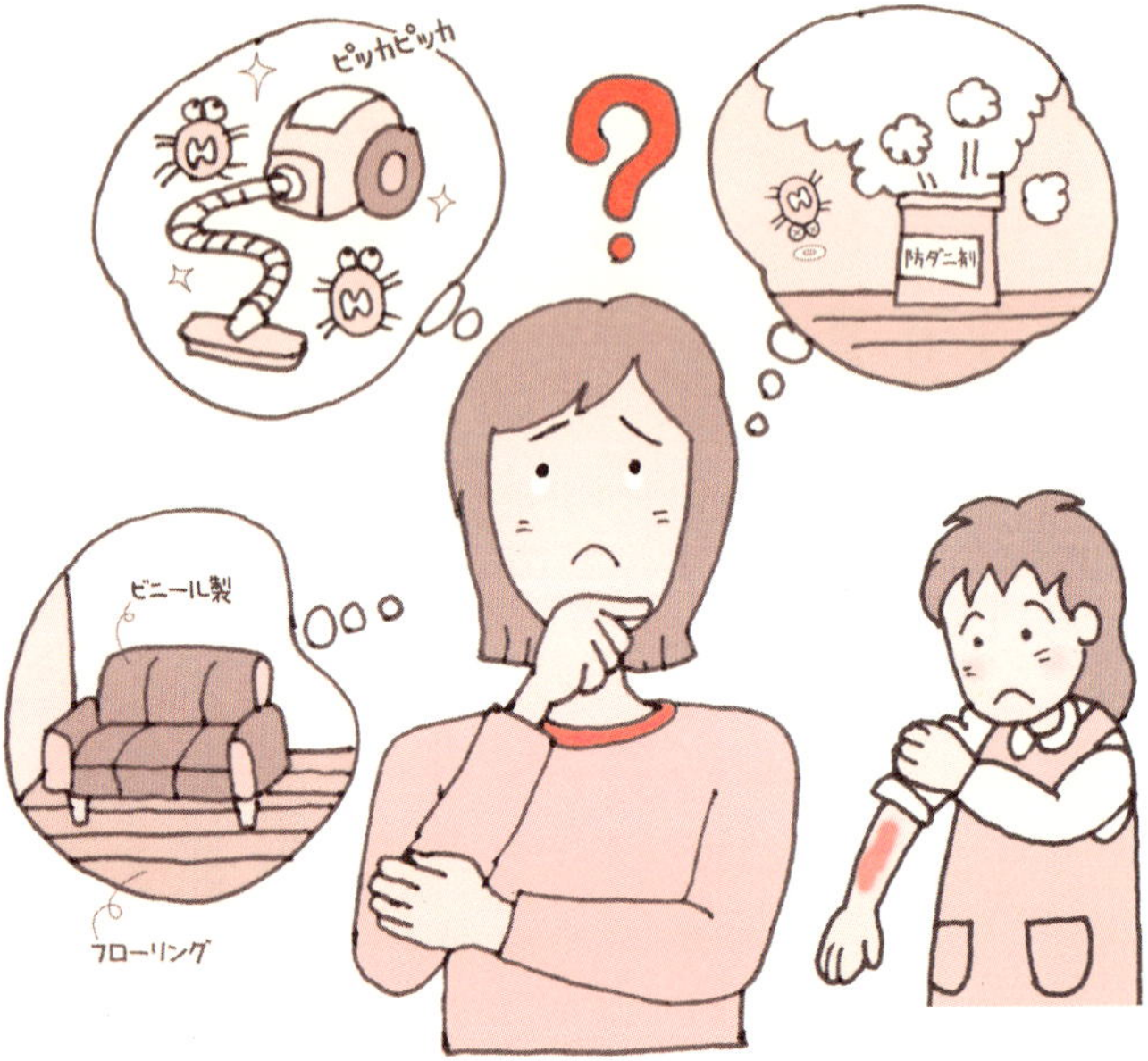

Ig E検査でダニが陽性だったからといって、それがアトピー性皮膚炎の直接の原因だということにはなりません。ダニを増やさないような環境づくりは大切ですが、「ダニを徹底的に駆除しよう」とがんばりすぎたり、暗い気持ちになったりすることは、精神的な負担を強いることになり、かえってマイナスです。

ところが、往々にして治療に行き詰まると医師は過剰な生活指導をするようになります。たとえば、厳格な食事制限療法や、ダニ退治などです。その結果、患者さんは栄養状態の悪化から、他の病気が起こる危険もあります。

またダニ退治のために大金を投じて家屋のフローリングを板張りに改築した結果、家計に無理が生じることさえ考えられます。

原因はアレルゲンよりも外的な非特異的刺激

前述のように、アトピー性皮膚炎の患者さんは生まれつき、皮膚のバリア機能の低下があり、皮膚そのものが外的刺激を受けやすい非常にデリケートな状態があり、そこにⅣ型アレルギーが加わって湿疹ができるのです。原因の一部にはアレルゲン的なものも含まれることも稀にはあるかも知れませんが、現実にはほとんどの場合、アレルゲンではない、掻く、汗、衣服といった外的刺激で湿疹が起こるのです。

その他外的刺激には、化粧品、髪型、シャンプー、舌なめずり、砂遊び…など、数限りなくといっていいほどあります。これらの原因を避けることも重要ですが、最も現実的な治療は、①ステロイド外用薬を中心とする薬物療法で症状をコントロールし、そして②皮膚のバリア機能の代用としての膜を作ることを第一に考え、スキンケアをきちん

生活制限は最小限にする

厳しい生活制限ほど、「きめ細かな医療」と錯覚されがち。まずは、バリア機能の代用としての膜をしっかり作ることを第一に考え、スキンケアをしっかりやる。

ある程度悪化要因になることが分かっていても、その患者さんにとって価値の高いものであれば、無理に制限しない。その要因を乗り越えるほかの治療法を組み立てていく。

とやる。

そして大変な生活制限は最小限にするというのが実際的な治療法といえるでしょう。

厳しい生活指導ほど「きめ細かな医療」ととらえがちですが、多くの専門家はそうは考えていません。確かに悪化原因を避けることも重要ですが、「あれもダメ、これもダメ」では、「上手に症状をコントロールして普通と変わらない生活を送ることができるようにする」というアトピー性皮膚炎治療の大前提に反します。

さらに悪化要因となることが分かっていても、患者さんにとってそれが「価値」の高いものであれば、無理に制限せず、その悪化要因を乗り越える他の治療を組み立てていく。この治療法なら、人生を楽しみながら治療をすすめることができます。少なくとも患者さんに無駄な努力を強いたり、金銭的な負担をかけたりはしない。これが私の基本的な治療のスタンスです。

8. 食事制限が必要なケースはほとんどない

アトピー性皮膚炎と食物アレルギーはまったく別の病気

いまだに食事制限を行う小児科医も……

ダニなどの環境アレルゲンと同じことは食物アレルゲンについてもいえます。

とくに乳幼児のアトピー性皮膚炎に対しては、食事制限が行われるケースが少なくありません。いったい、なぜアトピー性皮膚炎と食物の間に密接な関係があると思い込むようになったのでしょうか。この思い込みは患者ばかりでなく、多くの医師にも存在しているように思われます。その源流は80年代にさかのぼります。

１９８１年に日本では、IgＥ－ＲＡＳＴ検査が健康保険の適用対象となりました。そしてこの頃から、かなりの医

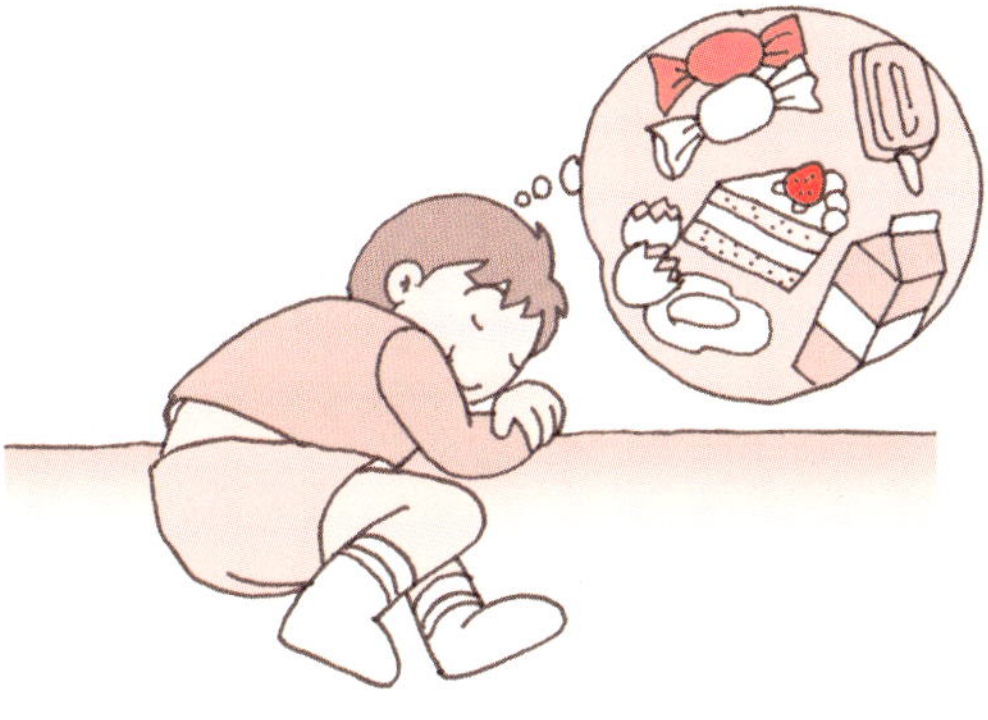

アトピー性皮膚炎の治療で、ダニ除去や食物制限が必要なケースは実際にはほとんどない

師がこの検査結果を主たる根拠に、アトピー性皮膚炎の診断や治療を行ってきた事実があります。血液検査の結果だけで、その食物が原因だと決めつけてしまっていたのです。

その結果、80年代は、とくに小児科医の間で「食物アレルギー説」が大いにもてはやされ、食事から大豆・卵白・牛乳といった食品を完全に取り除く、厳格な食事療法が行われるようになりました。

これにはアトピー性皮膚炎を難病に仕立て上げて、さらにステロイド外用薬への不安をあおるメディアや、アトピービジネスの存在もありますが、アトピー性皮膚炎を「100％アレルギー」、しかもⅠ型アレルギー重視、IgE－RAST検査中心に考えてきた医師側の問題を見逃せません。

多くの小児科医が、アレルゲンになる食物を除去することが根本的な治療だと信じていました。世間にも「アトピー性皮膚炎＝食物アレルギー」というイメージが定着してしまいました。

また80年代に世の中に広まった自然志向のムードも食事制限療法の追い風になりました。メディアの論調も食事制限に好意的でした。

こうして母親たちは、食事制限をすればアトピー性皮膚炎が治ると信じこんでしまったのです。

ところが、食事制限をしても症状がよくならないどころか、子どもが栄養失調になってしまうケースが後を絶ちませんでした。

食事制限をめぐって、皮膚科医と小児科医は激しく対立しました。「皮膚科医と小児科医で言うことが違う」と患者さんからのクレームが相次ぎ、診療現場は混乱し、医療不信が深まっていきました。

食事療法の是非について一応の決着をみたのは1992年のことでした。1月1日付の『日本小児科学会』誌上で学会の統一見解、〈食物が原因であることを確定する方法はまだ確立していない〉、〈極端な食物除去は栄養・発達障害を引き起こすことも報告され、学校などの集団生活の場ではいじめや不登校の問題も起きている〉として行きすぎた食事療法への反省と総括が発表されたのです。

「IgE－RAST高値、即除去食」は誤り

なお、同じ1992年の厚生省（現・厚生労働省）の行った大規模な全国調査では、日本のアトピー性皮膚炎と診断された3歳児の16％に食事制限が行われていることが明らか

になりました。しかも、その調査報告では、専門家や医療スタッフの指導ではなく、患者さんの親同士の口コミで自主的に食物除去をしている幼児が約4割程度ありました。お母さん方は、アトピー性皮膚炎のスキンケアやステロイド外用薬での治療を適切に行っていないために症状が悪化しても、たまたま直前に口にした食物のせいだと思い込みがちです。

現在では、アトピー性皮膚炎における食物の関与を調べるには、実際にその食物を除去して症状が改善する、または負荷して確実に症状が悪化するなどのことを、厳密に、客観的に3回確認する方法（除去試験と負荷試験）が必要となります。実際、IgE－RAST検査のスコアが高くても、負荷試験は陰性というケースは少なくありません。

慎重にアレルゲンを見きわめた上で食事制限は最小限にするという考え方が主流になっています。

ところが、患者の中には食物の影響を過大にとらえ、いまでもアトピー性皮膚炎と食物アレルギーを混同している保護者が少なくありません。そのため、子どもに対して本来必要のない食物除去に走る人が後を絶ちません。

アトピーに食事制限が必要だった例は2歳以下でもゼロ

加工品を含めた食物除去が必要なのは、食物アレルギーにより急激なショック症状など

図1-14　食事制限の実際

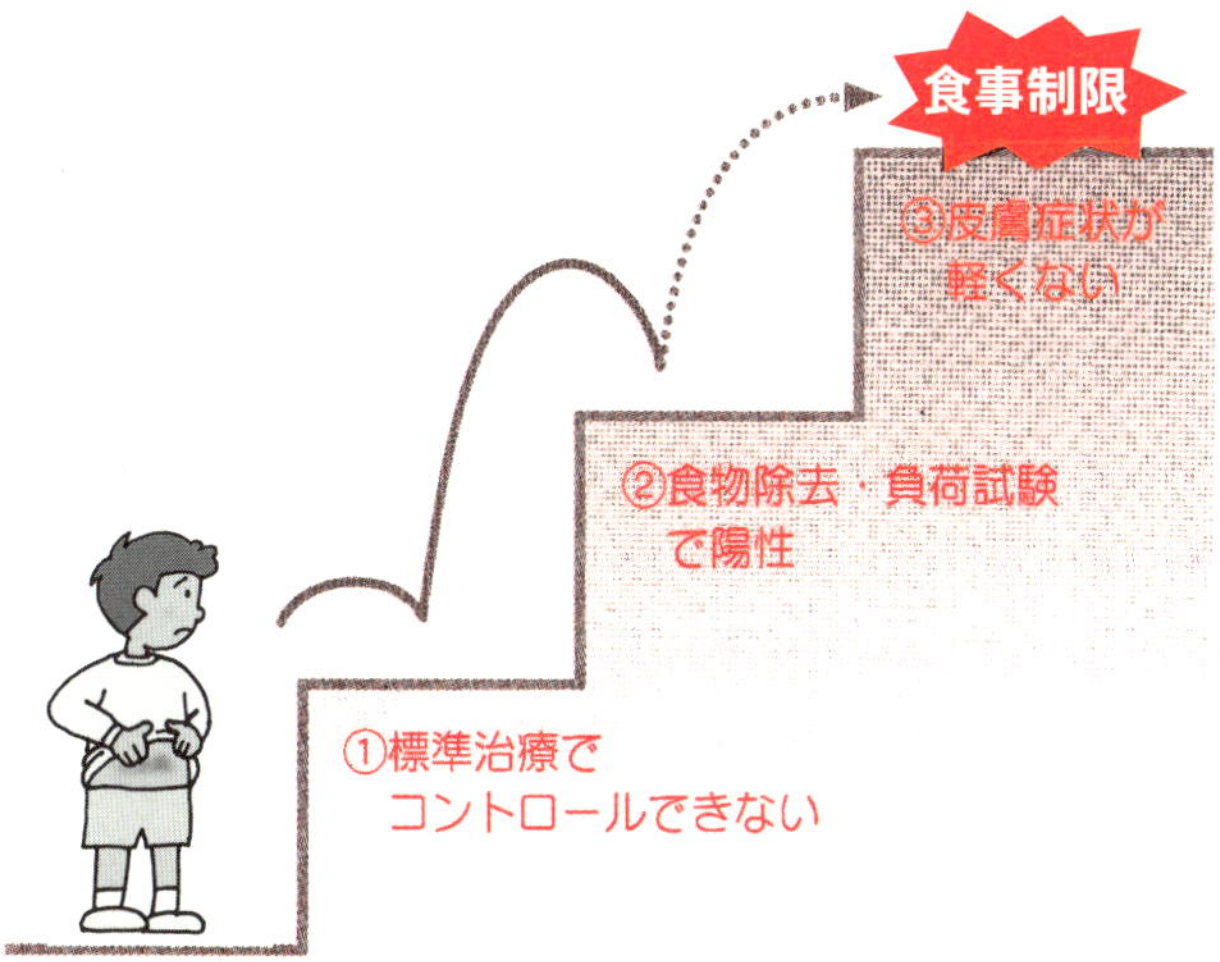

を起こすアナフィラキシーの既往がある場合や、摂取によってじんま疹、消化器症状がある場合であって、それとても成長とともに強いアレルギー反応がなくなり、食べられるようになることが多いため、いたずらに厳しい食物制限を続けるのでなく、幼稚園や小学校入学を契機に食事指導の見直しを図ることが必要です。

でも、これはアトピー性皮膚炎とは関係ありません。

じんま疹やアナフィラキシーなど、アレルゲンが体に入ってすぐに反応が起こる「食物アレルギー」は、花粉症などと同じI型アレルギー（即時型アレルギー反応）です。これはアトピー性皮膚炎とはメカニズムが全く違います。アトピー性皮膚炎と食物アレルギー

「食物アレルギー」（じんま疹やアナフィラキシー）と「アトピー性皮膚炎」とは、まったく違う病気

は全く別の病気なのです。

私自身、小児科医ですが、アトピー性皮膚炎をI型アレルギー反応でとらえる小児アレルギー専門医の治療法には大いに疑問を感じていました。現在まで1000人近いアトピー性皮膚炎患者を診察していますが、アナフィラキシーなど食物アレルギーを合併した症例を除いて、アトピー性皮膚炎の治療のために食物制限を必要としたケースは2歳以下の241名を含めてもゼロ。1例もありません。

食事制限で皮疹が消えるわけではない

ここで重要なことは、たとえ食物除去試験や負荷試験の結果で、その食物がある程度皮疹の形成に関与していたとしても、皮疹のすべてがそのアレルゲンによって起こっているわけではないということです。食事制限だけで、すべての皮疹がよくなるわけではありません。

ステロイド外用薬やスキンケアを中心とした標準治療をきちん

と行うことで、ほぼ症状がコントロールできるのなら、お母さんや子どもに精神的な負担を与えるだけでなく成長障害のリスクのある食事制限はすべきではありません。これが現在の考え方です。

標準治療で十分なコントロールが得られない場合のみ、IgE－RAST検査を行い、疑わしい食物に関して除去試験での改善、負荷試験での悪化を3回確認し、しかも皮膚症状が重い患者さんにだけ、食事制限が必要になります。しかし、私の体験上、こうして食物制限まで必要になるケースはまずないといっていいでしょう。（図1－14）

9. どこの病院でも行うIgE検査は不要です！

IgE検査で早とちりしない

IgE検査の結果に一喜一憂しないで

アトピー性皮膚炎で病院を受診した人ならIgE－RAST検査をおそらく一度は受けた

ことがあるでしょう。前の項目で述べたように、日本ではこの検査は１９８１年から保険適用になりました。その頃からかなり多くの医師がこの検査結果をおもな根拠にしてアトピー性皮膚炎の診断や治療を行ってきました。

小児科医を中心に厳格な食事制限療法が広まったことには、このIgE－RAST検査が保険適用になったことも無関係ではありませんでした。アトピー性皮膚炎の患者さんにはほぼ例外なくこの検査を行い、多くの小児科医がその検査結果を根拠に、厳しい食事制限を行ったのです。そして、なぜかいまでもアトピー性皮膚炎には必ずこの検査を行うという暗黙の了解があります。

でも、はっきり言いましょう。アトピー性皮膚炎の診断にこの検査は不要です！

アレルギー性鼻炎やアレルギー性結膜炎などはダニ、ハウスダスト、花粉など特定のアレルゲンに対するアレルギーであることがはっきりしており、こうした物質に対するIgE抗体が鼻や目にアレルギー反応を起こして、症状が出ることが分かっています。

ところが、アトピー性皮膚炎や気管支ぜんそくはIgE抗体が発症にどう関係しているかはまだ解明されていません。IgE－RAST検査が陽性だとしても、その物質がアトピー性皮膚炎の原因になっているとは限らないのです。

アメリカのアレルギー学者の研究報告では、アトピー性皮膚炎の小児にIgE－RAST

検査で陽性と診断された食べ物を与えても、実際に皮膚症状が起きたケースはほとんどなかったそうです。つまり、検査の結果と負荷試験の結果は一致しなかったのです。

実際に、アトピー性皮膚炎の場合、検査で陽性の食べ物があっても食事制限をせずに症状をコントロールすることができます。前述した92年の『日本小児科学会』誌上の学会の統一見解にも〈IgE－RAST検査の結果の信憑性は必ずしも高くない〉と明記されています。

にもかかわらず、いまだにこの検査がどこの病院でも当たり前に行われていることには、おそらく「経営的な事情」があるのでしょう。「アトピー」性皮膚炎という病名が先に定着している現在、診断の混乱を避けるためにも、くれぐれも参考項目としてとどめるべきであり、決してIgE検査の結果に振り回されないようにしてください。

2歳以下でもIgE検査は不必要

92年の日本小児科学会は「小児科医は食物アレルギーについて、十分な知識と理解をもち、慎重に対応することが望ましい」という結論を学会の「見解」として表明しています。医学会からこうした見解表明が行われること自体極めて異例のことですが、その後この厳格な食事制限療法はトーンダウンし、「腸管が発達する2歳までは食事の関与も否定できない」といわれるようになりました。

しかし年齢を問わず、じんま疹やアナフィラキシーなど、即時型アレルギー反応を示す「食物アレルギー」はアトピー性皮膚炎とは全く別の病気です。病気が違えば、検査法も当然ちがうはずです。したがって2歳以下でも、IgE－RAST検査は不要と考えます。

2歳以下の場合、特定の食物によって悪化

IgE検査だけで判断するのは大まちがい！

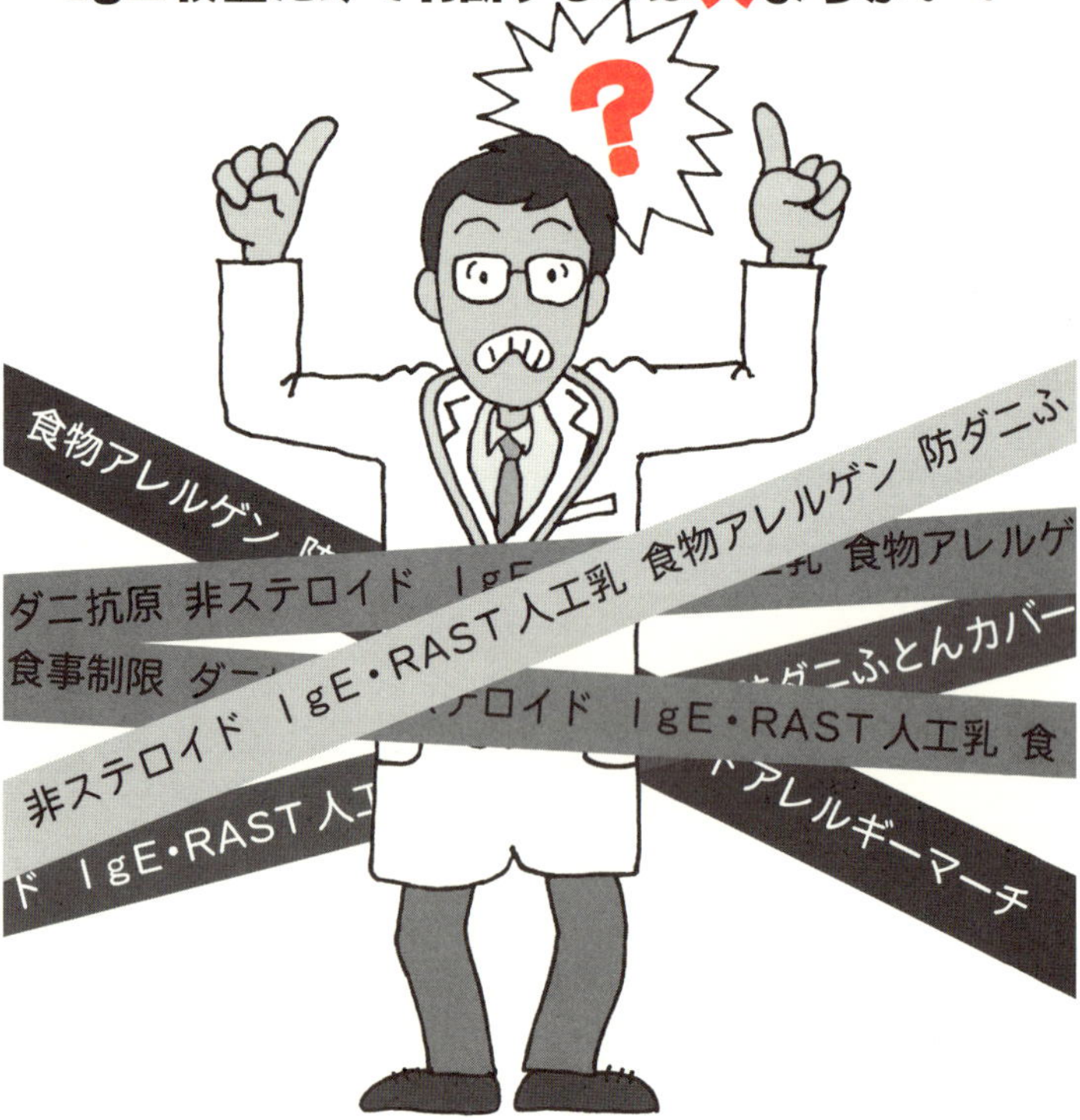

する傾向が明確であれば、検査（IgＥ－ＲＡＳＴ）を実施する方針としますが、悪化の程度が重症でなければ、年長児と同様、まず標準治療を優先すべきと考えます。標準治療によってうまく皮疹をコントロールできれば、通常の食事を続けていくうちに、多少はあったかも知れない食物抗原の関与も軽快していくことになります。

食事制限は多大なリスク（成長障害、栄養不良、将来的な偏食、仲間はずれなど）を伴うことから、標準治療をまず行ったうえで、食物の関与が疑われる場合のみIgＥ検査を検索します。

アトピー性皮膚炎に必要な検査

①血算（好酸球）

白血球の種類の１つである好酸球の割合が参考になります。皮疹の程度によく相関します。

一般に治療が不十分な状態では、10－20％を示し、治療によって皮疹がコントロールされると、10％以下に低下します。重症例では、50％を超える場合もあります。

このように好酸球の値は、病勢をよく反映し、値に大きな変化を示しにくいIgＥ抗体値に比べ、治療の効果判定の参考になります。しかし、あくまでも参考で、治療の効果判定

は、十分な診察による皮疹の程度の評価によらねばなりません。（図1－15）

②LDH（乳酸脱水素酵素）

LDHは、好酸球と同様に病勢によく相関し、皮膚の傷害が激しいほど高値を示します。正常上限の2倍以上の高値を示す場合も少なくありません。

③ECP（好酸球陽イオン蛋白）

好酸球は肥満細胞と似た感じで、細胞内に顆粒があります。この顆粒の中には、非常に細胞傷害性の強いECP（好酸球陽イオン蛋白）などの顆粒蛋白が含まれており、これが組織に放出されると、皮膚の組織が傷害されます。このメカニズムによって最終的には、Ⅳ型アレルギー反応による皮膚炎が完成すると考えられています。

図1-15　白血球の種類

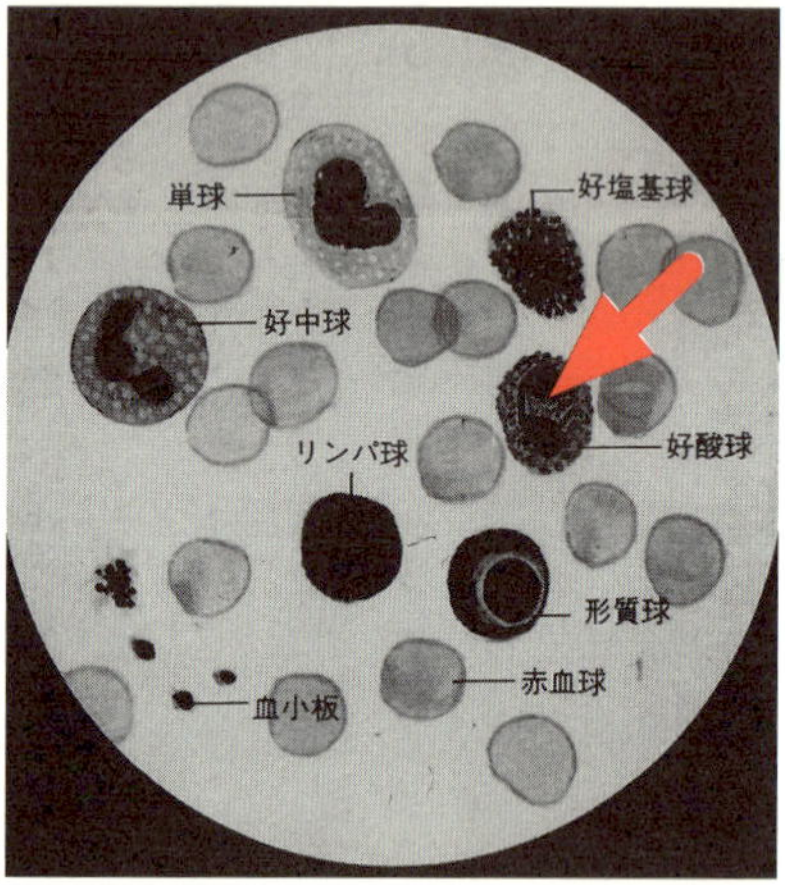

10. アトピー性皮膚炎は「必ず治る」

皮膚症状のいい時期を長く続けることが自然寛解につながる

治療目標のレベルが低すぎる

アトピービジネスから流布された断片的かつ断定的な医療情報に翻弄され、標準的な治療を放棄する患者さんも散見されます。したがって、初診時に病態の説明とともに、治療のゴールを明示して理解を得ることが最も重要です。

アトピー性皮膚炎治療で最も肝要なことは、患者さんが病態を理解した上で、治療のゴールを設定して、病気のコントロールを目指すことです。この病気においてゴールを見失うと、患者さんのコンプライアンス（治療や服薬を守ること）は低下し、医師は次々に高い完璧なゴールを求めるため、両者の信頼関係は音を立てて崩れ、患者さんは、アトピービジネスの罠にはまることになります。

私は、この病気の最終ゴールは、病勢をコントロールしながら自然寛解（症状が自然に抑えられている状態）にもっていくことだと考え、患者さんにもそう説明しています。結局、皮膚状態のいい時期を長く続けることが、良い結果を生むのだということです。湿疹（炎症）があれば積極的にステロイド外用薬や、タクロリムス軟膏（商品名プロトピック軟膏）で治療し、軽快した時点で、乾燥肌に対してバリア機能を健全に保つためのスキンケアを行う。こうして、皮膚症状のない状態を長く持続させることによって自然寛解に持ち込めるものと思います。

しかし多くの医師は、「アトピー性皮膚炎は体質が関係している病気だから完全に治すことは難しい」と考えています。だから、患者さんに説明するときも、「一生治らない」とか「ずっと上手に付き合おう」といったニュアンスで話すことが少なくありません。「治る」とは断言できないジレンマがあり、どうしても曖昧な表現になってしまいがちなのです。指示する医師の側自体が、ゴールについて一定の見解を持っていない。私が診察してひどい状態だと思っても、主治医からは、「これくらいならいいほうだと思いなさい」と言われていることも多いのです。

一方、患者さんや保護者の側は、本音をいえば「完治する」といってほしいのです。できることなら、この病気ときっぱりと縁を切りたい。患者とその家族にしてみれば、そう思うのは当然の願いです。そのような時、「アトピー性皮膚炎は一生治らない」と言われ

アトピー性皮膚炎

↓ 保湿剤によるスキンケア

↓ ステロイド外用薬

ると、絶望のあまり多少怪しげでもアトピービジネスに飛びつくのも無理はないと思います。

逆に、1、2年苦労してステロイド外用薬をやめた。それで現在はなんとかなっているという大人の患者さんを時々診察しますが、こういった人を説得するのも大変に難しいのです。ステロイドをやめていた人は、なんとかそのままの状態でいたいという気持ちがあります。よほど症状がひどくなれば別ですが、可能なら低空飛行で飛んでいたいと思っているのです。

アトピー性皮膚炎治療のゴールをどうするかで、医師と患者の間には、まだまだ深い溝があるようです。

「ステロイド外用薬」＋「スキンケア」で、肌を守る

たしかにアトピー性皮膚炎の湿疹は、全経過を眺めると難治性です。しかし、その場その場での湿疹は決して難治性ではありません。すなわち、再発が繰り返されることと、それが十分に完治しないうちに次の湿疹が上乗せされるために難治性となっている

だけだと考えられます。個々の湿疹を軽いうちにステロイド外用薬で十分に治療し、炎症が終わった後は、乾燥肌が残るのでスキンケアを続ける。この2つのことによって、再発の防止にもつながりますし、完治に持ち込むことも可能です。アトピー性皮膚炎患者の皮膚が易刺激性であるため、湿疹の再発は避けられません。再燃してきた湿疹をそのつど完治させておくことが最も大切なことと思われます。

こうしてそのうち「ステロイド外用薬やタクロリムス軟膏をほとんど使わないでも、周囲の人からもアトピー性皮膚炎であることが全く分からない状態」になったときを、「ゼロレベル」状態と呼び、この状態が少なくとも1年以上長く続けることが、「完治」につながると、考えています。(図1-16)

ただ、これは非常に説得がむずかしいのです。

ステロイド外用薬はあくまで皮膚の炎症を抑える対症療法に過ぎないものです。したがって炎症が終わった後、何もしなければまた元の状態に戻ってしまうのは当然です。炎症が治まっ

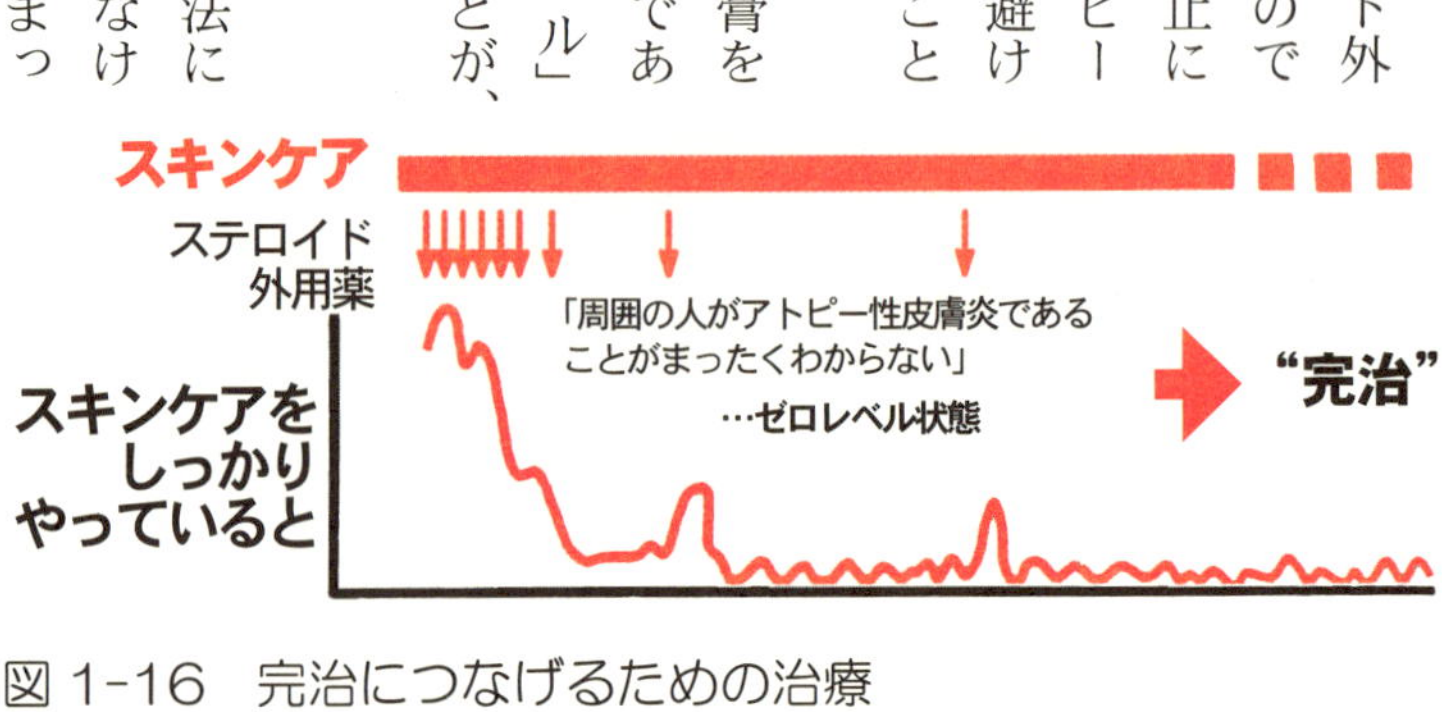

図 1-16　完治につなげるための治療

ても、ドライスキンは残るからです。けれども、患者さんはそこのところがなかなか理解できないのです。ある程度、炎症が治まってドライスキン状態になると、もう治ったと思ってスキンケアを止めてしまう。皮膚の炎症には「ステロイド外用薬」や「タクロリムス軟膏」。ドライスキンには「スキンケア」という守備範囲をはっきりさせることが必要です。

アトピー性皮膚炎は、「完治」します

アトピー体質は生まれ持ったものですから、現代の医学をもってしても体質自体を変えることはできません。よくアトピービジネスや東洋医学などでは「体質改善」という言葉を使いますが、体質を根本から改善することは不可能です。

でも、体質が変わらないこととアトピー性皮膚炎が治らないということはイコールではありません。

かならず完治する

・周囲の人からアトピー性皮膚炎であることが全く分からない
・病院にいる時、薬を塗っている時以外はアトピー性皮膚炎であることを忘れられる

この“ゼロレベル”状態を１年以上続ける

完治する病気

アトピー性皮膚炎は体質なので、「一生治らない」「気長に、ずっと付き合っていく病気」と思われがちだが、スキンケアなど、適切な治療により皮膚症状が、１年以上正常にコントロールされた状態で維持できれば、体質そのものが軽快し、治療が必要なくなる

私の経験からいって、これはとても不思議なことなのですが、ステロイド外用薬やスキンケアなどで上手にコントロールしながら皮膚に炎症のない状態を長くキープしていると、普通の刺激ではほとんど過敏に反応しないような皮膚に自然になっていくことがじつに多いのです。

最近、病態の解明がすすみ、皮膚症状の良い状態が長く続くと、Ｔリンパ球が主役の免疫反応が起こりにくくなり、また皮膚のバリア形成能力が発達して、これらがアトピー性皮膚炎の「自然の治癒力」につながる、という研究結果があります。

そのために特別な薬を使うわけではありません。無理な生活制限をするわけでもありません。これまで述べてきたステロイド外用薬とスキンケアを柱にした日本皮膚科学会のガイドラインに沿った、ごく当たり前の「普通」の治療を行うだけです。

アトピー性皮膚炎がなかなかよくならないという人は、こうした標準治療を自己判断でスキップしてしまい、いきなりアトピービジネスなどの「体質が治る特殊治療」を始めてしまうというケースがとても多いのです。

アトピー性皮膚炎はかなり重症であっても、スキンケアなど適切な治療によって肌の状態がよくなると、徐々に炎症を起こしにくい体質になり、治療のいらなくなる病気です。

当院ではこれまでに千人近い治療実績があり、年間２００人以上の新患を治療していますが、２年以上も通院している患者さんはごく少数です。症状は全くないか、あってもごくわずかで、保湿剤以外の薬物療法はあまり必要としない状態に維持することができています。

治療の目標は、ゼロレベル、すなわち「ステロイド外用薬やタクロリムス軟膏を滅多に使わなくても、周囲の人からアトピー性皮膚炎であることが全く分からない」「治ったも同然の状態となって気がついたら薬も使わなくなっていた」という状態にまでは完治させることです。

初診で来る患者さんはだいたいが、かなり悪化した状態です。その際、私がいつも患者さんに言うのはこういうことです。現在は全身の皮膚が非常にひどい火事になっています。とりあえずまずこの火事を消し止める治療をやりましょう。ここまでは皆さん普通にやります。本当に大事なのは、いったんよくなったときに、今度はいかにして悪化させないかということです。そのためにどうやってこれから治療していくかです。この部分で差ができて、コントロールがうまくできない人はしょっちゅう悪くなるし、うまくできる人はずっといい状態で、最終的な治療のゴールにたどり着ける。だから、よくなったときの治療のほうがよっぽど大事なんだということを強調するようにしています。

増悪時は、火事にたとえれば、体中が非常にひどい火事になっています。また、いったん火事が消えてもアトピー性皮膚炎の人の皮膚は、刺激を受けやすいので、小さい火事はあちらこちらでこれからも起こってきます。それが大火事にならないように、どうやって早く消していくか、あるいは火事そのものを起こさないようにどういうスキンケアをするか、そういう2段階の治療があるということを必ず覚えておいて、実行

アトピー性皮膚炎
はごくありふれた
「ふつう」の病気なので
標準的な治療
で完全にコントロール

してください。
いろいろと情報が氾濫しているので、患者さんはどうしてもこの病気を複雑にとらえがちです。もっとシンプルに考えてください。ごく普通の治療をしっかりと行えば効果は確実に得られるのです。昨日よりも今日のほうが少し痒みがよくなったとか、ジクジクしていた皮膚の症状が乾いてきたということは決して治療のゴールではないということを理解してください。

繰り返します。治療の目標を決して低いレベルに設定しないこと。アトピー性皮膚炎治療のゴールは、「必ず完治する」ということに他なりません。そしてそのことは、ステロイド外用薬やタクロリムス軟膏、保湿剤によるスキンケアを中心とした「ごく当たり前の治療」によって必ず可能となるのです。希望を持って、信念の治療を続けてほしいと思います。

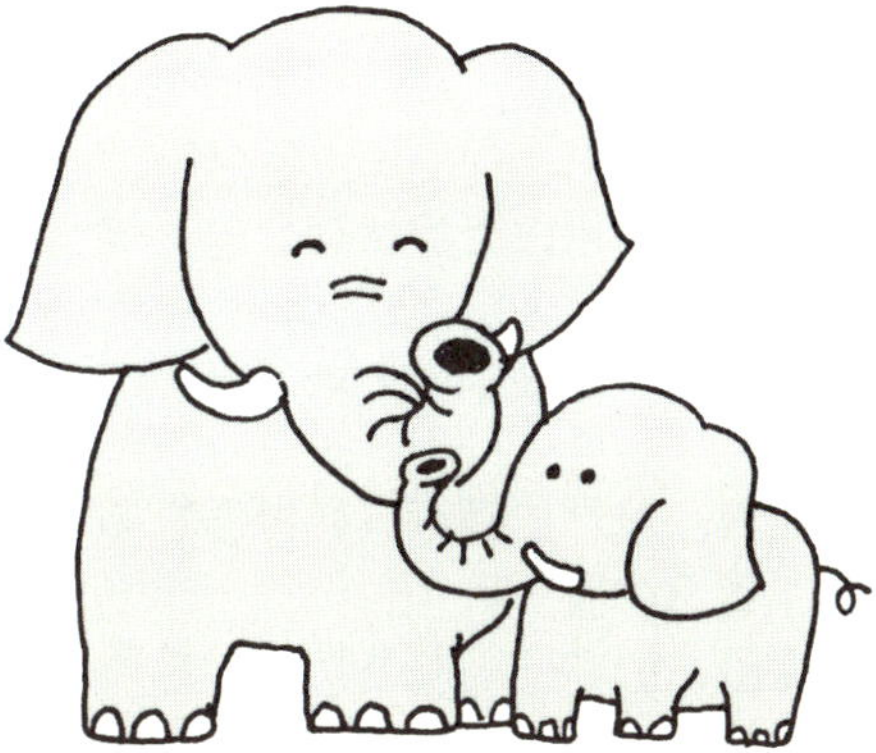

コラム

アトピー性皮膚炎の重症度評価スコア

アトピー性皮膚炎の重症度を評価するにはいくつかの方法があります。私が使っているのは「R＆Lスコア」（Rajka & Langeland の重症度分類）というものです。これは、（１）皮疹のひろがり、（２）過去１年間の皮疹の経過、（３）痒みの強さ、の３つの要素についてスコアを評価し、その合計点数によって「軽症」「中等症」「重症」と判定します。簡単で実用的な重症度スコアだというメリットがある半面、全体的に見た大雑把な判定になりやすい面もあります。

◆重症度評価基準「R＆Lスコア」

下記の（１）（２）（３）のスコアの合計により重症度判定を行う

スコア

（１）症状の面積

体表面積の９％未満……………………………1
スコア１と３の間………………………………2
体表面積の 36％以上 ……………………………3

（２）症状経過・経緯

１年のうち３ヶ月以上症状なし…………………1
１年のうち３ヶ月未満症状なし…………………2
過去１年間症状継続中……………………………3

（３）強度

軽度の痒み、まれに睡眠を妨げられる…………1
スコア１と３の間………………………………2
高度の痒み、いつも睡眠を妨げられる…………3

【第2章】

これがアトピー性皮膚炎の標準治療だ!

1. 標準治療とはどんな治療法ですか？

薬物療法とスキンケアの2本立てでQOLを下げない生活指導

「炎症」を抑える薬物療法

第1章でアトピー性皮膚炎の発症にはTリンパ球や、サイトカイン、好酸球などⅣ型アレルギーが大きくかかわっていることを説明しました。現時点において、この炎症を鎮静化しうる薬剤でその有効性と安全性が科学的に立証されている薬剤は、ステロイド外用薬と、タクロリムス軟膏（商品名プロトピック軟膏）だけです。

ちなみに気管支喘息も気道粘膜の好酸球性の炎症であることがわかり、治療にはステロイド吸入薬が用いられるようになっています。

炎症に対してはステロイド外用薬がいちばん効果的です

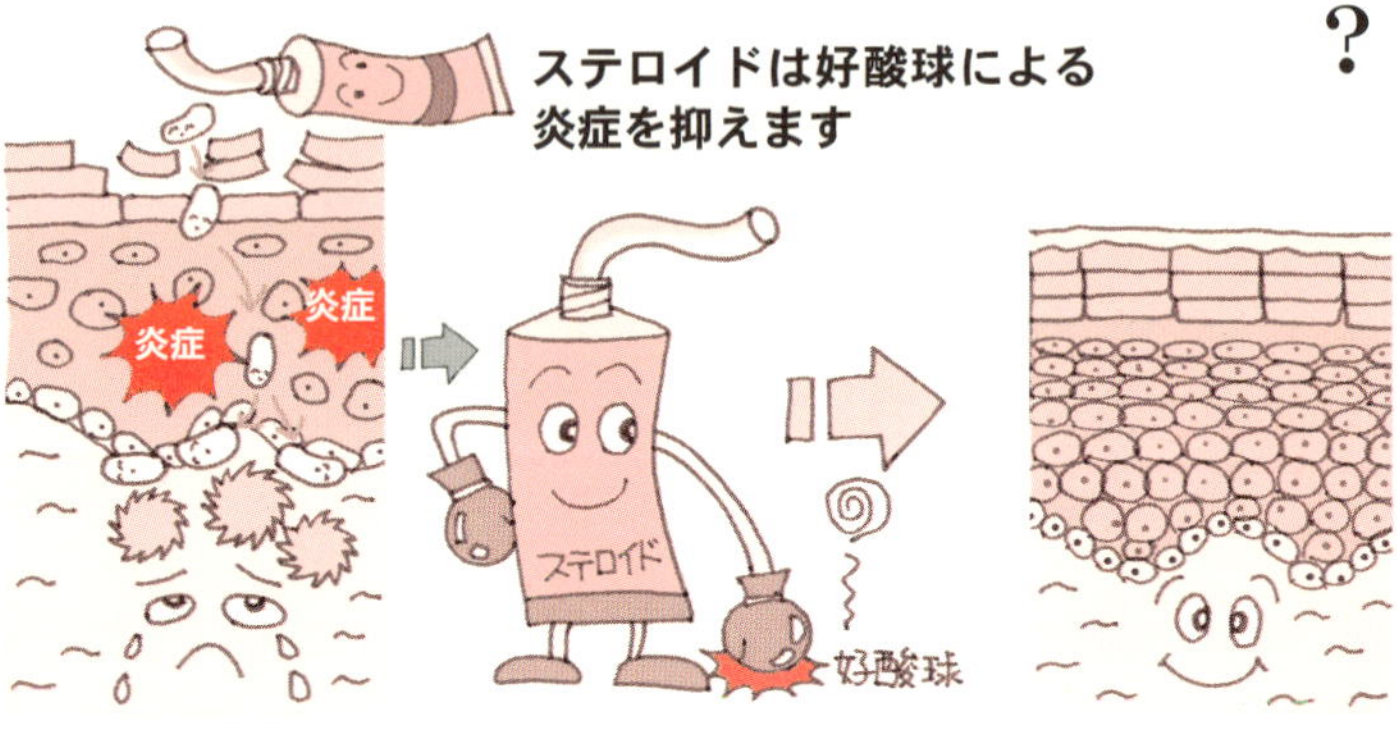
ステロイドは好酸球による炎症を抑えます
炎症
炎症
ステロイド
好酸球

タクロリムス軟膏はステロイド外用薬と並んでアトピー性皮膚炎の外用療法の基本となるものであることは、世界的な常識になりつつあります。とくに良い状態を長く維持するには、ステロイド外用薬は間欠的使用にとどめ、タクロリムス軟膏を主体として使用することも、推奨されてきています。

この両者を上手く使用することで、患者のＱＯＬを向上させることが可能です。そのためには外用薬の特徴を熟知し、皮膚炎の症状、部位、年齢に応じた使い分けとともに、正しい外用指導を行うことが必要です。

日本ではいまだに使用されている非ステロイド消炎外用薬は有効性がほとんどなく、高頻度に接触性皮膚炎を起こす可能性があり、アトピー性皮膚炎の遷延化を招くことから用いるべきではありません。

ステロイド外用薬はあくまで対症療法

患者さんからよく「ステロイドを塗れば症状はよくなるけど、やめると元に戻ってしまう。それじゃ何の意味もないじゃないですか」という質問を受けます。

これは大きな勘違いをされているのです。ステロイド外用薬は根治治療ではなく、あくまでも皮膚の炎症を抑えるだけの対症療法にすぎません。アトピー性皮膚炎では、一見皮

ステロイド外用薬は外見上、皮膚症状が良くなったら中止するのではなく炎症がなくなったら中止する

膚症状が落ち着いているようにみえても、炎症が続いていることがよくあります。したがって「赤みがなくなったから」とか「痒くなくなったから」といって自分勝手にステロイド外用薬を少なめに塗ったり、中止すると、病気は勢いを増して、炎症は再燃してしまうことがよくあります。また、たとえ炎症がいったん治まっても、もともとのドライスキンは残っています。ですから保湿剤によるスキンケアを怠たれば、皮膚炎は再発してしまいます。

これらをステロイド外用薬の中止による悪化（リバウンド）と誤解している人が少なくありません。これが、アトピー性皮膚炎が慢性化してしまい、なかなかよくならない最大の原因です。

症状を悪化させないためにも、自分勝手な判断でステロイド外用薬を減量したり中止することなく、医師の指示通りに塗ってください。**（図2-1。226ページに関連項目）**

「乾燥」にはスキンケア

スキンケアの最重要ポイントは、「破壊されたバリアを修復し、

搔破（かきこわし）を含むさまざま悪化因子の侵入を防ぐ」ことです。アトピー性皮膚炎の人は、皮膚のバリア機能の低下した状態にあります。したがって一見何の症状もなさそうに見える部分でも、乾燥肌のケアは大切で、そのケアを怠ると炎症皮膚へと進行してしまうのです。

またステロイド外用薬やタクロリムス軟膏で皮膚の炎症が一時的に鎮静化しても、スキンケアが不十分だと、アレルゲンは侵入し続け、新たな外的刺激にも敏感に反応し、再び炎症が生じてしまいます。そのため清潔と保湿のスキンケアは継続して行う必要があるのです。

一般に多くの医師は、ステロイド外用薬で症状が改善されると、保湿剤は二次的に使うという位置づけで受け止めているようです。私たちのところでは、まず第一に保湿剤を使ってスキンケアを行うことが大切で、それと並行してステロイド外用薬を使うというように、第一選択薬として積極的に保湿剤を使っていきます。

図2-1　ステロイド外用薬は医師の指示に従い
きちんと使うことが重要

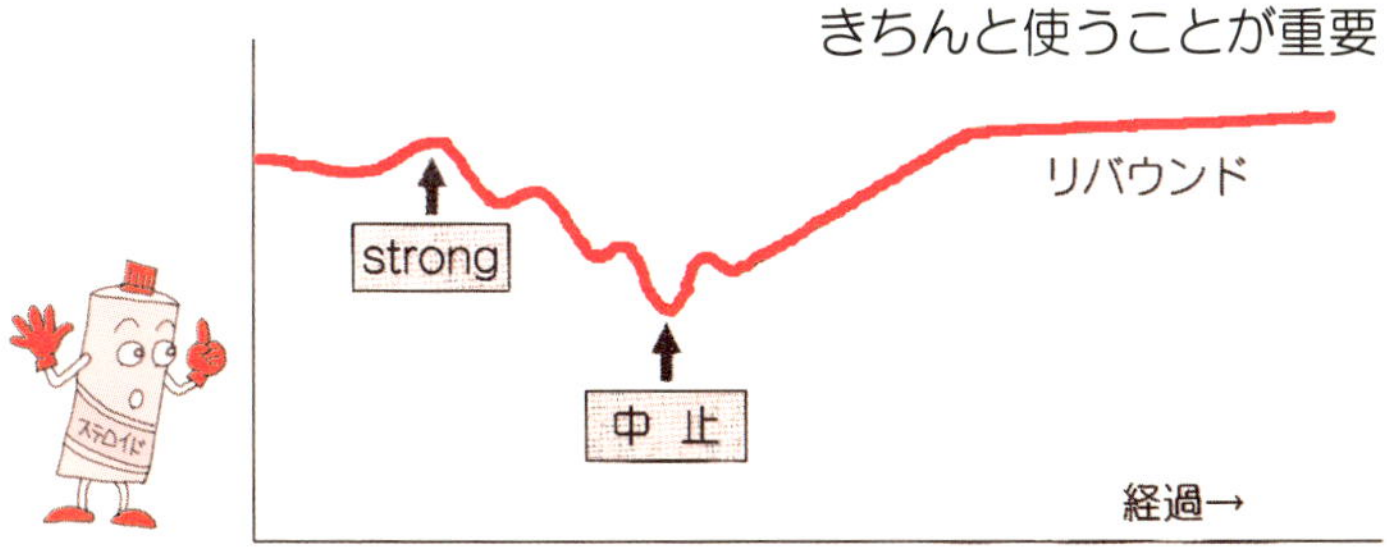

（竹原和彦著『アトピー性皮膚炎診療１００のポイント』による）

アトピー性皮膚炎

アトピー性皮膚 → 保湿剤によるスキンケア

炎 → ステロイド外用薬

前に述べたように、ステロイド外用薬は、あくまで皮膚の炎症を抑える対症療法に過ぎません。したがって炎症が終わった後、何もしなければまた元に戻ってしまいます。炎症が治ってもドライスキンは残るからです。

とても重要な治療のポイントなので63ページの図を再掲しましたが、炎症皮膚には「ステロイド外用薬かタクロリムス軟膏」、乾燥皮膚（アトピー性皮膚）には「保湿剤」という2つの守備範囲をはっきりさせることが重要です。

日常生活の制限は最小限に

このように日本皮膚科学会の「アトピー性皮膚炎治療ガイドライン」では、「薬物療法」と「スキンケア」を中心とした治療を標準治療の根幹として挙げています

薬物療法やスキンケアが十分に行われれば、ほとんどの患者は治療の目標を達成できるとのスタンスに立っています。この点は「原因・悪化因子の検索と対策」を、薬物療法およびスキンケア

と同等に重視している厚生科学研究班の治療ガイドラインと異なり、悪化因子の除去を補助療法としているところに両者の際立った違いがあります。

「悪化させる可能性のあるもの」は、数限りなくといっていいほど多岐にわたります。これらすべてを避けるよう指導することは、無駄なばかりか、患者のＱＯＬの低下にもつながります。薬物療法を中心とし、治療効果が不十分な場合のみに悪化要因の検索が必要です。悪化要因の除去は、その関与が明らかにされてからのみ行うのが原則であることを強調したいと思います。

「薬物療法とスキンケアで上手にコントロールして日常生活に過剰な制限を加えずに、普通と変わらない生活をおくることができるようにする」ことが標準治療の基本的なスタンスなのです。

アトピー性皮膚炎の治療のポイント

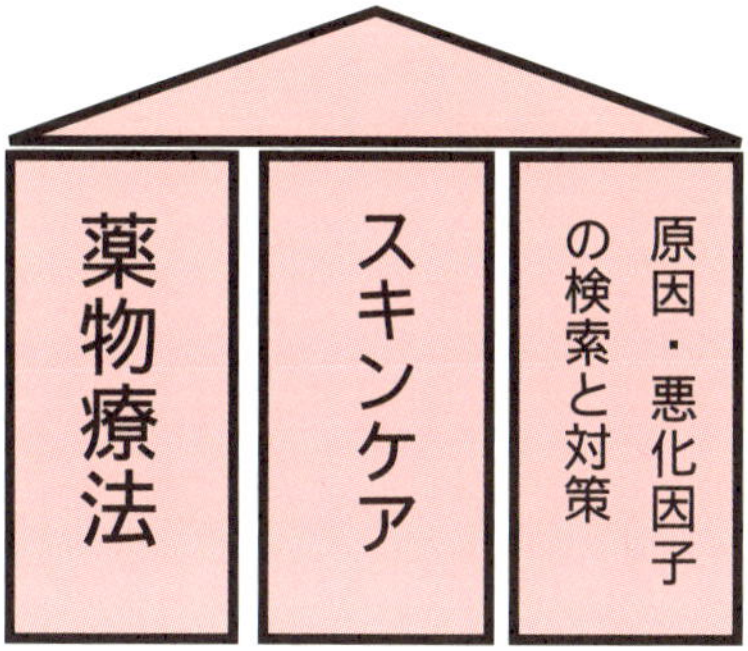

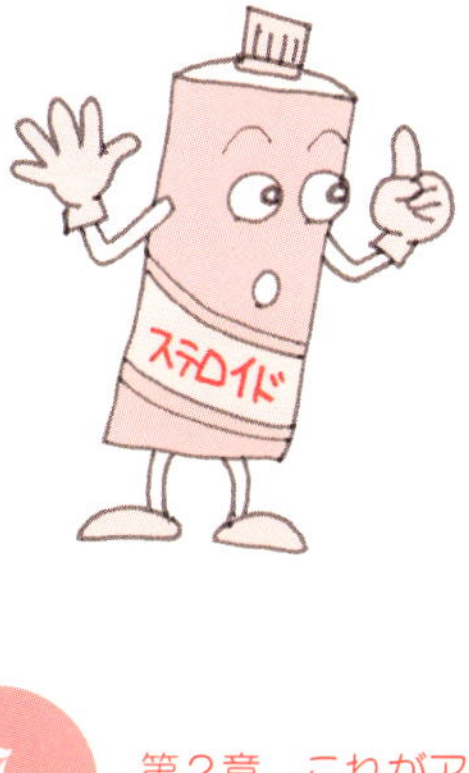

2. ステロイド外用薬は2週間、集中的に使う

ステロイド外用薬で炎症を抑え最終的には保湿剤のみにもっていく

アトピー性皮膚炎における初期治療

ステロイド外用薬は作用の強さによって5段階にランク分けされています。いちばん強いものから「最強（ストロンゲスト）」「とても強い（ベリーストロング）」「強い（ストロング）」「弱め（ミディアム）」「弱い（ウィーク）」と呼ばれます。症状が現われている部位や程度によって、的確な強さの薬を使い分けます。（巻末に各薬品の一覧表掲載）

炎症が強く湿疹の状態がよくないときは、私は、2週間に限定し、ミディアムランクまたは、ベリーストロングランクのステロイド外用薬を皮疹の重症度によって使い分けます。はじめの1週間は1日に2回塗ります。そして2、3日すると湿疹は治まってきます。次の1週間は1日1回に減らして再燃のないことを確認します。

ステロイド外用薬単独で治療すると、皮膚のバリア機能が落ちてしまうことが多い点に

注意しなければなりません。したがって、その間もステロイド外用薬と並行して積極的に保湿剤でバリアを高めることが重要で、ステロイド外用薬と保湿剤は1対1に混合して使います。

同時にステロイド外用薬を使用するときにいちばん大事なことは、医師の指示に従って、皮膚に現われている炎症の程度に見合った強さ（ランク）のものを2週間、決められた外用量をきちんと守って使うことです。

少しよくなったから「もう大丈夫だろう」と見た目で自己判断し、外用をやめてしまったり、塗る量を減らしたり、別の薬に変更してしまう人がいます。これはよくありません。アトピー性皮膚炎がよくならない最大の原因が、こうした外用薬の使用法の誤りであることが実に多いのです。皮膚症状が十分に改善しない状態で弱いランクのものに変えたり、保湿剤単独に変更すると、かえって長期間ダラダラとステロイド外用薬を使い続けることになってしまいます

ステロイド外用薬の使い方

日本皮膚科学会のガイドラインをもとにした外用薬を使い分ける原則は、皮膚の角質層が厚く、塗った薬が吸収されにくい手足には強めのタイプを、皮膚が薄くて敏感な顔面に

ステロイド外用薬の適正使用とは

症状を１～２週間の短期間で改善しうる
ランクのステロイド外用薬を選択し
第１週は　朝・夕2回塗る
第２週は　1日１回塗る
十分な改善が得られたらステロイド外用薬の
使用を中止して保湿剤のみに切り替える

は弱いランクのものを使うということです。

とくに顔は一般に薬の吸収率が高いので身体の部分より弱めのステロイド外用薬が使われます。ただし、重症の場合は顔にも短期間、強めのタイプを使うこともあります。

湿疹がこじれて治りにくくなっている部位や、掻破（かきこわし）などにより痒疹《ようしん》（痒みの強いシコリ）や苔癬《たいせん》化《か》（皮疹が盛り上がり固くなった状態）がある個所には、ベリーストロングなど強めのランクを使います。また、赤みがあって、皮膚が乾燥してカサついているところにはミディアムランクが適当です。

こうして患者さんの皮疹の状態に合ったステロイド外用薬を保湿剤と1対1に混合したものを、はじめの1週間は1日2回（朝、夕入浴後）塗布します。入院を要する重症例には多くの場合、最初の5日間の計10回、第4章で述べます「ウエットラッピング法」によるサランラップで覆う方法を行うことがあります。ステロイド外用薬も保湿剤も皮膚に吸収しやすく強い治療効果を発揮します。慢性の病変で浸潤（炎症が正常皮膚に広がっていくこと）や肥厚、苔癬化局面、角質増殖がある部位が適応となります。

次の1週間は1日1回の塗布に減量して、再燃のないことを確認する必要があります。そして3週目からは、保湿剤単独という具合です。

1回の外用量は、体表面積当たりの初期外用量で開始し、症状にあわせて漸減します。乳幼児、小児においても、体表面積をもとに1回の使用量を成人の場合と同じ84ページの算出法で計算します。

ステロイド外用薬使用の基本は、保湿剤と混合したものを、湿疹部位に対して2週間しっかり使用すること。これに尽きます。

私はステロイド外用薬を、実際にはこう使う

伊勢原協同病院でのステロイド外用薬の実際の使い方は次ページの**図2-2**のとおりです。皮膚症状が現われている部位や程度によって概ねミディアムランクと、ベリーストリングランクのステロイド外用薬の2種類を使い分けることが基本です。

炎症が重症の皮疹には、まずベリーストロングランクのステロイド外用薬（アンフラベー

図2-2　ステロイド外用薬の使い方

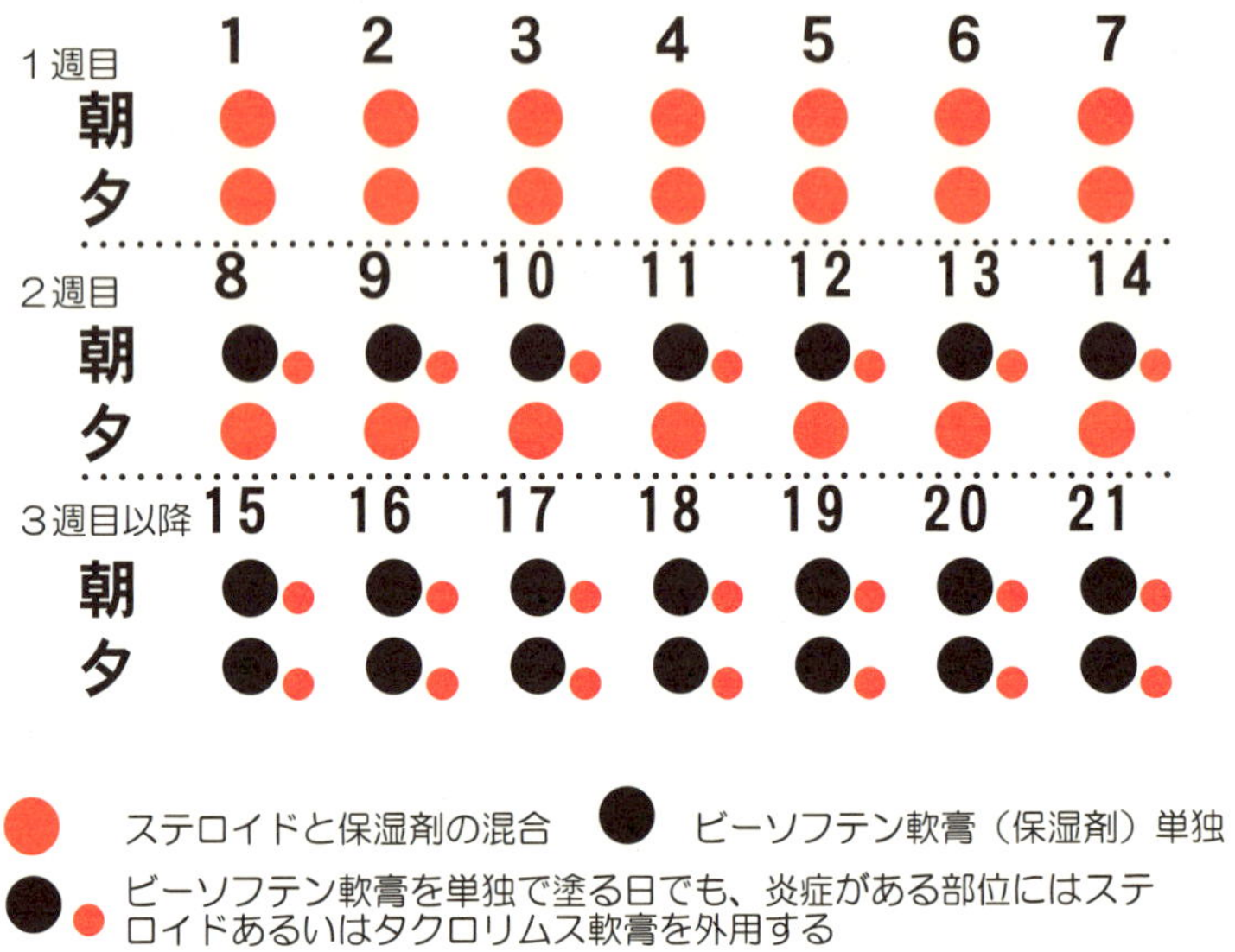

ト軟膏）と保湿剤（ビーソフテン軟膏）を1対1に混合したものを、炎症が中等度以下の皮疹には、ミディアムランクのステロイド外用薬（スピラゾン軟膏）と保湿剤（ビーソフテン軟膏）をやはり1対1に混合したものを、最初の1週間、1日2回（朝、夕入浴後）塗ります。なお重症例には、最初の5日間は、ウエットラッピング法を10回行います。

　2週目からは、朝は保湿剤を単独で塗って、夕（入浴後）は、1週目と同じステロイド外用薬と保湿剤の1対1混合を塗り、再燃のないことを確認します。

こうなればしめたもの。３週目からは、保湿剤を単独の１日２回（朝、夕入浴後）塗布に切り替えます。

治療の目標は、あくまでもステロイド外用薬を使わなくてもコントロールできる状態にすることです。ただ、ステロイド外用薬とスキンケアを注意深く続けていても、改善傾向が弱い一部の皮疹には、躊躇せず、ステロイド外用薬のランクアップや、タクロリムス軟膏または現行のステロイド外用薬を継続して、炎症を完璧に抑えなければいけません。これがアトピー性皮膚炎治療の基本的な方法です。

後でも述べますが、一般に保湿剤によるスキンケアを続けている期間において、炎症が再発したときは、早期ならせいぜい軽症あるいは中等度程度の皮疹なので、ステロイド外用薬や、タクロリムス軟膏を早めに使えば、炎症を抑えることは容易です。そして再び保湿剤のみでコントロールします。

まとめますと、ステロイド外用薬を初期に使用するときは２週間を目安にします。最初の１週間は朝と夕方の１日２回、そのうち重症例には５日間、ウエットラッピング法を実施、次の１週間は１日１回、ステロイド外用薬を夕方だけ外用し、朝は保湿剤だけにします。もし部分的に軽症以上の皮疹が残っているところがあれば朝、保湿剤を塗るべきときでも、その部位にはステロイド外用薬かタクロリムス軟膏を塗布します。３週目からは保湿剤のみの治療になることがほとんどです。

アトピー性皮膚炎の初期治療は、ステロイド外用薬による最初の2週間が決め手になります。

外用量について

1回の外用量を決めるには、まずグラフから体重によって体表面積を割り出すことから始まります。（図2－3）

ステロイド外用薬を1日2回塗布して十分な治療効果が得られる適量は、私たちのところで調べた臨床結果から、アンフラベート軟膏、スピラゾン

図2－3　体重による体表面積

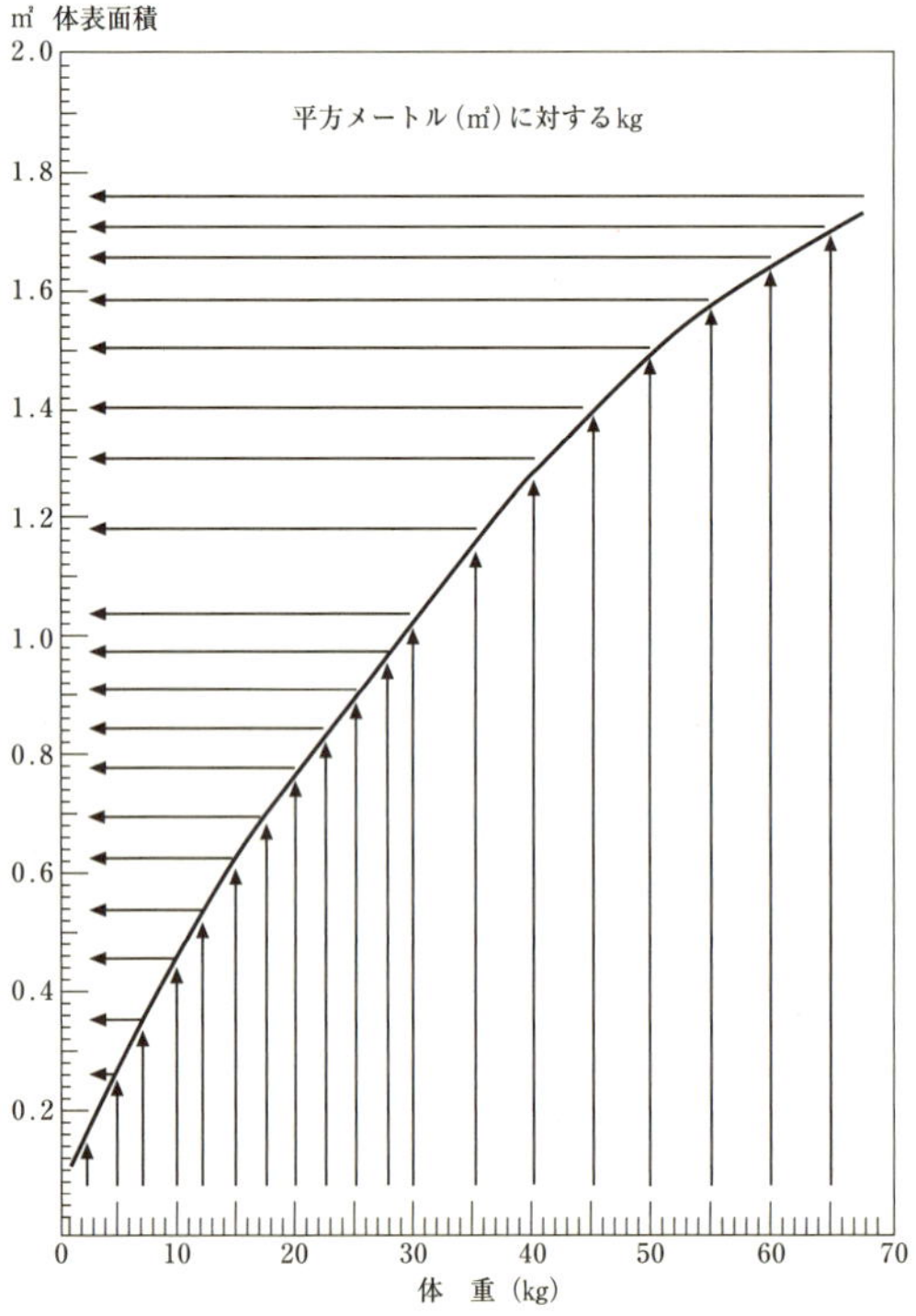

軟膏とも、1回の塗布量は体表面積1㎡当たり、30gを必要量と考えています。これは乳幼児、小児、成人すべてにおいて同じ方法で算定します。

図に示すように両腕は、熱傷の罹患面積概算法（9の法則）の計算によると9%×2＝18%であり、1回の両腕における塗布量は、体表面積（㎡）×30×18／100gとなります。

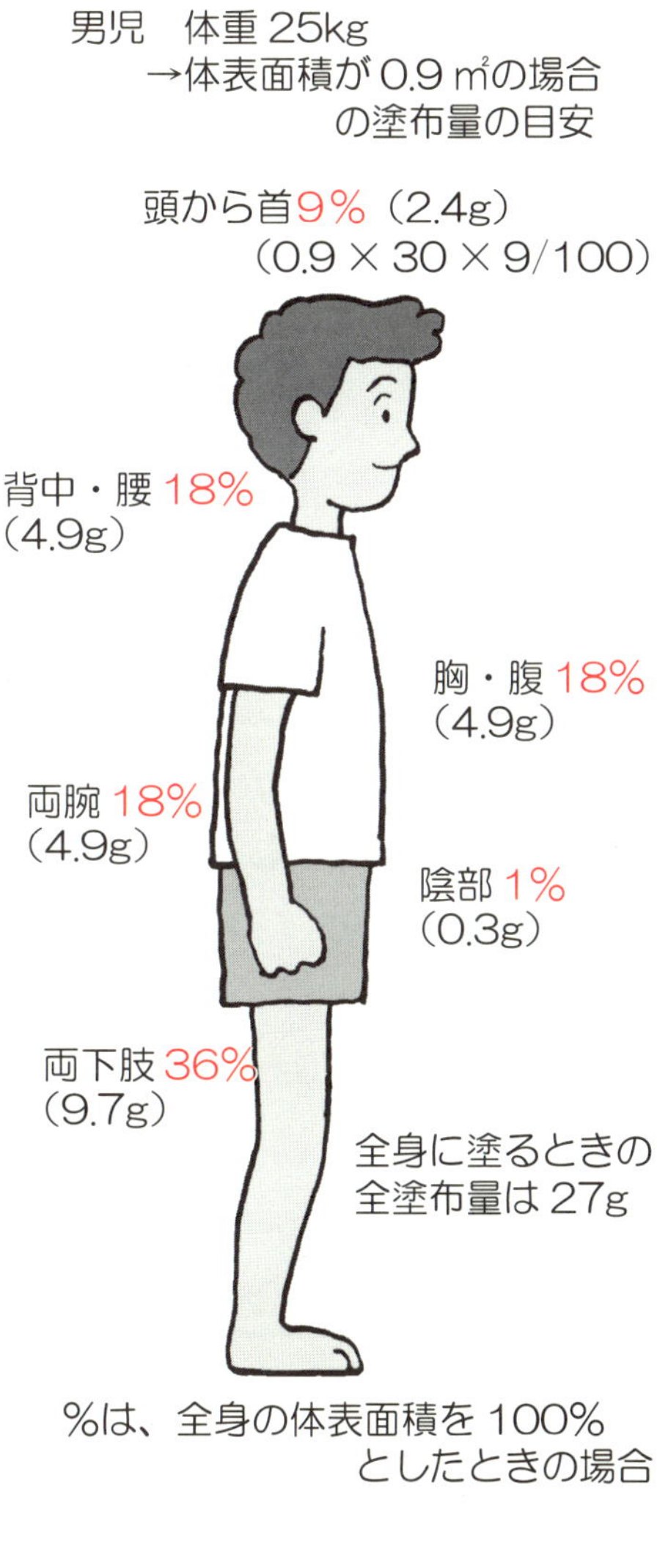

図 2-4　ステロイド外用薬使用による
血中 ACTH とコルチゾールの変化

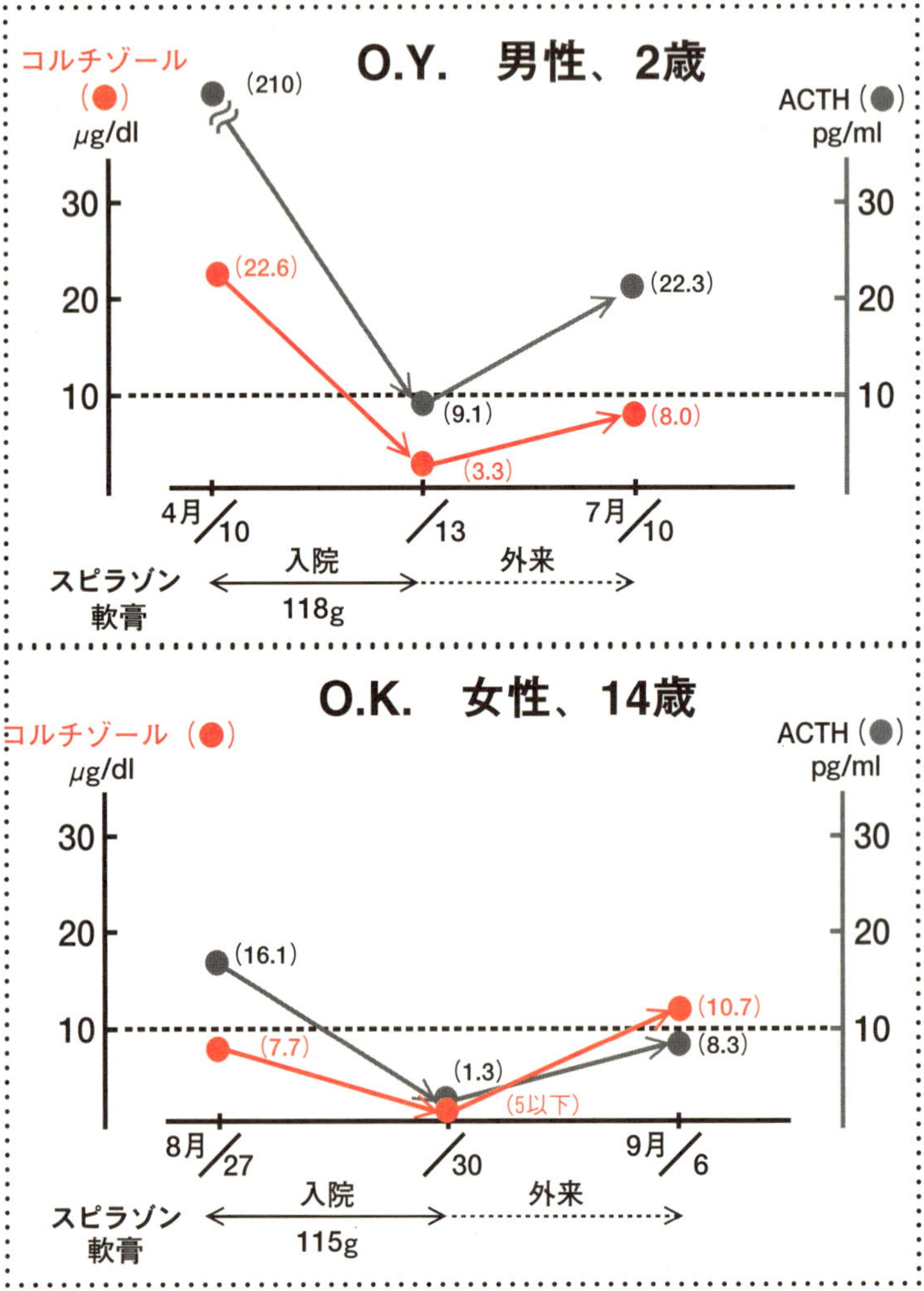

同じく熱傷の罹患面積概算法の計算では胸＋腹、背中＋腰、片足はいずれも18％であり、これらの各部位へのステロイド外用薬の1回塗布量は、体表面積（㎡）×30×18／100gが必要になります。塗布量については。重要ですので91ページでも紹介しています。

なお範囲が狭いときは、その人の手のひら1枚分を約1％として計算します。

当院では、副作用をチェックするため経時的に血液中のACTH（副腎皮質刺激ホルモン）やコルチゾール（自分の体内で作られるステロイドホルモン）値を測定した結果、この方法であれば、2週間使用しても、一過性の副腎抑制は生じうるものの、問題となる不可逆性の全身的副作用は全く生じないことを確認しました。（図2-4）

ステロイド外用薬の使用量については、後の項でも詳しく説明しますが、「ステロイド外用薬はよくなったらすぐやめてね」とか、単に副作用が起こるかもしれないといった理由で、医師がステロイド外用薬の使用量を少なめに設定するのは日和見主義であると思います。

私たちは一歩踏み込んで、ウエットラッピング法を行っても、ここまでは副作用は絶対にないと、自分たちで自信の持てる範囲を確認して、治療してあげるべきだと考えたのです。

コラム

湿疹の重症度分類

アトピー性皮膚炎の外用療法を行っていくうえで、どのくらいの強さ（ランク）のステロイド外用薬を使うかは、患者さんの年齢や発疹のある場所とともに、皮疹の重症度によって決まります。

日本皮膚科学会の治療ガイドラインでは、各皮疹の状態によって重症度は次の４つに分類されます。

重　症――赤くはれている状態（紅斑《こうはん》）が強い、小さなドーム状の盛り上がり（丘疹《きゅうしん》）がたくさんある、フケのようにカサカサと角質が落ちる（鱗屑《りんせつ》）、かきこわしたカサブタ（痂皮《かひ》）がある、水ぶくれ（水疱《すいほう》）がある、ジクジクしている（びらん）、ひっかいたキズあと（掻破痕《そうはこん》）がたくさんある、フジツボのような大きくてかゆいシコリ（痒疹結節《ようしんけっせつ》）がある。

中等症――紅斑がやや強い、鱗屑が多少落ちる、丘疹が少しある、掻破痕が少しある。

軽　症――乾燥した状態が主体。紅斑や鱗屑が少しある。

軽　微――炎症はほとんどなく、乾燥症状が中心。

なお、アトピー性皮膚炎の治療ガイドラインにはほかに厚生科学研究班のものがあります。こちらは、「軽度の皮疹」と「強い炎症を伴う皮疹」が体表面積当たり何％あるかによって重症度を分けています。しかし、日本皮膚科学会の治療ガイドラインでは、アトピー性皮膚炎の重症度を「皮疹の広がり」ではなく、「個々の皮疹の重症度」で判定します。つまり、範囲は狭くとも炎症の強い皮疹には強いステロイド外用薬を使い、範囲は広くても軽い皮疹には強力なランクは使いません。

3. ステロイド外用薬の正しい塗り方・塗布量

体表面積当たりで塗布量を計算して処方1回分を軟膏容器に取り分けて塗る

使うステロイド外用薬は基本的に2種類だけ

一般に使われているステロイド外用薬の製品は30種類を超えます。しかし、そのようにたくさんの製品を効果的に使いこなしている医師がどれだけいるでしょうか。なにより、あまり多くの軟膏を塗り分けるのはまぎらわしく、患者さんにとって大きな負担になります。薬を塗るのが面倒になって外用療法がおろそかになってしまっては本末転倒です。

そこで、当病院では、使うステロイド外用薬は基本的には概ね2種類だけに限定しています。

1つはミディアムランクの「リドメックス軟膏」の後発品（ジェネリック医薬品）で「スピラゾン軟膏」、もう1つはベリーストロングランクの「アンテベート軟膏」の後発品で「アンフラベート軟膏」（いずれも商品名）です。**（次ページ写真）**

ちなみに、後発品とは、新薬（先発品）の特許期間が終わって、有効性や安全性がたしかめられてから売り出される医薬品です。先発品と効き目が同じで、しかも価格が安いというメリットがあります。

前述したように、ステロイド外用薬は炎症の度合いによって強さのランクを変える必要があります。なぜ、ミディアムとベリーストロングランクの2種類の使い分けで間に合っているのでしょうか?

じつは、当院では中等症から重症の方を対象に「ウエットラッピング法」という独自のスキンケアを行っています。詳しくは第4章でお話ししますが、この治療法を行うと外用薬の吸収がよくなることもあり、ミディアムのステロイド外用薬でもストロングクラスの効果が発揮されるのです。同じように、相当に強い炎症に対してもベリーストロングを使えばストロンゲストに匹敵する効果が得られます。これは臨床経験からも明らかです。

ですから2種類で十分なのです。なるべくシンプルにしたほうが患者さんは指示どおり外用療法に取り組んでくれます。

なお、当院ではその2種類のステロイド外用薬をそれぞれ保湿剤のビーソフテン軟膏と1対1の割合で混合して使っています。

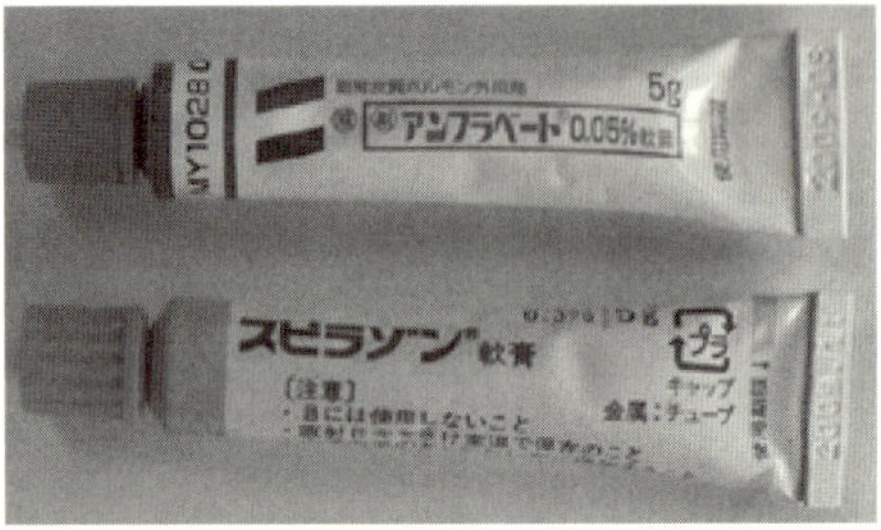

混ぜて使うのも患者さんの手間をなるべく省いてあげたいからです。

さらに保湿剤は単独でも処方します。したがって、症状によりますが、ほとんどのケースでは患者さんに渡される軟膏は通常3種類です。

つまり、

・スピラゾン軟膏＋ビーソフテン軟膏　（当院における通称　A軟膏）
・アンフラベート軟膏＋ビーソフテン軟膏（C軟膏）
・ビーソフテン軟膏（G軟膏）

ということです。

体表面積1㎡（平方メートル）に30g

「ステロイド外用薬を塗っているのによくならない」という患者さんがよくいらっしゃいます。医師からステロイド外用薬の使用量について実際に指導を受けた患者さんは意外と少ないのです。このため必要量よりもはるかに少ない「ごく少量」を塗布していたために、湿疹がよくならない患者がかなり多くいるのが実情です。からだ全体に発疹があるのに、1日に5gチューブの5分の1くらいしか塗っていない人がいます。それでは効くはずがありません。軟膏は十分量を塗らなければ薬としての効果は発揮されません。

当院受診前の外用量が極めて少なかったことが、患者やその家族自身によって自覚され、以後はよいコンプライアンス（薬の使い方を守ること）を維持してくれるようになります。

最近、おもに皮膚科医の間で、外用薬の塗布量の目安として「フィンガーチップユニット」（FTU）という考え方が広く知られるようになりました。これは、大人の人さし指の第一関節までの量（約0・5g）を、大人の手のひら2つ分の面積の患部に塗るのが適量というものです。

しかし、私はそれでは足りないと考えています。

当院では、それぞれの患者さんの症状に合わせて体表面積からステロイド外用薬の塗布量を計算します。十分な効果を得るためには、塗布量は体表面積1㎡当たり1回30gが必要です。なお、保湿剤も同様に体表面積1㎡当たり30gが必要なので、1対1に混合した軟膏を1回に塗る量はそれぞれ30gずつで計60gになります。

患者さんの体格などによって塗布量はやや違いますが、ステロイド外用薬と保湿剤を1対1に混合したものを、「スピラゾン軟膏＋ビーソフテン軟膏」（A軟膏）は２００g入りボトル、「アンフラベート軟膏＋ビーソフテン軟膏」（C軟膏）は１００g入りボトルに入れたものを2週間分、処方します。

ちなみに、当院のある神奈川県では保険制度の査定で、アトピー性皮膚炎に対するステロイド外用薬は1ヶ月に200gまでしか保険適用されないと定められました。しかし、それでは十分な治療効果は得られません。そこで、200gを超えた場合の保険分は、病院で負担しているのが現状です。

こうすれば簡単に必要量を塗れる！

患者さんにしてみると、実際に家でステロイド外用薬をどのくらいの量塗ればいいのか迷うところだと思います。それに、ステロイドに不安をもっている人はどうしても塗布量を少なめにします。しかし、それでは期待した効果は得られません。

抽象的な表現で外用療法を指示することは患者さんを混乱させ、治療に対して消極的にさせるので、私たちの施設では、必要量を塗ってもらうためにこんな工夫をしています。

まず患者さんには、処方された大きなボトルから1回に使用する分を小さな軟膏容器に専用の木ベラであらかじめ取り分けておいてもらい、毎回その容器に入っている軟膏をすべて使い切るようにしたのです。こうすれば、患者さん自身は塗布量を間違えないですみます。毎回、軟膏容器1つを使い切れば十分な効果を得ることができます。このアイデアは患者さんからはとても好評です。

軟膏容器は、次ページの写真のように50g、30g、20g、10gの4種類を用意しています。たとえば、C軟膏（アンフラベート軟膏＋ビーソフテン軟膏）を20ｇの容器に、A軟膏（スピラゾン軟膏＋ビーソフテン軟膏）は50ｇの容器に、という具合に、患者さんの皮疹の重症度によって2種類の容器を使い分けてもらうことになります。

軽症のところにはA軟膏を、炎症の強い個所にはC軟膏を、炎症のない部分にはG軟膏の保湿剤だけのものを、というふう塗り分けます。でも、3種類とはいえ、あちこちに皮疹が散在している人は混同してしまうこともあるでしょう。

そこで、人体図のイラストに塗布する場所と軟膏の種類を色分けして示したものをお渡しするようにしました。A軟膏は赤、C軟膏は黄色、G軟膏は水色、といった具合です。なお、頭部の炎症にはステロイド外用薬のローションを塗ってもらうので、これは緑色で示すようにしています。

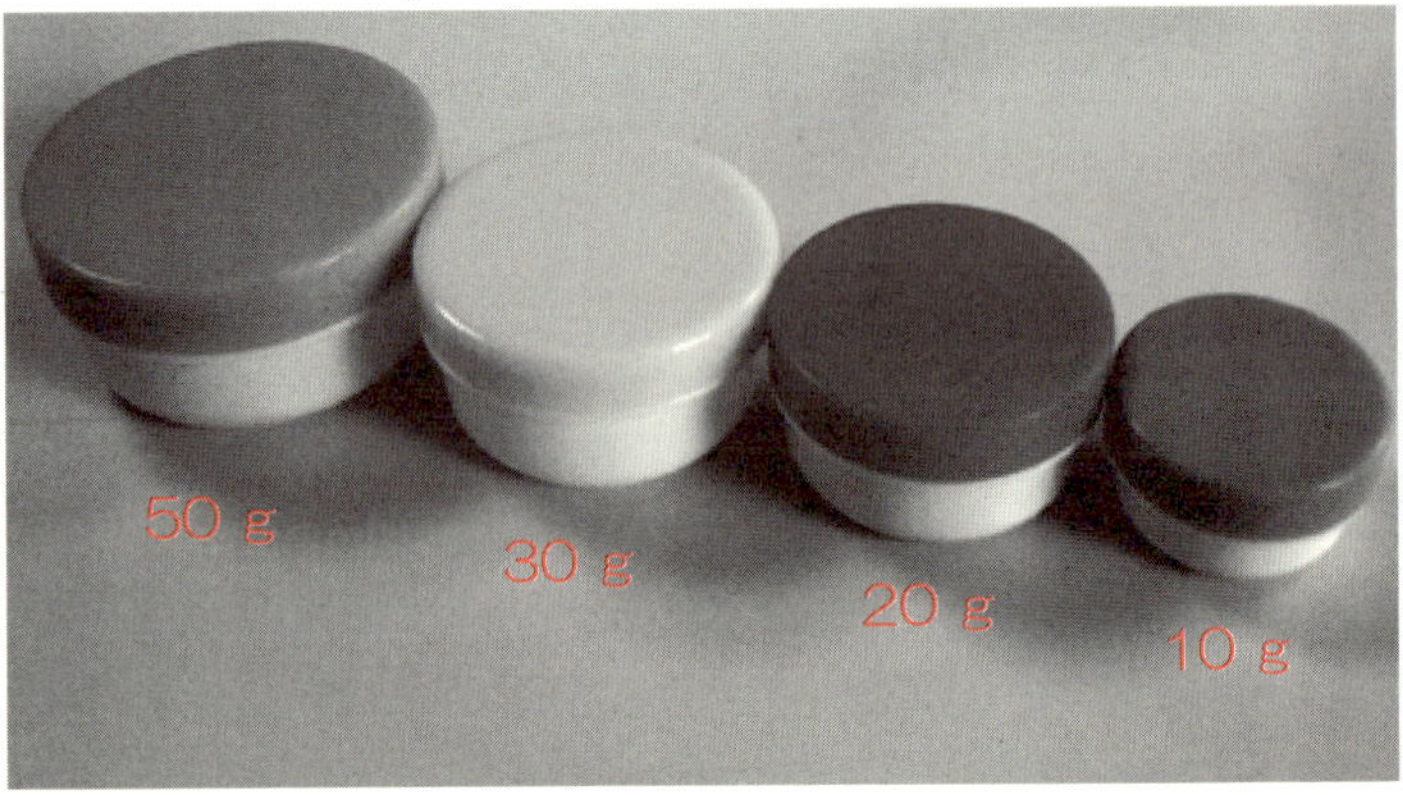

また、十分な効果を得るためには塗り方も大切です。

塗り方の基本は「単純塗擦法」といって患部に薄く塗り広げる方法です。擦り込むのではなく、患部に軟膏を乗せるのがポイントです。範囲が狭いところは指先で塗ってもよいですが、広いところには手のひらで塗ってもらいます。

4. ステロイド外用薬は子どもでも怖くない

小児には少なめに使う傾向があるが十分量を使わないと炎症を抑えられない

外用薬による副作用の心配はない

アトピー性皮膚炎に、ステロイド外用薬を使うことを批判するような記事などをよく見かけることがあります。90年代にはこうしたメディアによるステロイドバッシングが過熱しました。ステロイド外用薬の副作用を必要以上に誇張することで、「ステロイド=悪」というイメージが一般社会にも浸透してしまいました。

アンテドラッグ製剤

局所皮膚から血中に入ると迅速に代謝
され不活性化合物になるもの

いまではこうした騒動はおさまっていますが、お母さんたちのなかにはステロイドへの恐怖心が刷りこまれてしまい、いまだにステロイド外用薬の副作用への不安を強くもっている方もいます。こうした誤解をといて、ステロイド外用薬への正しい認識をもってもらえるようにすることも、アトピー性皮膚炎診療にたずさわる医師の役割です。

同じステロイドでも、内服薬や注射薬は血液に入って全身に行きわたるので、副作用が出る可能性もあります。子どもの場合、体内のステロイドがある程度高い状態が続くと骨や成長に影響が出ることもあります。

しかし、外用薬といわれる塗り薬はアンテドラックといって、そもそも全身への影響を減らし、なるべく皮膚だけに作用するようにつくられています。皮膚から吸収されたとしても、血液に入る量はごくわずかです。しかも、数時間以内に肝臓で分解されてしまいます。ですから、外用薬は副作用のリスクがはるかに少ないのです。通常の使用量で副作用が出ることは皆無といっていいでしょう。

お母さんのなかには「子どもは皮膚が薄いからステロイド外用薬が吸収されやすいのでは？」といった疑問をもつ人もいるかもしれません。

そんなことは決してありません。図2-5は、未熟児、37週以上の満期産児、成人の皮膚構造を比較したものです。満期産児は、成人に比べて全体の皮膚の厚さは薄いのですが、表皮や角質層の厚さに大差はなく、構造も15層以上と堅牢です。生まれたばかりの赤ちゃんでさえ、満期産児なら、成人と比べても皮膚の表皮や角質層の厚さに大きな差はないのです。未熟児でない限り、ステロイド外用薬の皮膚からの吸収量について神経質になる必要はありません。

血中のコルチゾール値を検査するから安心

ところが、アトピー性皮膚炎の治療を行っている医師の多くが、ステロイド外用薬の塗布量が十分に炎症

図2-5　未熟児、新生児、成人の皮膚構造の特徴とその比較

	未熟児	新生児	成人
表皮の厚さ	0.9㎜	1.2㎜	2.1㎜
表皮の表面	胎脂（ゼラチン様）	胎脂	乾燥
表皮の厚さ	25～20μm	～40μm	～50μm
角層の厚さ	4～5μm	9～10μm	9～15μm
	5～6層	15層以上	15層以上

（佐々木りか子「最新皮膚科学大系」特1、2-6、2004）

を抑えるだけの量に達していません。

傾向として、小児科医は外用療法へのなじみが薄く、ステロイド外用薬の副作用への不安を多少もっている人も少なくないので処方量を少なめにします。一方、皮膚科医のほうは小児（とくに乳幼児）の採血は不得手なせいか、副作用をチェックするためのコルチゾールなどのデータをとっている人が多くはありません。そのため、小児ということでより慎重になって、やはり使用量を少なめにしてしまうケースが多いのではないでしょうか。

当院では、体表面積当たりの塗布量、治療前後の検査値などきちんとデータをとっています。入院すると検査項目のなかに血中コルチゾールとＡＣＴＨ(副腎皮質刺激ホルモン)の測定も組み込まれており、副腎に対する影響を定期的に確認しながら治療を行っています。ですから、患者さんに「副作用が出ないように、私が責任をもちますから安心して塗ってください」と自信をもって言うことができます。

なお、血中コルチゾール値がかなり低下したとしても、ステロイド外用薬を減量、休止して数日もすれば正常に回復するので問題はありません。これは多くの患者さんのデータでも確認済みです。

保湿剤の活用でステロイド外用薬は少量ですむようになる

「ステロイド外用薬は一度使いはじめるとやめられなくなるって本当ですか？」という疑問をもっているお母さん方も少なくありません。そういう質問を受けるのは、症状を十分にコントロールできない状態で弱いランクのステロイド外用薬をただダラダラ漫然と使っているケースが多いのです。皮疹の重症度に合わせて、適切なランクのものをきちんと使えばそのようなことは決してありません。

ただし、くり返しますが、ステロイド外用薬はあくまでも炎症を抑える対症療法の薬です。アトピー性皮膚炎そのものを治すわけではありません。ですから、断続的にではありますが長期にわたってステロイド治療を続けなければならないこともあります。しかし、その場合でもステロイド外用薬だけで治療をするわけではありませんし、保湿剤を連日投与してステロイド外用薬を徐々に減らすことが可能です。その使用量も治療前に比べれば次第に少量ですむようになるケースがほとんどです。小児の場合、もともと乾燥肌体質なので、保湿剤を活用することでステロイド外用薬を多く使わないですむのです。

ステロイドにまつわるアトピー性皮膚炎治療現場の最大の問題は、保護者ばかりではなく、医師でさえ副作用などについて誤解している点が多々あることです。

ステロイド外用薬について医師からこんなアドバイスを受けたことがないでしょうか？「薄く塗るように」「よくなったらすぐにやめてね」「ひどいときしか使ってはいけない」「1週間以上は使わないように」などなど……。これらはすべて間違った指導です。

5. タクロリムス（プロトピック）軟膏の正しい使い方

顔面など皮膚の薄い部分にタクロリムス軟膏を予防的に使う

タクロリムス軟膏ってどんな薬

1999年のこと、それまでステロイド外用療法しか効果的な方法がなかったアトピー性皮膚炎の治療に有力な選択肢が加わりました。ステロイド外用薬に代わる治療効果をもつ外用薬として、免疫調整外用薬・タクロリムス軟膏（商品名プロトピック軟膏）が、世界に先駆けて日本で発売されたのです。

そしていまやアトピー性皮膚炎の薬物治療では、ステロイド外用薬と、免疫抑制作用のあるタクロリムス軟膏を併用して炎症を抑えるのが世界的なスタンダードとなっています。

これは、もともと移植治療の拒絶反応を抑えるのに使われていた免疫抑制剤に改良を加えて、アトピー性皮膚炎治療の外用薬にしたものです。とくに顔面や頸部などの治りにくい皮湿疹に対して有効な外用薬として評価されています。2003年には小児用の0・03%タクロリムス軟膏も発売されました。

「なぜ移植の拒絶反応用の薬をアトピー性皮膚炎に?」という疑問を感じるかもしれません。第1章で説明したことを思い出してください。移植後の拒絶反応はⅣ型アレルギーです。そして、アトピー性皮膚炎の起こり方も同じⅣ型アレルギーです。

その主な作用は、炎症を起こすサイトカインがTリンパ球から産生されるのを抑えることです。ただし、その効くメカニズムはステロイド外用薬とは少し異なる画期的な新

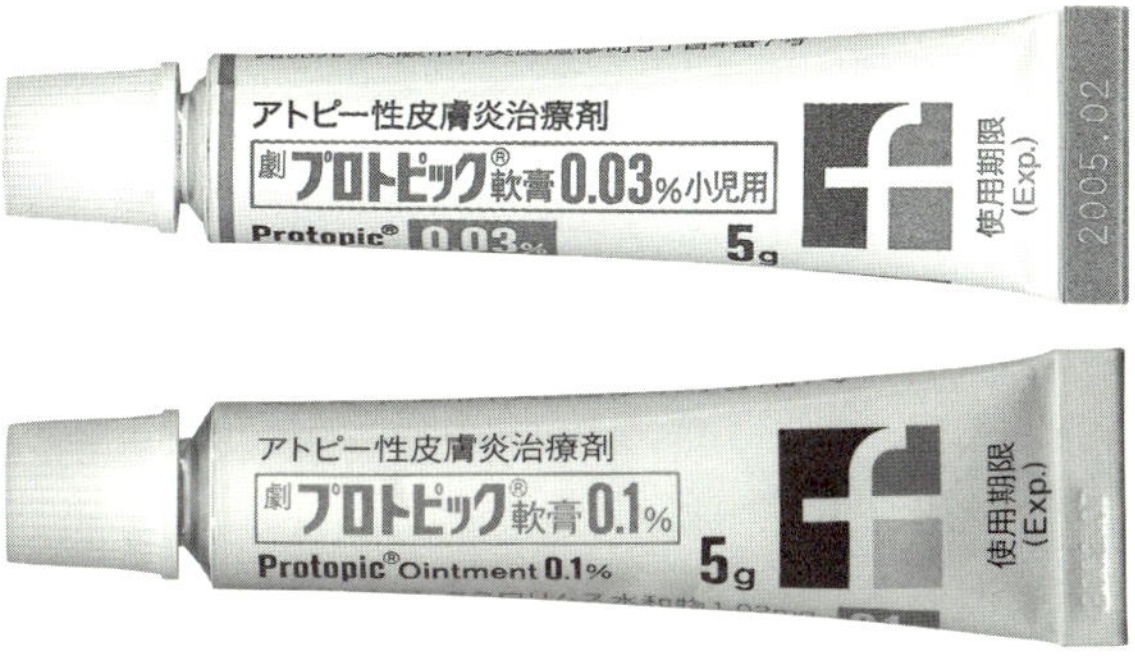

薬といえます。

顔面だけでなく体や手足の皮疹にも効果的

タクロリムス軟膏がとくに効果的なのは「顔面症状」に対してです。アトピー性皮膚炎の患者さんは、顔の赤みなどの症状がいちばん気になります。これが消えることで治療に対して前向きになる方も少なくありません。

日本で行われた顔面への臨床試験では、ステロイド外用薬のミディアムランクでの改善率は36％でしたが、タクロリムス軟膏では86％という高い改善率を示しました。ステロイド外用薬でもなかなか治りにくい顔や首の症状にはタクロリムス軟膏を第一選択にするケースも少なくありません。顔面と首では、使いはじめて1週間後に85％以上の人で改善が見られると報告されています。

ステロイド外用薬はステロイド内服薬のような全身性の深刻な副作用の心配はないものの、長期間の継続使用は困難で

図 2-6 タクロリムス軟膏の適応

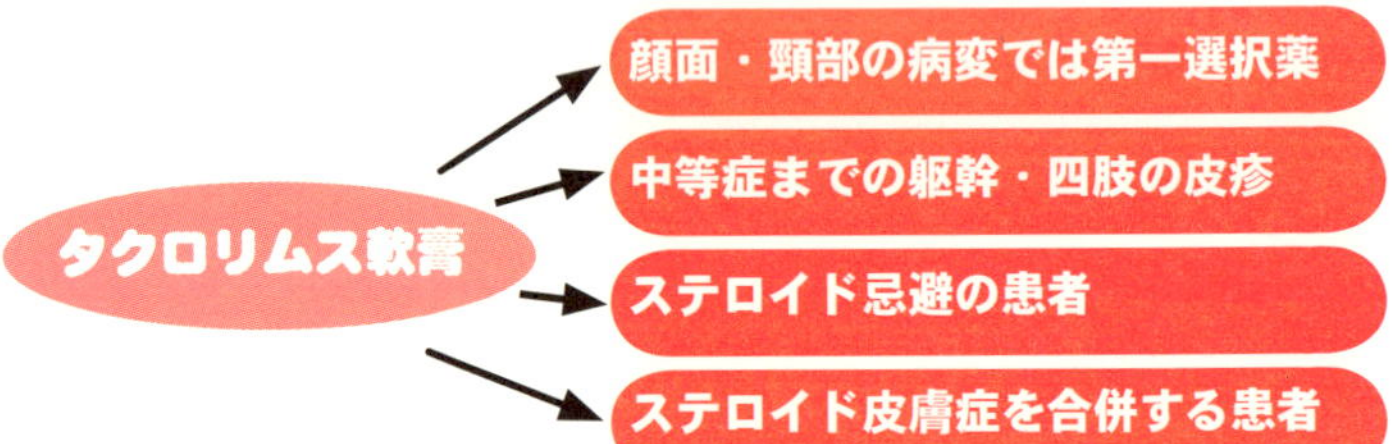
タクロリムス軟膏
顔面・頸部の病変では第一選択薬
中等症までの躯幹・四肢の皮疹
ステロイド忌避の患者
ステロイド皮膚症を合併する患者

（大槻マミ太郎氏、による）

した。顔や首の湿疹に「長期間にわたって」連用すると炎症以外の正常な組織にも浸透し、皮膚が萎縮したり薄くなったりするといった懸念があるからです。これは、ステロイド外用薬は分子量が５００前後と比較的小さいため、皮膚バリアが破壊されているかどうかにかかわりなく浸透するためです。

ところが、タクロリムス軟膏は分子量が８２２と比較的大きいのですが、この分子量が大きすぎも小さすぎもせず、適度なサイズになっており、炎症によりバリアの破壊された皮膚には入っていくが、バリアが回復するとともに浸透量が減少します。このため炎症部位だけでなく、広範囲に塗布しても、安全であり、使いやすくなっています。したがって、長期連用しても皮膚萎縮が起こらないことが、タクロリムス軟膏の利点です。

顔面や首ばかりでなく、体や手足でも、中等度までの皮疹の患者や、ステロイド忌避の患者では、タクロリムス軟膏の単独治療が推奨されています。とくに体・手足の苔癬化が強い重症例では、ベリーストロングクラス以上のステロイド外用薬を主体とする治療が実際になされてはいますが、その多くはステロイド外用薬が不十分な量で漫然と不定期に外用されているのが実情で、これでは症状を完全に抑えることは不可能です。

このような場合、ベリーストロング以上のステロイド外用薬を十分かつ集中的に用いて皮疹を改善させた後に、速やかにタクロリムス軟膏にスイッチすることで、はじめて寛解導入と維持が可能となります。

これまでに、小児、成人とも重い副作用の報告はありません。ただタクロリムス軟膏の唯一の欠点は、人によっては、使いはじめの2～3日にピリピリとした刺激感やほてり感などがあることです。ヒリヒリ感になじめないという場合、ステロイド外用薬とタクロリムス軟膏を、1日交代で塗ってみるのも一つの方法です。

小児での使用について

小児のアトピー性皮膚炎の治療において、急に症状が悪くなったときは、抗炎症作用が強力なステロイド外用薬が第一選択となります。したがって、タクロリムス軟膏は、ステロイド外用薬により高度の皮膚炎が中等度～軽度に改善した後の症状抑制ならびに、皮膚症状が再び悪くなったときの早期治療に用いるのが適切です。これによって湿疹が再び現れたとしても、症状悪化を防止して良い状態を続けることが可能になります。

タクロリムス軟膏使用開始時に、人によってにみられる特有の刺激症状に関しては、臨床試験の結果では、小児は成人より全般に発現頻度は低いのですが、びらん面（じくじくしたところ）、潰瘍面に対しては、刺激性が強く出やすいという点からも、外用は避けるべきです。しかし、この刺激感は使いはじめてから3日～1週間でほぼ消えます。

なおカポジ水痘様発疹症をはじめとする皮膚感染症の合併頻度は、小児でも成人の場合と同様、アトピー性皮膚炎における一般的合併率とほぼ同程度であり、決して高くないことが報告されています。

成人では、この薬の副作用で困るのはニキビが悪化することです。ニキビが出やすいことをよく分かってもらい、にきびが出たらその部位には塗らないよう注意してください。

タクロリムス軟膏の使い方

最近、アトピー性皮膚炎の専門医はステロイド外用薬とタクロリムス軟膏のそれぞれのメリットを生かし、デメリットを抑えるという使い分けを行っています。

皮疹が重症の場合、早急に炎症を抑えるためにまずはステロイド外用薬を使い、次の段階としてタクロリムス軟膏にスイッチして長く良い状態をキープするのです。これは「シーケンシャル・セラピー」（sequential therapy）と呼ばれる方法です。

たとえば、体や手足などの症状が急に悪くなったり、慢性化している場合、最初にベリーストロング以上の強力なステロイド外用薬を先行させて短期間使い、その後タクロリムス軟膏にスイッチします。切り換えるタイミングとしては、一般に顔や首では2〜3日、その他の部位では1週間を目安にすることが多いようです。タクロリムス軟膏は、皮膚の赤

図 2-7 ステロイド外用薬とタクロリムス軟膏の使い分け

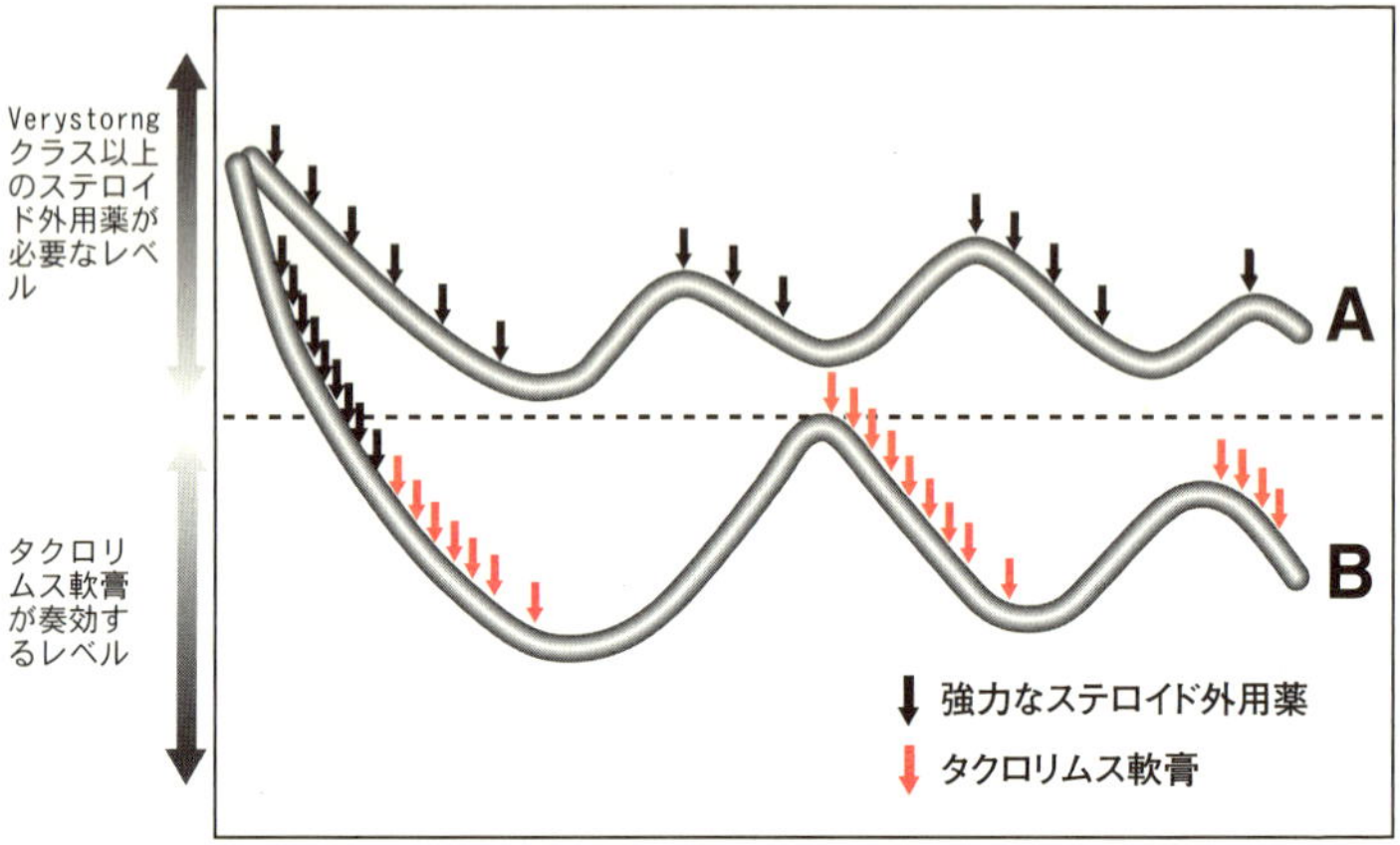

（大槻マミ太郎氏、による）

A：ステロイド外用薬が不十分ながら漫然と定期的に外用されている場合
B：強力なステロイド外用薬を頻回に集中して用いた後、タクロリムス軟膏にスイッチした場合

Aでは寛解に至らしめることは不可能。Bなら寛解導入と維持が可能。

みがとれて一見炎症が治まったようにみえてからも1週間ほどつづけると皮膚炎が完全によくなります。（図2-7）

おそらくタクロリムス軟膏は、肉眼では確認できないようなミクロのレベルの炎症も抑えこむことができるのではないでしょうか。

私がさらにタクロリムス軟膏に期待しているのは予防的な効果です。ステロイド外用薬は炎症が起きてからしか使えませんが、タクロリムス軟膏は予防的にも使うことができる。ここが大きな違いです。

たとえば、アトピー性皮膚炎の好発部位、とくに皮膚の薄い顔や首、わきの下、足の付け根などにはプロトピック軟膏を予防的に使います。薬の吸収率が高く、ステロイド外用薬の副作用が強く現れやすい部位には、プロトピック軟膏を予防的に用いるのがよいでしょう。

成人の1回の使用量は5gまで、1日10gまでの量を使うのが原則です。1日5gまでという使用の制限は、あくまで厚生労働省の指導で、実際には1日20gまでの外用で、1年以上経過を見た臨床試験がありますが、全身的な副作用が認められた例はありませんでした。

当院ではこんなふうに使っています

タクロリムス軟膏とステロイド外用薬の基本的な使い分けについて、当院では患者さんに次のような指導をしています。

まず、「顔面」「首」「肩」「わきの下」「肘の内側」「足のつけ根」「ひざの裏側」など、皮膚の薄い部位にはタクロリムス軟膏を用います。こうした皮膚の薄い部位は再発しやすい場所ですが、ステロイド外用薬を長く使っていると皮膚が薄くなって、かえってバリア機能が落ちてしまうこともありますが、タクロリムス軟膏には皮膚萎縮を来たさないという大きな特徴があります。（次ページの図2-8）

図 2-8　表皮が薄く、こすれやすい部分

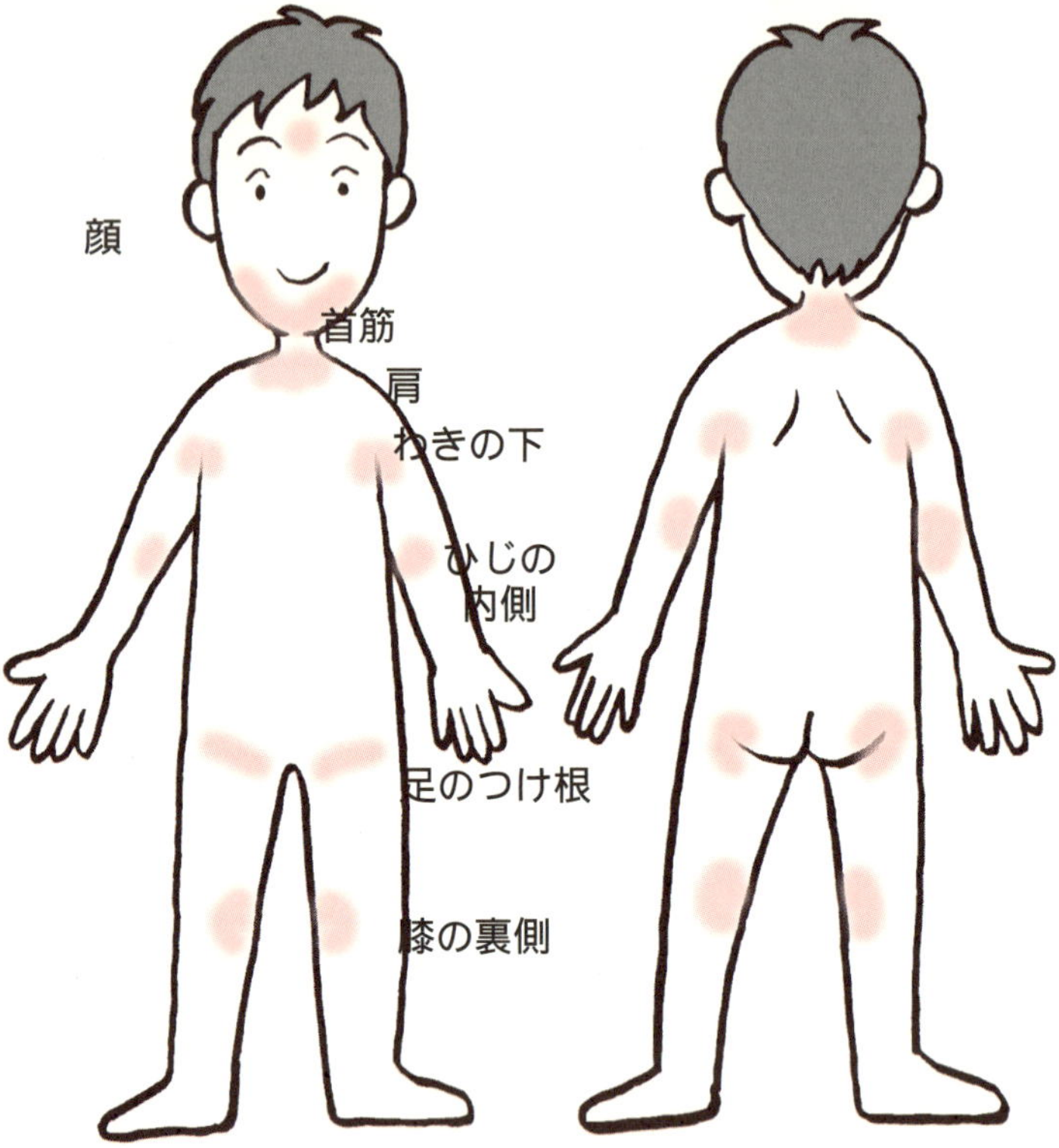

関節回りなど皮膚の薄い部位は再発しやすく、
湿疹ができやすい。

タクロリムス軟膏の塗布量は先ほど説明した「フィンガーチップユニット」を基準にします。つまり、大人の人さし指の第一関節までの量（約0・5g）を、大人の手のひら2つ分の患部に塗るようにします。実際にはもっと多くてもまったく問題ありません。

ステロイド外用薬で治った皮膚は、角質層が薄くなりバリア機能が低下するので、バリアに影響を与えないタクロリムス軟膏と、ステロイド外用薬を組み合わせて、保湿剤によるスキンケアに移行していくのがよいと考えています。

とくに皮膚がごわごわして分厚くなった苔癬化病変では、紅斑が消失しても苔癬化がわずかでも残っている限り、皮膚バリア機能は障害されており、肥厚がとれ十分に平坦な状態になるまで治療を続けることが必要です。そのためには強力なステロイドを短期集中的に塗布して皮疹を改善させた後に、引き続いてタクロリムス軟膏を速やかにスイッチして長期間根気よく治療を継続することが重要と考えています。

こうした治療戦略は、顔面・首でも、体・手足でも同様であり、強力なステロイド外用薬の本来の長所を引き出すとともに、タクロリムス軟膏使用開始時に起こりうる刺激症状を回避することも可能です。

6. 抗アレルギー薬は補助療法にすぎない

抗アレルギー薬で痒みに対処するより皮膚の炎症そのものを治すほうが先決

飲み薬の痒みへの効果は期待薄

アトピー性皮膚炎の湿疹を抑える薬のなかで、有効性と安全性が科学的に立証されているのは現段階ではステロイド外用薬とタクロリムス軟膏だけです。これらの外用療法とスキンケアを十分に行えば、多くの場合、痒みは早期によくなり上手にコントロールできます。ところが、アトピー性皮膚炎は強い痒みをともなうことが大きな特徴です。痒いところをポリポリ、ガリガリと掻くことが湿疹を悪化させます。掻くことで、痒みはさらに強くなります。

アトピー性皮膚炎の患者さんには痒みを抑えたり、起こしにくくするための飲み薬が使われることがあります。抗ヒスタミン薬や抗アレルギー薬と呼ばれる飲み薬です。一部の薬剤はある程度は痒みに効くとされていますが、外用薬の補助療法としての効果を期待するものであり、単独でアトピー性皮膚炎を抑制するものではありません。

痒みは、外用薬治療で治すのが一番

私は患者さんが夜間に睡眠がとれるように鎮静抗ヒスタミン薬（アタラックス－Ｐ）を用いることはありますが、抗ヒスタミン薬は、他のアレルギー疾患（アレルギー性鼻炎など）をもつ患者に限定して使用します。アトピー性皮膚炎に対して抗ヒスタミン薬がそれほど効果を上げているようには思えません。抗アレルギー薬も、アレルギー性鼻炎の患者さん以外には余り有効ではないと思います。

他のアレルギーが併発している場合でも湿疹にはほとんど使いません。

掻破行為が、アレルギー性炎症を助長するのは明らかなので、痒み止めの効果には極めて重要な意義があります。現在のところ、アトピー性皮膚炎の痒みを抑える効果が臨床試験で実証された薬は、塩酸フェキソフェナジン（商品名アレグラ）という抗ヒスタミン作用をもつ抗アレルギー薬だけです。

「掻いてしまう」とき
何を考えるか
①皮膚症状のコントロールが不十分
②掻き癖
③精神的ストレス
　この３つを混同してなならない

しかし、抗ヒスタミン薬や抗アレルギー薬の痒み止め効果は限られていて、これらの内服薬だけで痒み止め効果を期待することは極めて困難といわざるを得ません。

痒みを抑えるには、痒みを起こす原因である皮膚の炎症そのものを外用薬による治療で治すことがもっとも確実です。痒いところは元から絶たないとダメなのです。抗アレルギー薬や抗ヒスタミン薬の内服はあくまでも補助療法と考えておいてください。

またこれらの薬剤を、「体質を改善する薬」「アレルギーを抑える薬」といって処方する医師もいることなどを耳にしますが、いくらこれらの薬を長期に内服したところで、体質が改善するわけではありませんし、Ⅳ型のアレルギー性炎症を抑制するわけでもありません。抗アレルギー薬は単なる一時的な「痒み止め」程度に考えたほうがいいでしょう。

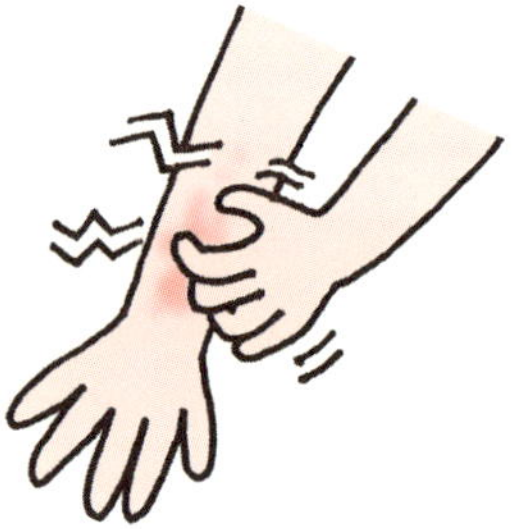

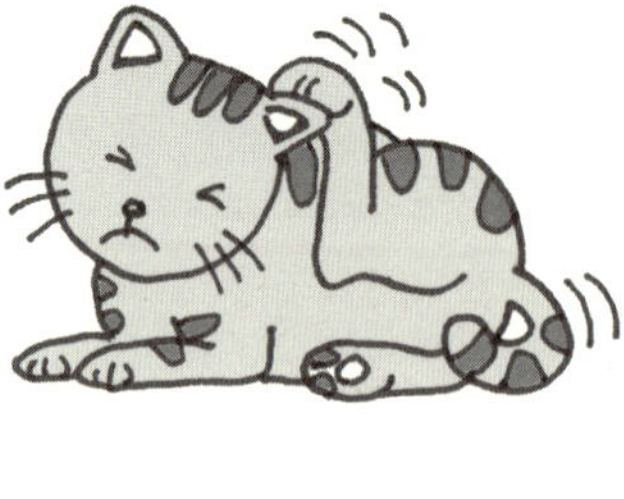

7. 皮膚感染症の合併に注意しよう

バリア機能が低下した皮膚は細菌やウイルスの格好の餌食に

とくに繁殖しやすい黄色ブドウ球菌

アトピー性皮膚炎のバリア機能が低下した皮膚には、とくに黄色ブドウ球菌が繁殖しやすくなります。病変部のみならず非病変部からもほぼ１００％にこの菌が検出されます。この菌の放出する「スーパー抗原外毒素」（直接、特定のリンパ球に影響を与える働きをもつアレルゲン）により、アトピー性皮膚炎に見られる湿疹性病変の形成につながるのではないかといわれています。

いっとき、この細菌感染にイソジン消毒をする治療が注目されました。イソジン消毒さえすれば黄色ブドウ球菌が退治されて、すべてが解決できるという誤解がありました。でも、これは明らかに行きすぎです。

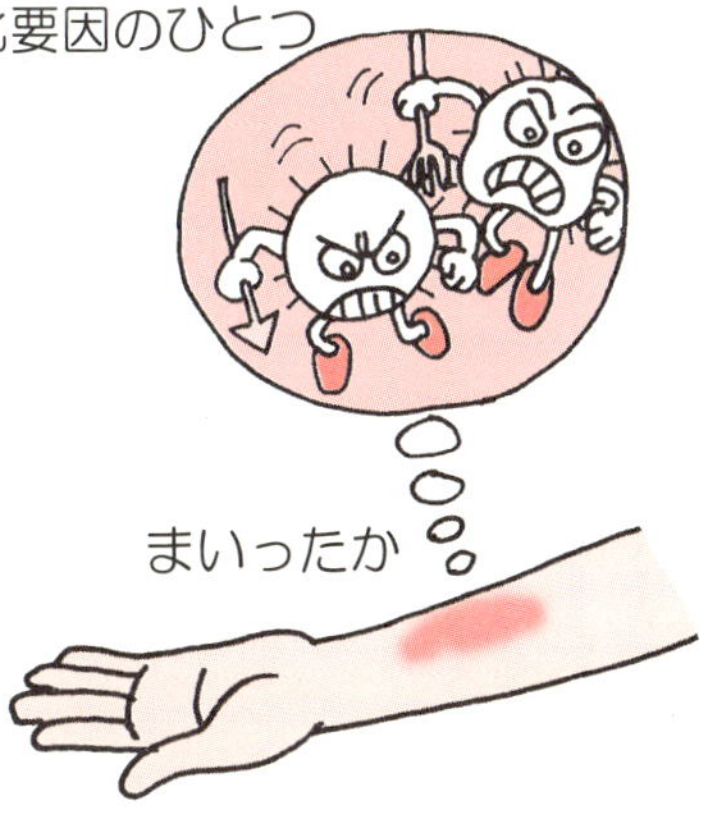
黄色ブドウ球菌は
悪化要因のひとつ

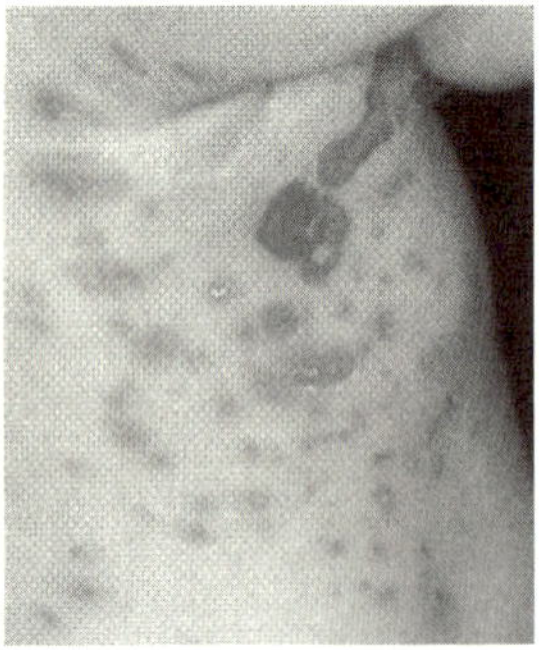

伝染性膿痂疹（とびひ）

黄色ブドウ球菌やレンサ球菌が感染しておこります。
ジクジクして破れやすい水疱・かさぶた・ただれは、別の場所に「飛び火」していきます。
治療には、抗生物質の内服薬を使います。

炎症があって黄色ブドウ球菌がたくさんいても、ステロイド外用薬を使って炎症を抑え、入浴をしたほうが細菌の減少にはるかに有効だと私は考えています。

伝染性膿痂疹（とびひ）

夏に幼少児によく見られます。成人では、黄色ブドウ球菌に対する免疫が成立していることから、まれにしかみられません。表皮から黄色ブドウ球菌が侵入・増殖して水泡として生じ、膿疱、びらん、痂皮《かひ》（かさぶた）となり、次々と周囲に“飛び火”していきます。黄色ブドウ球菌が原因の場合と、レンサ球菌の感染による場合とがあります。治療はセフェム系抗菌薬の全身投与が中心ですが、外用剤では、フシジンレオ軟膏が有効です。

それでも症状が軽快しない場合は、アレルギー性炎症が合併している可能性を考え、ステロイド外用薬を併用する必要があります。

一般にアトピー性皮膚炎の人はバリア機能が低下しているので、このほかにもウイルス感染症や細菌感染を起こしやすくなっています。そのためにアトピー性皮膚炎自体が悪化することもあるだけに、きちんと治療することが必要です。

その他にもこんな皮膚感染症が起こりやすい

アトピー性皮膚炎に合併しやすい皮膚感染症としては次のようなものがあります。

①伝染性軟属腫（水いぼ）

子どもによく見られるポックスウイルス系のウイルス感染症で、潜伏期間は2～7週間といわれています。ヒトからヒトへ直接接触することで感染します。裸で接することの多いプールや、タオルなどを介して感染することが多いとされています。アトピー性皮膚炎の子の場合、掻きむしって自分の他の部位にうつすこともよくあります。

発疹は直径0・5㎜から3㎜程度の大きさで、表面がテ

伝染性軟属腫（水いぼ）

直径0.5㎜から3㎜程度の大きさで、表面がテカテカし、へこんでいます。乳幼児では痒みをともない、周囲に湿疹が見られるのが特徴です。丘疹を側面から圧迫すると、白色の物質が押し出されます。ピンセットで内容物を除去することがこの病気の治療法です。また、小さいものは自然に消失することもあります。

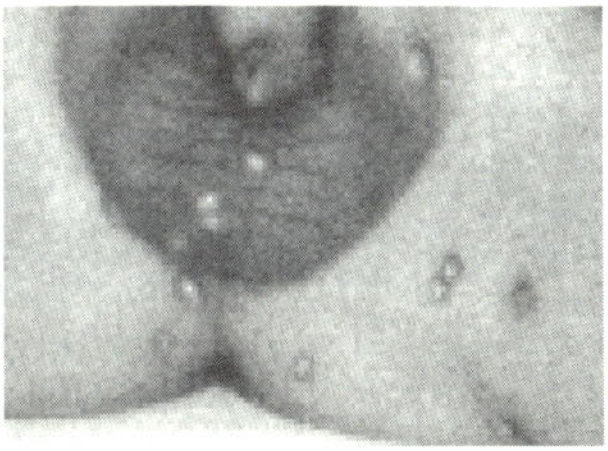
（清水宏著『新しい皮膚科学』による）

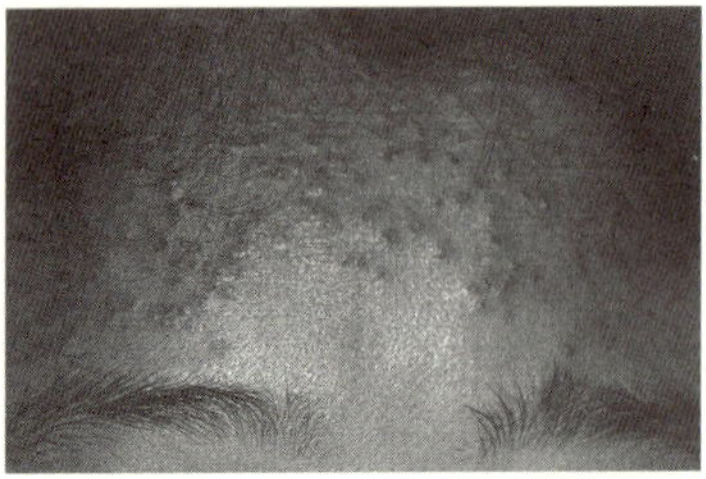

カポジ水痘様発疹症

単純ヘルペスウイルスの感染症です。直径２㎜前後の小水疱で、顔や上半身に多く出ます。小水疱は、やがて化膿し、ただれてきます。また、痛みがあり、高熱・頭痛などをともない、重症になることもあります。治療は、抗ヘルペスウイルス薬の点滴静脈注射、内服薬や外用薬を使います。

カテカし、へこんでいます。水いぼ自体には自覚症状はほとんどありませんが、とくに乳幼児ではアトピー性皮膚炎に合併すると痒みがあります。

この病気は自然治癒することが知られており、その期間は発症後数ヶ月から数年といわれています。わざわざ痛みを伴う治療を施すことについて、是非の議論がありますが、幼稚園やプールなど集団生活の中で他人への感染源になりうること、掻きむしって全身に拡大しうること、また一つひとつの発疹の大きなものは治療後にあとが残る、などの理由で積極的に治療を行うべきであると考えます。

治療は先の鋭利なピンセットなどで、水いぼの中身を押し出す方法が基本です。盛りあがった発疹を横から圧出すると、白いおかゆのような内容物が押し出されます。

②カポジ水痘様発疹症

アトピー性皮膚炎に単純ヘルペスのうち１型（ＨＳＶ－１）が

ました。

単純ヘルペスウイルスが合併すると「カポジ水痘様発疹症」になります。0～5歳の乳幼児に多い病気ですが、最近は成人にも増えてきました。

単純ヘルペスウイルスは、唇や性器、お尻など身体のいろいろなところに存在します。症状は、顔や上半身などアトピー性皮膚炎の好発部位に多く見られます。直径2㎜前後の小さな水ぶくれがたくさんできます。水ぶくれは徐々に化膿し、ただれてきます。痛みがあり、高熱や頭痛、リンパ節のはれなどを伴います。とくに初めての感染では重症になることもあります。顔面にできたカポジ水痘様発疹症が眼に及ぶと角膜ヘルペスになることもあるので注意が必要です。

治療は、抗ヘルペスウイルス薬、ゾビラックス5㎎／㎏を1日3回、7日間連続の点滴静脈注射を使います。入院が必要になります。アトピー性皮膚炎の湿疹が強い場合、抗ウイルス薬を使えば、痂皮化（かさぶた）した時点で速やかにステロイド外用薬を再開しても問題はありません。

カポジ水痘様発疹症を繰り返す場合は、あらかじめゾビラックス錠を処方し、皮疹出現後、すぐに内服を開始するようにします。

③口唇ヘルペス、顔面ヘルペス

アトピー性皮膚炎でこれらが問題になるのは、ウイルス感染症が全身に拡大しカポジ水痘様発疹症に進展することです。早期に単純ヘルペス感染症を正しく診断し、速やかに治療を開始することが重要です。自家播種（転移）を防ぐため、皮疹部をガーゼで被い、皮疹部に触れさせないようにする。頻回の手洗いを励行させるなどの注意が必要です。軽症例では、抗ウイルス薬外用療法を行うが、カポジ水痘様発疹症の既往のある例や、他部位の皮疹のコントロールが不十分な場合には内服治療をします。

④毛囊炎（ニキビ）

背中や首のうしろ、太もも、お尻などの皮膚に、毛包（毛穴の奥で毛の根元を包んでいるところ）に一致して炎症が起こり、1個～数個の小さな白いニキビのようなものができる病気です。毛囊炎ともいわれます。

原因はおもに黄色ブドウ球菌です。アトピー性皮膚炎による搔きこわしや、不潔にしていたり、汗をたくさんかいたことが誘因になります。浅い部分の炎症だけなら痛みも痒みもありません。根をもつと、おできの小さいものができ、軽い痛みを伴うこともあります。数が少なければ治療の必要はなく、多くは1週間程度で自然に治ります。たくさんできるときや、おできに近い場合は、抗生剤の飲み薬を内服します。

⑤皮膚真菌症

真菌はカビの一種で、白癬菌、カンジダ菌、でん風菌などがあります。

白癬はいわゆるタムシ、ミズムシのことです。糸状菌といわれる細菌によって起こります。汗をかく季節になると、足だけでなく、顔を含めて全身に広がることがあります。周辺が盛り上がった湿疹があったり、普通の湿疹とは違ってフケのようなものが落ちるときは白癬が疑われます。

カンジダ菌は、ヒトの腸管や口の中にいつも存在している悪玉菌の一種です。カンジダ菌が皮膚にくっついて繁殖すると炎症を起こします。普通の状態では炎症を起こすことはありませんが、とくに皮膚の抵抗力の弱い赤ちゃんでは、湿り気のあるおむつの中、背中、わきの下などで発症します。症状は、おむつかぶれや汗疹（あせも）とも似ていますが、カンジダの場合、赤く炎症を起こした周囲が膿んでただれてきます。

一般にオムツ部は、蒸れやすく、ドライスキンになりにくいので、そこだけ湿疹病変がないのが、むしろアトピー性皮膚炎の診断の特徴とされています。オムツカブレの診断のポイントは、オムツ部の凸部の発赤、潮紅の症状が目立つことです。それに対して、オムツ部のしわや凹面に所見が目立つ場合は、乳児の皮膚カンジダ症の可能性が強く、やがて肩や背中に拡大します。治療方針が全く違ってきますので、この鑑別は重要です。

でん風菌は、「くろなまず」とも呼ばれます。胸や背中、わきの下などに黒色や茶色、白色の丸い発疹が出て、表面は粉を吹いたようになります。軽い痒みがあります。汗の多い人のからだによく見られます。これら真菌感染症の治療にはいずれもアデスタンクリームの1日3回塗布が行われます。

ステロイド外用薬を、きちんと塗って3～4日しても皮疹が一向に改善しない場合は、以上の皮膚合併症が考えられます。とりあえずステロイド外用薬を中止して、早めの受診をお勧めします。

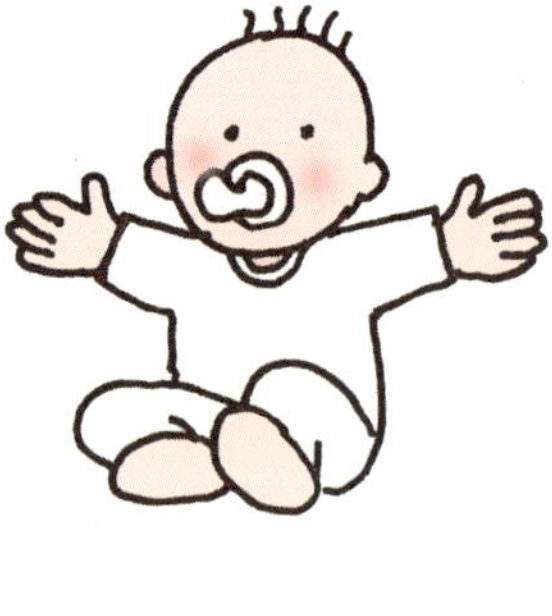

8. 特殊な部位の湿疹治療

湿疹のできる場所や種類によって治療の方法は少しずつ違ってくる

年齢によって症状の出やすい場所は違う

アトピー性皮膚炎の大きな特徴として、年齢などによって症状の現われやすい部位が違うということが挙げられます。（次ページ図2－9）

乳児期であれば、症状はおもに顔や頭に集中します。発疹はジクジクと湿った病変が中心です。

幼児期・小児期になると、全体に皮膚は乾燥しがちになり、ザラザラとしてきます。手足の関節の内側に汗疹（あせも）のようなブツブツやジクジクした発疹が出てきます。あるいは、苔癬化といって皮膚が厚く硬くなることもあります。

青年期・成人期になると、皮膚の乾燥はもっと強くなります。関節の内側などが厚く硬くなってきます。また、また痒疹と呼ばれる大きなシコリ（結節）が四肢の外側にできる場合もあります。頸部（首）の炎症をくり返していると、さざ波状の色素沈着（ダーティー

図 2-9　年齢によってアトピー皮膚炎の症状が現れやすい部位

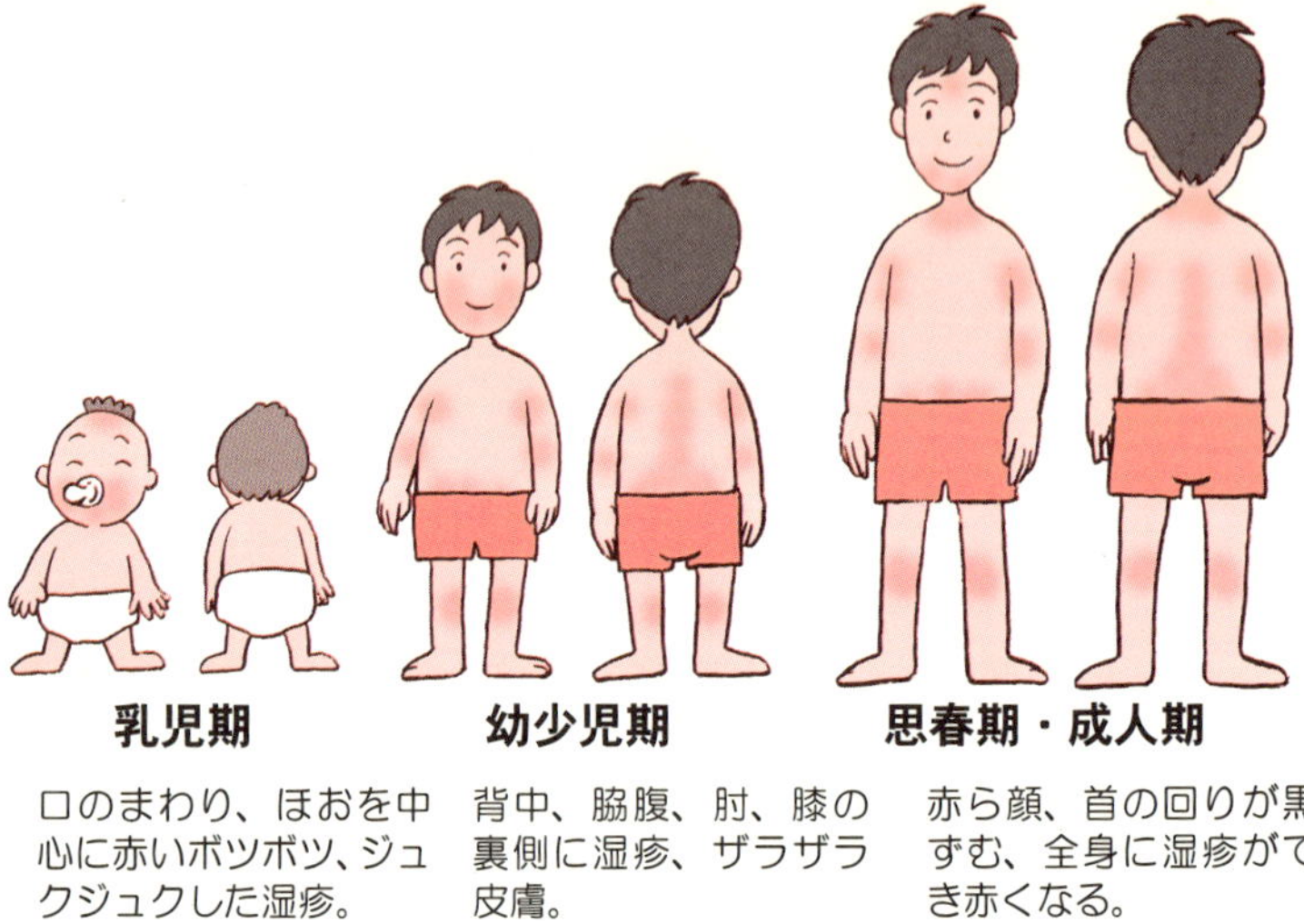

口のまわり、ほおを中心に赤いボツボツ、ジュクジュクした湿疹。

背中、脇腹、肘、膝の裏側に湿疹、ザラザラ皮膚。

赤ら顔、首の回りが黒ずむ、全身に湿疹ができ赤くなる。

ネック）ができたりします。また、目のまわりの湿疹は、激しい痒みのために眼球を叩くことで網膜剥離や白内障など眼の合併症を起こす危険もあります。

部位別の湿疹の外用療法

湿疹のできる部位によって治療のノウハウは多少違ってきます。特殊な部位の湿疹治療について説明しましょう。

［頭皮］

髪の毛を細かく分けて診察することが必要です。

頭部、とくに髪の毛の生えぎわは、掻破などにより炎症が強くなりやすい

ローションの使い方

（川島眞氏、による）

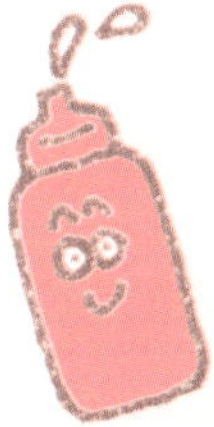

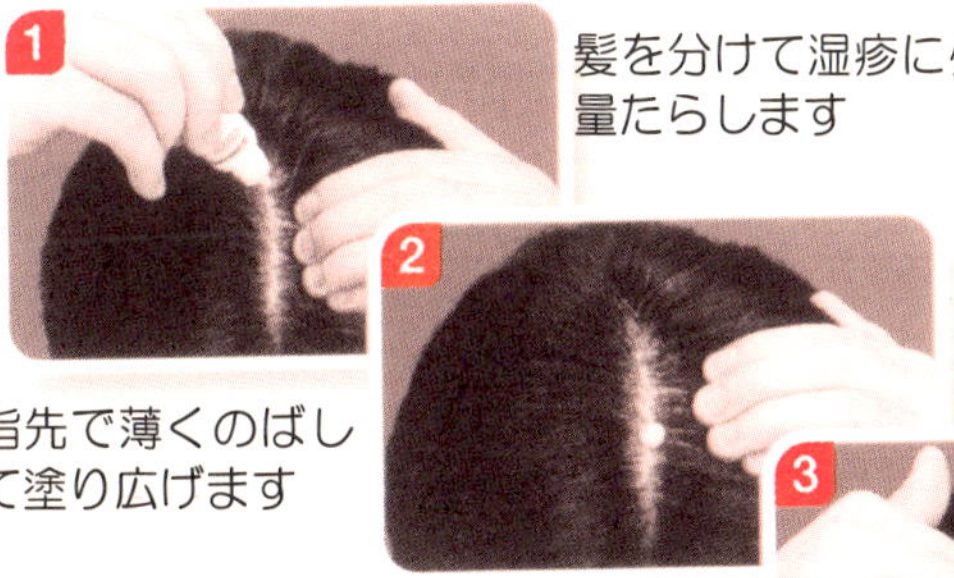

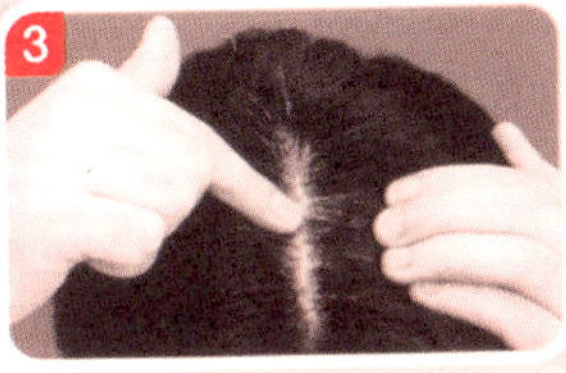

髪を分けて湿疹に少量たらします

指先で薄くのばして塗り広げます

液状で乳剤性やアルコール性のローションがあり、主に頭部や腋などの毛髪部位に使用されます。
アルコール性のローションはやや刺激性があるので、傷やびらん面には不向きです。乳剤性ローションはアルコール性に比べ刺激は少ないです。

個所です。ジクジクしたり、赤くなったり、粉をふいたような状態になっている人も少なくありません。治療は多くはミディアムランクのステロイド外用薬で行いますが、髪の毛があるところは軟膏では使用感が悪いのでローションタイプを使います。

痒みのみ訴え紅斑が確認できないときは、初期病変と考え、スピラゾンローションを塗ります。紅斑も痒みも強いときは、ストロンゲストランクのローションを塗ります。

【目のまわり】

目のまわりにできるアトピー性皮膚炎はとくにアトピー性眼瞼炎《がんけんえん》とも呼ばれます。目のまわりの湿疹は痒くても決して叩かないように注意してください。前述のように白内障や網膜剥離を起こす危険があるからです。

ある時期、白内障や網膜剥離がステロイド外用薬の副作用ではないかと議論された時期もありましたが、現在では完全に否定されています。

アトピー性白内障といわれるものの多くは、思春期から青年期の例で、不適切な治療によって顔面の皮疹を著しく悪化させ、痒みのために眼周囲を叩いたり、擦ったりするために外傷性に生じた例がほとんどでした。このような例では、痒みに対して「掻く」ことはよくないと思い、代わりに叩いたり、擦ったりしていることが原因です。

眼の湿疹を早くよくすることは、目に現れてくる傷害を少なくする上で重要なことですが、瞼（まぶた）に薬を塗ることを躊躇するお母さんがいます。そのようなお母さん方は、薬が目に入ることを心配しますが、お子さんが目を擦るときには必ず目をつむりますから、薄く塗れば、薬が目に入ることはまずありません。

目のまわりの炎症は、ミディアムランク程度のステロイド外用薬が必要です。ただ、まぶたの皮膚は全身の皮膚のなかでも薄い個所なので、ステロイド外用薬の吸収率が高くなります。最近、小児だけでなく成人に対しても痒み止め効果の高い小児用のタクロリムス軟膏が、安全かつ有効であると考えられています。

外来で眼科用として、ネオメドロールＥＥ軟膏と、リンデロンＡ軟膏がしばしば処方されます。眼球表面に入っても安全な眼軟膏で、眼瞼炎の軽症例には有効です。しかしステロイド外用薬としてはウィーク相当と考えられており、アトピー性眼瞼炎に対しては薬効はきわめて弱いとされています。また、いずれも抗生物質が含有されており、接触性皮膚炎を誘発しやすいことから、勧められません。

アンダーム軟膏をはじめとする非ステロイド外用薬も、その効果はきわめて乏しく、長期外用で激しい接触性皮膚炎を起こす可能性もあり、アトピー性皮膚炎の外用薬メニューからは、ぜひ外すべきと考えています。

［口のまわり］

乳児の口のまわりの湿疹は治りにくい傾向があります。ひとつの理由は、舌で患部をなめたり、よだれや食べこぼしを拭きとるため外用薬がとれやすいからです。そこで、口のまわりの湿疹にはミディアムランクのステロイド外用薬を1日5回程度まで増やします。なお、外用薬をなめて口腔内や消化管に入っても量的には全く問題ありません。

主な悪化要因はよだれ、食べこぼしであることから、成長とともに1歳半から2歳までの間にウソのように改善するので、安心です。食事などでの不要な食物除去や制限はやらないでください。

口唇も乾燥が目立つ部位です。しかし、炎症のある時期に保湿を目的にリップクリームをむやみに使用すると、接触性皮膚炎を起こすことがあります。保湿のみであれば、ワセリンの外用がよいでしょう。炎症に対してはステロイド外用を行います。その重症度によって、ミディアムないしストロングランクのものを使用します。この場合も、薬剤をなめることによって、口唇のステロイド外用薬が、消化器へ移行しても、量的に問題ありません。

[前頸部]

思春期、成人期のアトピー性皮膚炎では、先にも紹介したように頸部から上胸部にかけて首にさざ波様の色素沈着（ダーティーネック）が起こることがあります。目立つので患者さんにとっては大きな悩みになります。炎症後の色素沈着であり、炎症をコントロールすることで、次第に消えてきます。

首のさざ波様色素沈着

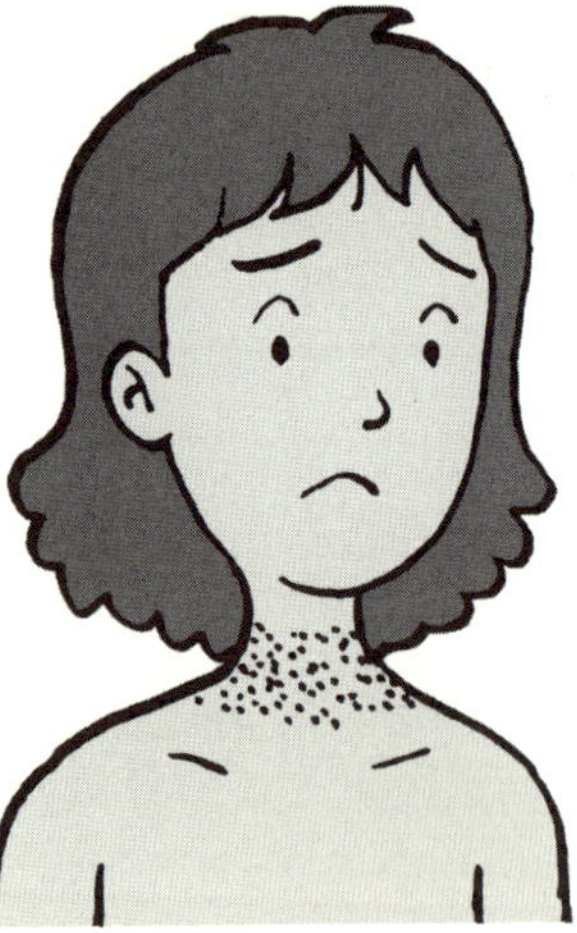

長い間、アトピー性皮膚炎をわずらっている成人では、首から胸にかけて色素が沈着して、黒っぽくなり、皮膚が萎縮することがある。かゆさはない。

このような皮膚は外的刺激に対して非常に敏感で弱く、汗や毛糸、襟、制服のカラーなどの軽度刺激により、強い痒みを伴った湿疹が容易に形成されやすいからです。

こうしたケースには、悪化するたびにステロイド外用薬で炎症を抑えるよりも、タクロリムス軟膏を半年ほど予防的に連用することでダーティーネックが消えることもあります。

[手湿疹（主婦湿疹）]

手は毎日の生活のなかでいろいろな刺激を受けるので、手の湿疹のあるところは乾燥が強くなって亀裂が生じることもあります。このように「乾燥して亀裂を生じた湿疹」は、ステロイド外用薬の単純塗布だけではなかなかよくなりません。

皮膚炎のある部位では、皮膚炎の存在のために二次的に角質層のバリアが傷害されて、皮膚炎のない正常皮膚に比べて石けんを含め様々な物質が皮膚の表面から侵入して皮膚炎を一層悪化させます。この悪循環が手や指の湿疹が治りにくい原因になっています。このため、洗剤や石鹸の使用回数を減らすことも大切ですが、それ以上に手や指に現在存在する皮膚炎をしっかり治して、角質層のバリアを正常に回復させ、少々の洗剤やせっけんがに手を触れても刺激されないようにすることが最重要です。

そこで就寝中は、ベリーストロングランク以上のステロイド外用薬と保湿剤の1対1混合を患部に塗り、そしてサランラップをかぶせて、綿の手袋をします。こうして密封療法を行うと、皮膚の亀裂は速やかに消失し、一晩のうちにかなり湿疹も改善します。

一方、ステロイド軟膏を薄く塗った上に、亜鉛華軟膏を綿や麻でつくるリント布にのばしたものを重ねて、包帯をする重層法もあります。(図2-10)

症状が回復したら、保湿剤を頻回に使用して、スキンケアに努めることが大切です。

その他の部位、たとえば足底や四肢関節でも、湿疹が高度に乾燥して、しばしば亀裂を

図2-10　手湿疹の重層法

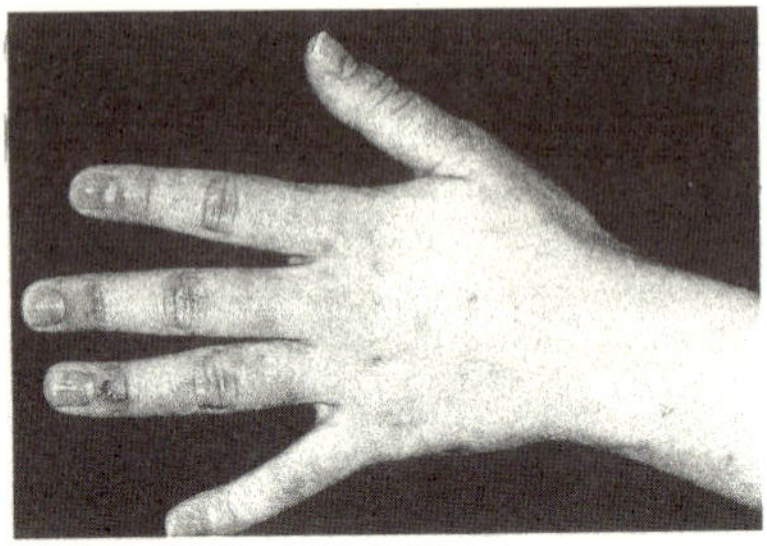
軟膏を塗擦する

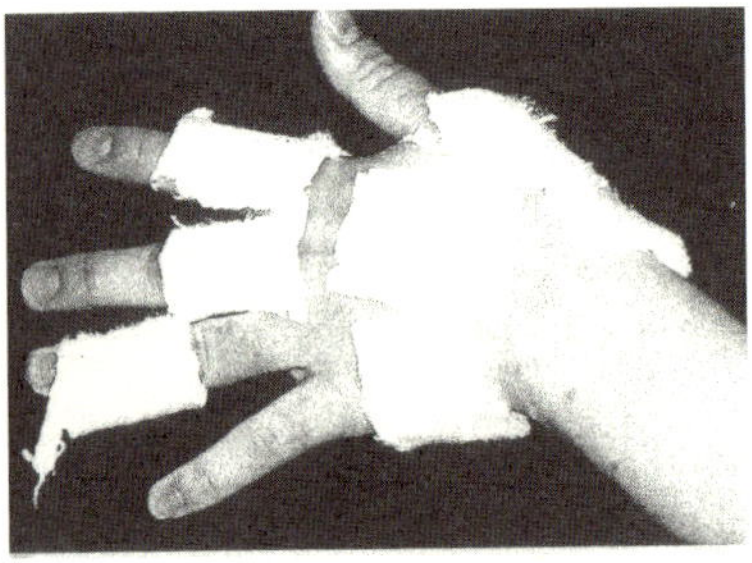
その上に亜鉛華軟膏をリント布にのばしたものを重ねる

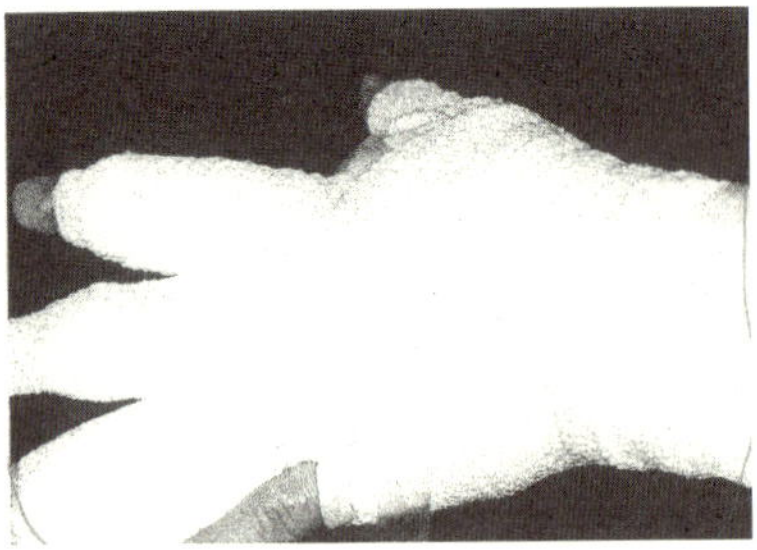
さらにガーゼで覆ってから包帯をする

主婦湿疹にはこんな傾向があります

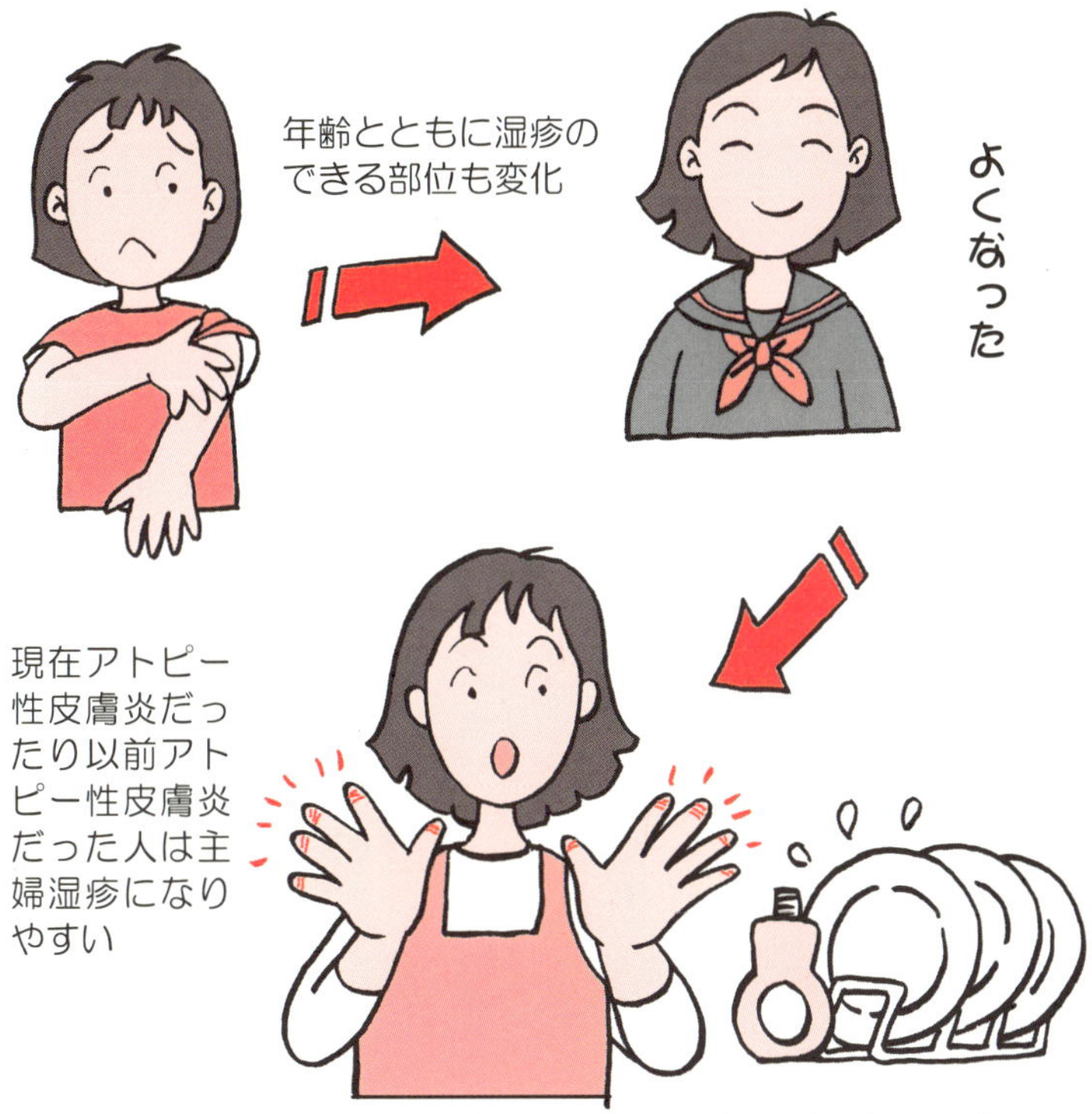
年齢とともに湿疹のできる部位も変化
よくなった
現在アトピー性皮膚炎だったり以前アトピー性皮膚炎だった人は主婦湿疹になりやすい

（加藤安彦監修『先生教えてアトピー性皮膚炎 Q&A』による）

生じます。このような場合も、重層法が最も適しています。

悪化因子として、手指では、職業性の要因、炊事やスポーツ、砂場遊び、足ではズック靴などを考えて、生活指導をします。手指に難治性皮疹を伴いやすい職業として、美容師、調理師、理髪師、金融業、クリーニング屋、花屋などがあります。

それに手湿疹(主婦湿疹)は、現在アトピー性皮膚炎になっている人だけでなく、子どもの頃など以前アトピー性皮膚炎になり、今はもう治っていると思っていた人がなりやすいという傾向がみられます（前ページの図）。それだけに、日頃のスキンケアがとても大切なのです。

[痒疹結節]（結節性痒疹）

普通の人ですと、虫に刺されたあと、じんま疹型の赤くふくれた反応でいつの間にか消えてしまいます。ところが、アトピー性皮膚炎の患者さんはそのあと、痒くて赤く、硬くふくれた状態が長く続きます。これを結節性痒疹と呼んでいます。

ここで重要なことは、虫に刺された人が全員このような発疹を認めるようになるのではなく、アレルギー体質を基盤にもつ人に対して生じる

痒疹結節（結節性痒疹）

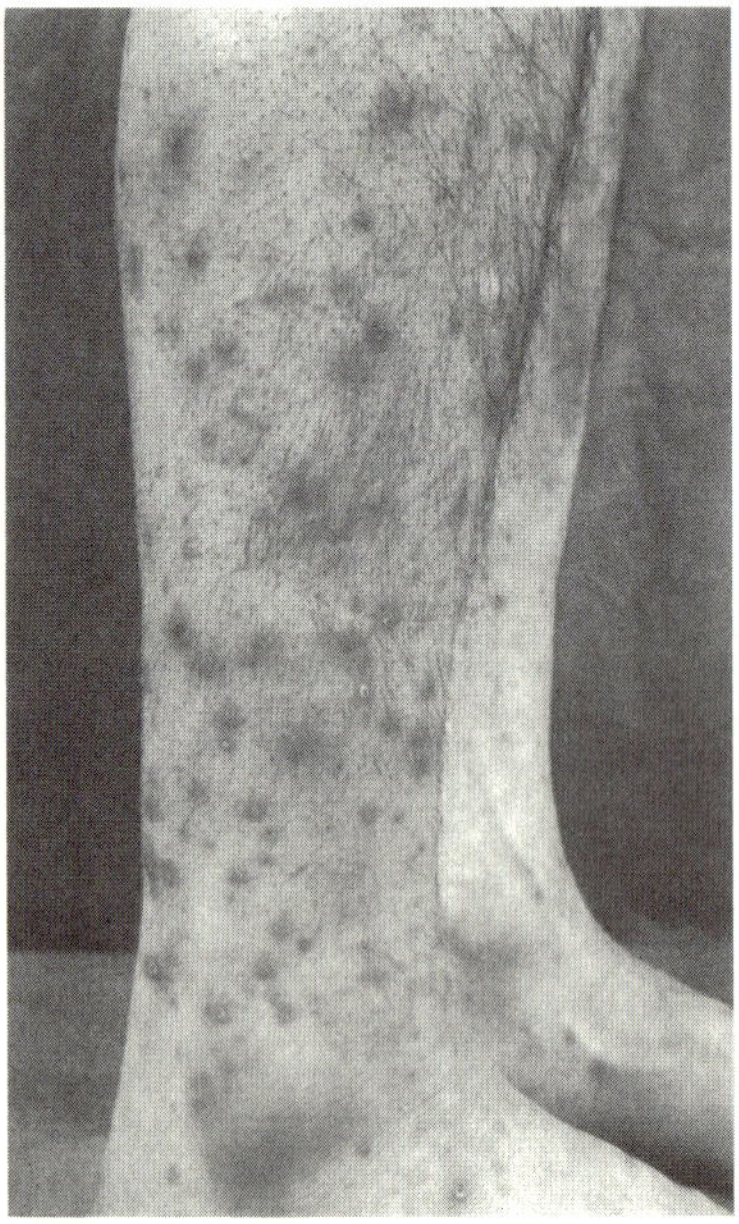

（西山茂夫著『皮膚病アトラス』による）

発疹です。言い換えれば虫などに刺されたことが原因ではあるが、刺された患者自身の体質に大きく起因していることを忘れてはなりません。

症状は直径5㎜から1㎝くらいのドーム状に隆起した硬いしこりが、四肢（とくに下腿）、手背、足背などの皮膚露出部に多発します。個々の結節には融合傾向はなく、強い痒みのため、中央には、引っ掻いたことによる出血やびらん、かさぶたの付いているのが多く見られます。

局所の炎症反応が、治りにくくなるメカニズムはまだ不明ですが、一度治っても同じ部位に繰り返し症状が現れる人が多く、経験上、絶対に完治するかどうかは微妙なところですが、疾患の経過は平均6～7年といわれています。

掻くことによって個々の皮疹は硬くなり、ステロイド外用薬は効きにくくなってしまいます。そこで治療は、ベリーストロングか、ストロンゲストの強いクラスのステロイド外用薬を綿棒などでピンポイントに塗ります。シコリが少し平らになってきたらタクロリムス軟膏に変更します。この時点になるとタクロリムス軟膏が吸収されやすくなり、見違えるように改善します。よくなったと思ってもしばらくはタクロリムス軟膏と保湿剤を1日1回、連日使用するようにします。個々の結節が扁平化し、色素沈着を残して落ち着くまでには、3～6週間かかります。

もしこれで効果が十分に得られない場合には、ステロイド外用薬を塗った後、サランラップを巻いて吸収をよくする密封療法、亜鉛華軟膏を重ね塗りして吸収を高める重層法、ステロイド剤含有テープの貼付などが次の段階の治療になります。また希望する人には液体窒素（あるいはドライアイス）で結節を冷凍凝固すると、痒みが楽になることもあります。

最大の要因は、患者自身による掻破であることをよく理解し、各種抗ヒスタミン薬の内服薬を併用することも考慮してください。

［貨幣状湿疹］

貨幣状湿疹は、その名の通り、コイン状の類円形の湿疹病変を特徴とした湿疹病変です。

診断する上でその丸い形もさることながら、重要なのはグジュグジュした急性湿疹です。

多くの場合、高齢者の貨幣状湿疹は、老人性乾皮症、あるいはそれが進んだ皮脂欠乏性湿疹

貨幣状湿疹

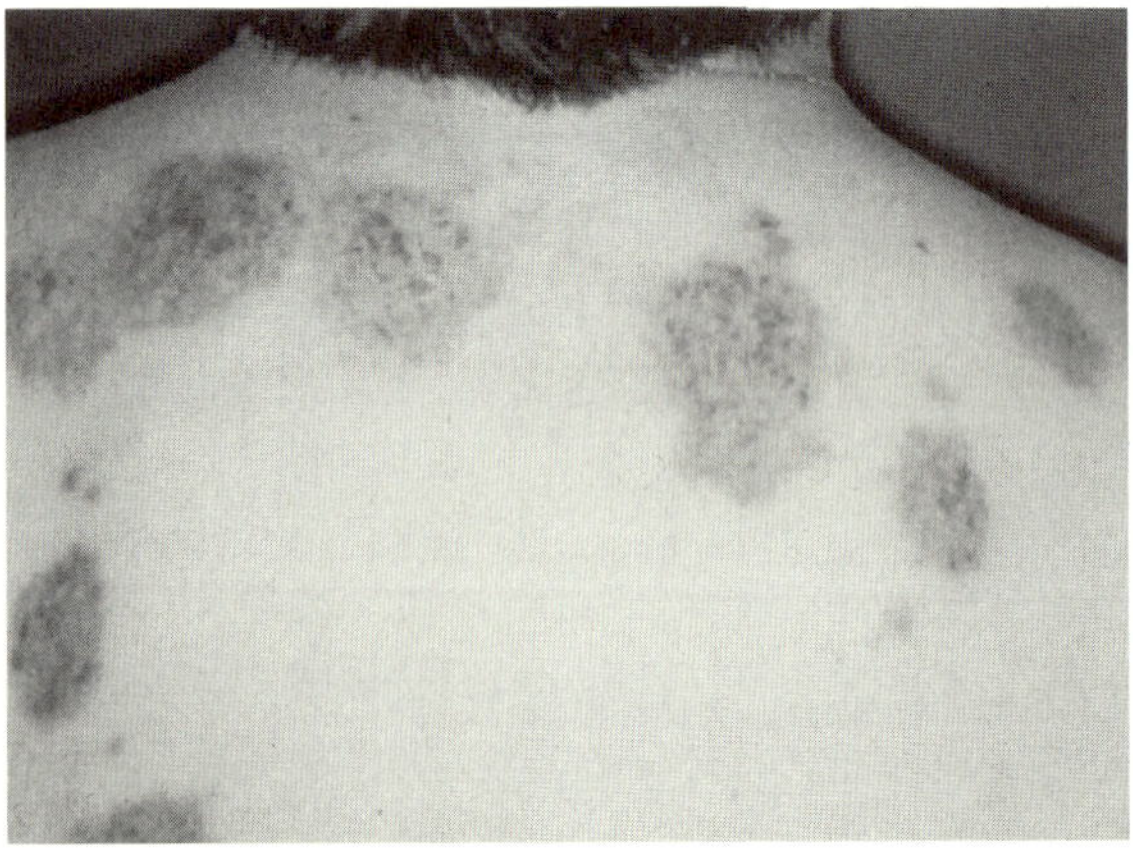

が、素地になっています。

一方、アトピー性皮膚炎の小児でも、乾燥のため痒くて引っ掻いているうちに、グジュグジュとし、貨幣状湿疹になることもあります。

いずれの場合も、好発部位は主に、下腿の前面です。

治療はベリーストロングかストロンゲストのステロイド外用薬が有効で、症状によっては、亜鉛華軟膏の重層法を行います。通常、スキンケアとして冬期には、風呂上がりに保湿剤を塗ることが予防的にも重要です。

［単純性批糠疹（はたけ）］

頬部などにみられる楕円形状の境界明瞭な不完全脱色素斑で、「はたけ」とよばれますが、これもアトピー性皮膚炎の一症状です。このような症状が見られたら、アトピー性皮膚炎と同じステロイド外用薬などの治療をします。ほとんどの場合、成長するにつれて跡形もなくなるため、基本的には放っておいてもよいのですが、カサつく場合には保湿剤を外用します。

コラム

ステロイド外用薬によるニキビの予防

アトピー性皮膚炎とニキビとは、皮脂の関係から言うと正反対に位置する病気です。一方は皮脂が少なく皮膚が乾燥してしまう。他方は、皮脂が多過ぎて毛孔が詰まり、炎症が起こる。だから、アトピー性皮膚炎の患者に自然にニキビができるのは、正常化した皮膚から脂が出るようになった喜ばしい兆候です。

ステロイド外用薬の副作用によるニキビも、原則的には思春期以前の小児にはなく、皮脂腺の働きが活発になる思春期以降に生じます。これはアトピー性皮膚炎がよくなってきた証拠なので心配いりません。

とはいっても、ステロイド外用薬によるにきびには治療が必要です。私は、１０歳前後の患者さんに、にきびの予防として、あらかじめステロイド治療開始後３日目から、１㎎／㎏／日のクラリスを朝と夕、分２で７日間飲んでもらい、よい成果を得ています。それでもニキビができてしまった場合には、その部位にはステロイド外用薬は塗らないようにし、アクアチームクリームを塗るようにします。ただ、面皰（ニキビの初期。黄白色のニキビ）の段階ならばステロイド外用薬を続行してもかまいません。

また、痒みを伴い、アトピー性皮膚炎かニキビか判断できない場合には、とりあえずステロイド外用薬によるアトピー性皮膚炎の治療を優先します。

9. アトピーに伴いやすい皮膚疾患

すぐにアトピーと診断するのは間違い

乳幼児や小児のアトピー性皮膚炎には、とくに伴いやすい皮膚疾患がいくつかあります。乳児の脂漏性湿疹はアトピー性皮膚炎と間違えられやすい病気です。赤ちゃんの頭や顔にある赤いブツブツや黄色い発疹を見て、すぐに「アトピー性皮膚炎」と診断する医師もいますが、これは間違いです。こうした症状が「数ヶ月にわたって」続いた場合に初めてアトピー性皮膚炎という診断がつくのです。乳児期に普通に見られる湿疹などをアトピー性皮膚炎と考えて食事制限などを行うことは絶対にやめましょう。

以下に、アトピー性皮膚炎に伴いやすい皮膚疾患について説明します。

［汗疹（あせも）］

赤ちゃんや子どもが夏などたくさん汗をかいたあとに、赤いブツブツができます。汗腺の出口が汗やほこり、アカなどでふさがることが原因です。このときたまった汗が、周囲の組織に漏れ出して炎症を起こすのです。汗の中には水分以外にもいろいろな物質が入っています。その中には炎症を引き起こすサイトカインもあり、皮膚の組織に漏れれば、皮膚炎が当然起きてきます。

高温多湿の環境での運動、熱の出る病気、湿布、包帯やギプス、通気性の少ない衣類の着用など、多汗を来たす状況のときに好発し、痒みを伴います。頭や額、首の周りや手足のくびれ、わきの下、背中、お尻などによくできます。とくにアトピー性皮膚炎患者においては、発汗によって湿疹化が増悪することが多いので、それを防ぐためにも、入浴により清潔を保ち、湿疹化している場合は、ステロイド外用薬をしっかり塗ってください。塗るとすぐに楽になります。しかし、あせもの治療は何といっても汗をかかせないようにすることが大切です。夏はクーラーの効いた涼しい家庭環境にするよう心がけてください。

[手足の汗疱]

手のひらや指、足などに数㎜程度の小さいプチプチとしたものができる病気です。1～2週間で水疱がつぶれ手足に汗をかく夏に多く、汗腺が詰まったり細くなったり、皮膚に汗がたまったために起こります。1～2週間で水疱がつぶれ、皮がむけます。時にこれが湿疹に移行することがあり、そうなると痒みが強くなります。

この病気は、汗をかく夏に多く、手のひらや足底の多汗を伴う個所に多いことから、汗貯留現象の一つとも考えられましたが、組織を調べてみると、水疱は必ずしも汗管や汗腺につながっているわけではなく、水疱の中身も汗の成分とは異なっています。このため、汗腺とは関係ない湿疹の一種といわれ、はっきりした原因は不明です。

治療は角質溶解薬のウレパール軟膏を使用。湿疹化している場合はアンフラベート軟膏などステロイド外用を行ってください。

［脂漏性湿疹］

生後2～3週頃から、頭や、髪の生え際、眉毛部などに黄色調のかさぶたが固着します。4～8ヶ月までに治癒していく疾患で、乳児の2～5％に日常的に見られます。皮脂は天然のクリームなどといわれますが、分泌されて時間がたつと変質して皮膚を刺激します。そういった場所を脂漏部位と呼び、ここにできる湿疹を脂漏性湿疹といいます。

一方、成人では、頭、額、顔面、鼻の横、わきの下、下腹部、背中、お尻の割れ目などの脂漏部位にでき、マラセチアなどの真菌の過剰増殖が、症状の悪化要因として注目されています。

この病気は、脂腺の機能亢進した部位や、擦れる外陰部に多く見られますが、乳児期と成人期のものが同じ疾患か否かは、まだ明らかではありません。

乳児期に出やすい脂漏性湿疹は、アトピー性皮膚炎の初期症状とよく似ています。

したがって少なくとも、その発症段階において、乳児期だけで軽快するものか、後にアトピー性皮膚炎になっていくのかを、鑑別するのは非常に困難です。

乳児の頭部の脂漏性湿疹には、炎症があればスピラゾン軟膏を塗布し、その上から亜鉛華軟膏を塗布します。

成人で炎症のある場合は、ステロイド外用薬と、マラセチアに有効な抗真菌剤を1対1に混合し、外用しますが、炎症が消失した後は、抗真菌剤の単独に切り替えて治療を行います。

［皮脂欠乏性湿疹］

空気の乾燥した冬場になると増える湿疹です。足や背中などの皮膚がカサカサし、粉を吹いたり、ひび割れた状態になります。赤みや痒みを伴うこともあります。お年寄りや乾燥肌の人、幼児にも見られます。冬は皮脂の分泌が少なくなりますし、湿度が低いので皮膚の水分がどんどん失われます。暖房が効きすぎたり、住宅の気密性が高すぎたりすると皮膚の乾燥を助長させるので注意が必要です。

こうして角質層が破壊されることから、外的刺激を受けやすく、炎症を発症します。治療は、まず入浴時、洗い過ぎない、擦り過ぎないという生活習慣を身につけることが大切です。乾皮症になる前に、保湿剤などを使用することで予防効果があります。湿疹が生じてしまった場合は、ステロイド外用薬で湿疹を治療し、その後も保湿剤でスキンケアを行ってください。

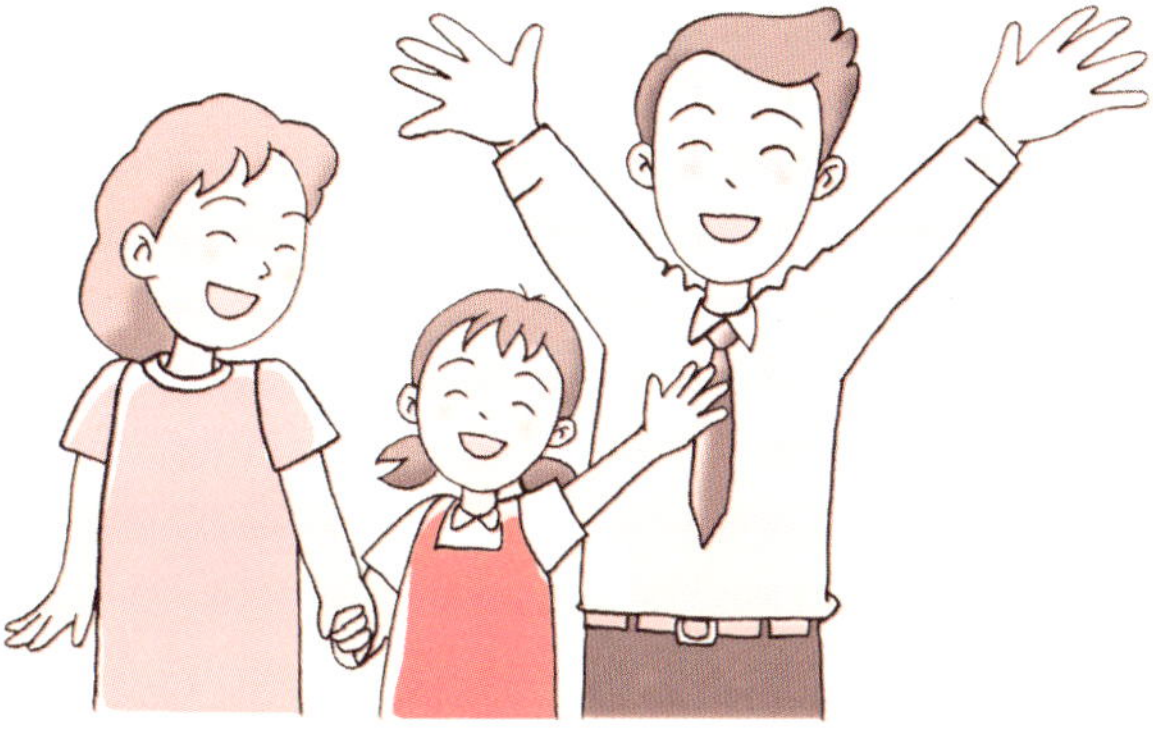

【第3章】

正しいスキンケアの方法を知ろう!

1．皮膚の良い状態をキープするには？
2．スキンケアの目的は「清潔」と「保湿」
3．清潔のスキンケアのコツ
4．保湿剤はたっぷり使わなければダメ
5．保湿のスキンケアは朝夕の「3分ルール」で
6．モイスチャー効果のある保湿剤を
7．「痒み」をどう抑えるか

1. 皮膚の良い状態をキープするには？

炎症がなくてもドライスキンは続く　再発防止のためにもスキンケアが必要

炎症が鎮静化してもバリア機能の回復はまだ

湿疹病変のあるときには、炎症に対するステロイド外用薬などの薬物療法を優先します。しかしアトピー性皮膚炎の患者さんは、たとえ炎症が一時的に鎮静化しても、多かれ少なかれドライスキンは続きます。

ドライスキンでは、皮膚のバリア機能が破壊され、また新たに外的刺激に対して敏感に反応し、これらはⅣ型アレルギー反応の原因になるので、たとえ炎症がよくなった後でも、再発を予防するために、スキンケアを続けることは極めて重要です。

「お肌のお手入れ」は単なる美容ではなく病気の「治療」

スキンケア。とくにお母さん方にしてみれば、とても身近な言葉だと思います。では、スキンケアとは何でしょうか？　「毎日のお肌のお手入れ」といった、病気治療からは縁

スキンケア

一般的な「日常生活上の注意」
程度に受け止めてしまう
↓
アトピー性皮膚炎治療の一翼を担うもの
として位置づける

遠いイメージをもっているのではないかと思います。一般にスキンケアという言葉は、日常生活上の注意程度に受け止められていることがほとんどです。

でも、皮膚のバリア病が重要な原因であるアトピー性皮膚炎の人にとって、スキンケアはかなり意味合いが違います。バリア機能を矯正することを目標とするスキンケアは、ステロイド外用薬などの薬物療法と並んで、最も大切な病気の「治療」なのです。

日本皮膚科学会のガイドラインでも、「スキンケア」は「薬物療法」と並んで治療の根幹のひとつにあげられて、次のように明示されています。

〈ステロイド外用薬による炎症の鎮静が十分に得られた後に、乾燥およびバリア機能の低下を補完し、炎症の再燃を防止し、寛解状態を維持するために、スキンケアは重要な役割を担うものであり、炎症部位においても薬物療法の効果を高め、更なる悪化を避けるためその重要性は大きい〉

欧米のアトピー性皮膚炎治療ガイドラインでも、薬物療法のバックアップ手段としてのスキンケアの役割が明確に示されています。

医師によってスキンケアの指導はバラバラ

とはいっても、ほんの10数年ほど前まで、アトピー性皮膚炎の治療のなかでスキンケアはそれほど重視されてはいませんでした。なぜでしょうか？　多くの医師はアレルギーを抑えることに重点を置いてきたからです。

医師は一応スキンケアの指導を行ってはいたものの、あくまで補助的なケアにすぎないと考えていました。そのため、どうしても表面的な説明に終始し、患者さんのほうも一般論としての「日常生活上の注意」程度に受け流してしまいます。

それが最近では「アトピー性皮膚炎はバリア病」「アトピー性皮膚炎の悪化を防ぐには皮膚を清潔にし、乾燥を防ぐスキンケアが欠かせない」といった共通認識が皮膚科医・小児科医を問わず浸透したため、スキンケアがにわかに注目されるようになってきました。

ところが、です。アトピー性皮膚炎の治療にはスキンケアが重要と多くの医師が口を揃えるものの、その具体的な方法になると個々の医師でまちまちの指導を行っているという現実があります。

医学的に、スキンケアには保湿剤などを用いる狭義のスキンケアと、外用薬の使用と無関係に衣類、食事、睡眠、ストレスなど日常生活上の注意まで含める広義のスキンケアとがあります。

前者は、入浴・シャワーや保湿剤によるスキンケアです。後者は、「刺激の少ない衣服を着る」「室内を適温・適湿の環境にする」「界面活性剤の含有量の少ない洗剤を使う」「爪を短く切り、掻破で皮膚が傷つくのを防ぐ」「十分な睡眠と規則正しい生活」といった広い意味でのスキンケアです。

問題は、それぞれの医師によって、スキンケアの個々の要素への重きの置き方が違うということです。とくに、最も重要な保湿剤についての実践的な指導があまりにも軽視されているような気がします。その使い方について、きちんとアドバイスしている医師が果たしてどれほどいるでしょうか？

それどころか、聞くところによると、入浴・シャワーが必要かどうか、石けんを使うか使わないかなどの基本的なことについてでさえ、医師によって正反対の指導が行われているケースもあります。あるいは、外用薬を塗るのは肌の汚れをとってから、というスキンケアの基本中の基本さえ教えられていません。

残念なことに、多くの医師の間でまだまだスキンケアの本当の重要性は理解されていないようです。

保湿剤の量とタイミングの指導が肝心

スキンケアでいちばん大切なポイントは、保湿剤を塗る量とそのタイミングです。にもかかわらず、アトピー性皮膚炎の専門医にかかっている患者さんでさえ、この点についての具体的な指導はあまり受けていません。そのため、おざなりなスキンケアになってしまい、アトピー性皮膚炎発症のベースにあるドライスキンがなかなか改善しないということになってしまいます。たとえば、保湿剤は入浴後に塗るようにと多くの医師が指導します。でも、ある医師は入浴30分後までにと勧め、ある医師は15分以内にとアドバイスします。これから詳しく説明しますが、米国では多くの医師が「3ミニッツ」という言葉を口にするそうです。つまり、保湿剤によるスキンケアはシャワーあるいは入浴後3分以内に行わなければ十分な効果は発揮されないというのが常識となっています。

これに対して日本では、アトピー性皮膚炎を専門とする皮膚科医でさえ、研究会の講演などで「寛解維持療法としての保湿剤の有効性について科学的な根拠はほとんどない」などと話しています。寛解維持というのは「炎症がよくなった状態を続ける」という意味です。科学的な根拠がないと主張するのであれば、どの保湿剤を1日何回、何g、どういうタイミングで塗ったかを明らかにすべきです。保湿剤のきちんとした使用法も標準化していないのに、果たして「科学的な根拠がない」などと言い得るのでしょうか？　私にはそのアバウトさが不思議でなりません。

一方では、東北大学名誉教授の田上八朗医師のように、保湿剤によるスキンケアはアトピー性皮膚炎の悪化を防ぐ重要な治療法だと断言している皮膚科医もいます。

以前は、保湿剤は塗っても洗えば落ちてしまうのでスキンケアの効果はあくまでも表面的、一時的なものと考えられていました。実際のところ、スキンケアの効果を肉眼で客観的に評価するのは無理です。しかし最近は、皮膚の状態を測る機器が発達し、微妙な変化をチェックすることができるようになっています。

田上医師は自ら開発した「高周波伝導度測定装置」（商品名スキコン200-EX=27ページに写真）で、角質層に含まれる水分含有量を測定し、保湿効果を科学的に評価しています。乾燥してバリア機能の低下した皮膚に保湿剤を何日も繰り返して塗っていると、保湿効果は一時的ではなく、塗布をやめて数日間も持続することが確認され、角質層のバリア機能も明らかに回復することが認められたそうです。田上医師はこれを「角質療法」と名づけ、アトピー性皮膚炎の重要な治療と位置づけています。私も、間違いなく保湿剤はアトピー性皮膚炎の寛解維持療法になると考えています。それどころか、保湿剤によるスキンケアこそが唯一、皮膚をよい状態にキープする方法だといってもいいでしょう。

大切なのは、アトピー性皮膚炎に対するスキンケアのきちんと標準化された方法を確立することです。私はこれまでの臨床経験から独自のノウハウを得て、患者さんに日常生活のなかで実践してもらっています。そして、薬物療法とスキンケアを徹底することで、ほとんどの患者さんがアトピー性皮膚炎を克服しているのです。

ステロイド外用薬や保湿剤の使い方のきめ細かな指導は、医師と患者さん、あるいは保護者とのコミュニケーションの接点です。アトピー性皮膚炎の診療にたずさわる医師には、もっと外用指導を大切にしてほしいと思います。

2. スキンケアの目的は「清潔」と「保湿」

相反する「清潔」と「保湿」のスキンケア
この2つを両立させることが大切

スキンケアは炎症がおさまってから

アトピー性皮膚炎の基本は「炎症」に対する薬物療法と、アトピー性皮膚（「ドライスキン」）に対する保湿のスキンケアの2つの治療について、それぞれの守備範囲をしっかりと分けて行うことです。

スキンケアは皮膚に炎症があるときは役に立ちません。その場合は、まずステロイド外用薬による治療を優先することです。炎症がおさまらなければスキンケアの効果は期待できません。

私は薬物療法と並行して保湿剤を開始します。もちろん、保湿剤だけは炎症がなくても「超」乾燥肌のスキンケアのためにずっと続けていかなければなりません。

乾燥肌を助長するような生活環境をある程度改めることも必要です。エアコンなどによる住宅環境の変化、間違った生活習慣が肌を乾燥させます。高齢者では加齢に伴う変化もあります。

とくに注意したいのが間違った生活習慣です。熱いお風呂に長く入る、体をゴシゴシ洗うなど、わざわざ皮脂を流してしまうような習慣を持っている人が多いものです。これではますます皮膚の乾燥が進んでしまいます。

季節によっても症状は変化しますから、それぞれに応じたスキンケアの方法を考えていかなければなりません。とくに冬場は乾燥から肌を守るために念入りなスキンケアが必要になります。

適切なスキンケアで生活制限は最小限に

アトピー性皮膚炎の最初のステップは皮膚のバリア機能障害です。アトピー性皮膚炎の患者さんはバリア機能が弱いために、ダニやホコリなどのアレルゲンや、汗、掻破、衣服がこすれるといった外的な刺激にも敏感になって湿疹が悪化します。

スキンケアの最大の目的は、「バリア機能の代用としての膜」をつくることにあります。それによって、大変な生活制限は最小限にできます。

アトピー性皮膚炎にはたくさんの悪化要因があります。化粧品、衣類、髪形、プール、海水浴、スポーツ、砂遊びなどです。これらの悪化要因を避けるのも大切ですが、完璧にやろうとしたらとてもキリがありません。そもそも、「あれもダメ、これもダメ」という治療はノーマルな状態ではありません。皮膚のバリア機能を外側からしっかりと補ってあげれば、症状を上手にコントロールして普通と変わらない生活を送ることができるようになります。

厳しい生活指導ほど一見「きめ細かい医療」と思われるかもしれません。でも、それは間違いです。悪化要因になることが分かっていても、それが患者さんの生活や人生にとって価値の高いものであれば、無理に制限せずにその悪化要因を乗り越える治療を組み立てていかなければなりません。

これが当院のアトピー性皮膚炎治療の基本的なスタンスです。

とくに子どものアトピー性皮膚炎は適切にスキンケアを行えば、無理な生活制限をしなくとも再発を予防でき、十分な症状コントロールが可能です。当院では、子どもの患者さんのほとんどが2~3年以内にアトピー性皮膚炎から解放されています。

子どもの患者さんの場合はアトピー性皮膚炎をなんとか治してあげたいという親の思いが、また女性は自分がきれいになりたいという願望がそれぞれ強いモチベーションになります。そのため、きちんと指示どおりにスキンケアを続けてくれるので、ほとんどが完治のレベルに達しています。

清潔のスキンケアが乾燥を助長してしまう

アトピー性皮膚炎の治療におけるスキンケアの要素は3つあります。「皮膚を清潔に保つ」、「乾燥から皮膚を守る」、「紫外線から皮膚を守る」ということです。

このうちでも、とくに大切なのが「清潔」のためのスキンケアと「乾燥」に対するスキンケアです。細菌や汗などの汚れはドライスキンには悪影響を及ぼす刺激になります。こ

「清潔」のスキンケアのあとは、必ず「保湿」のスキンケアを！

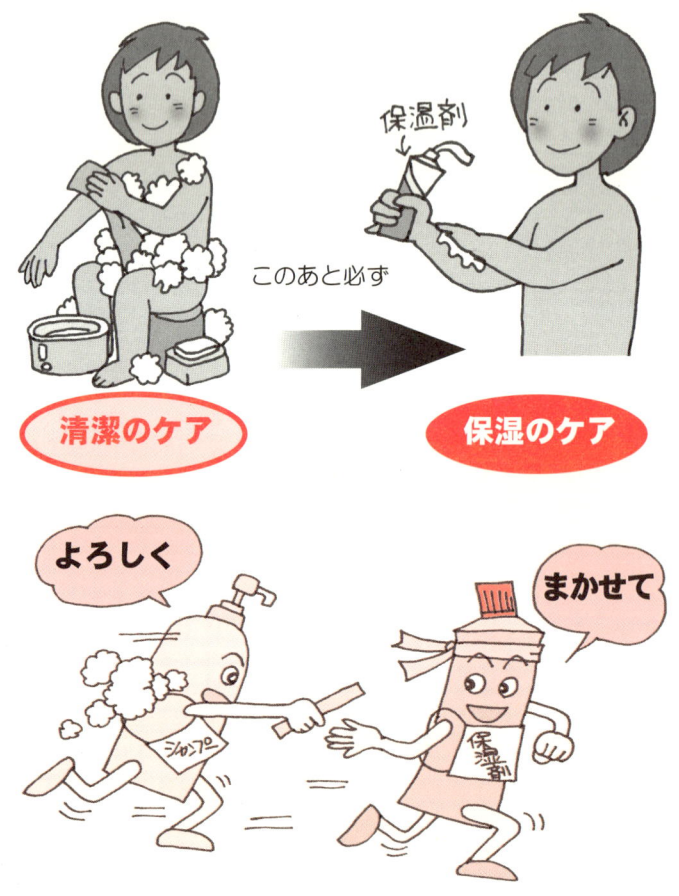

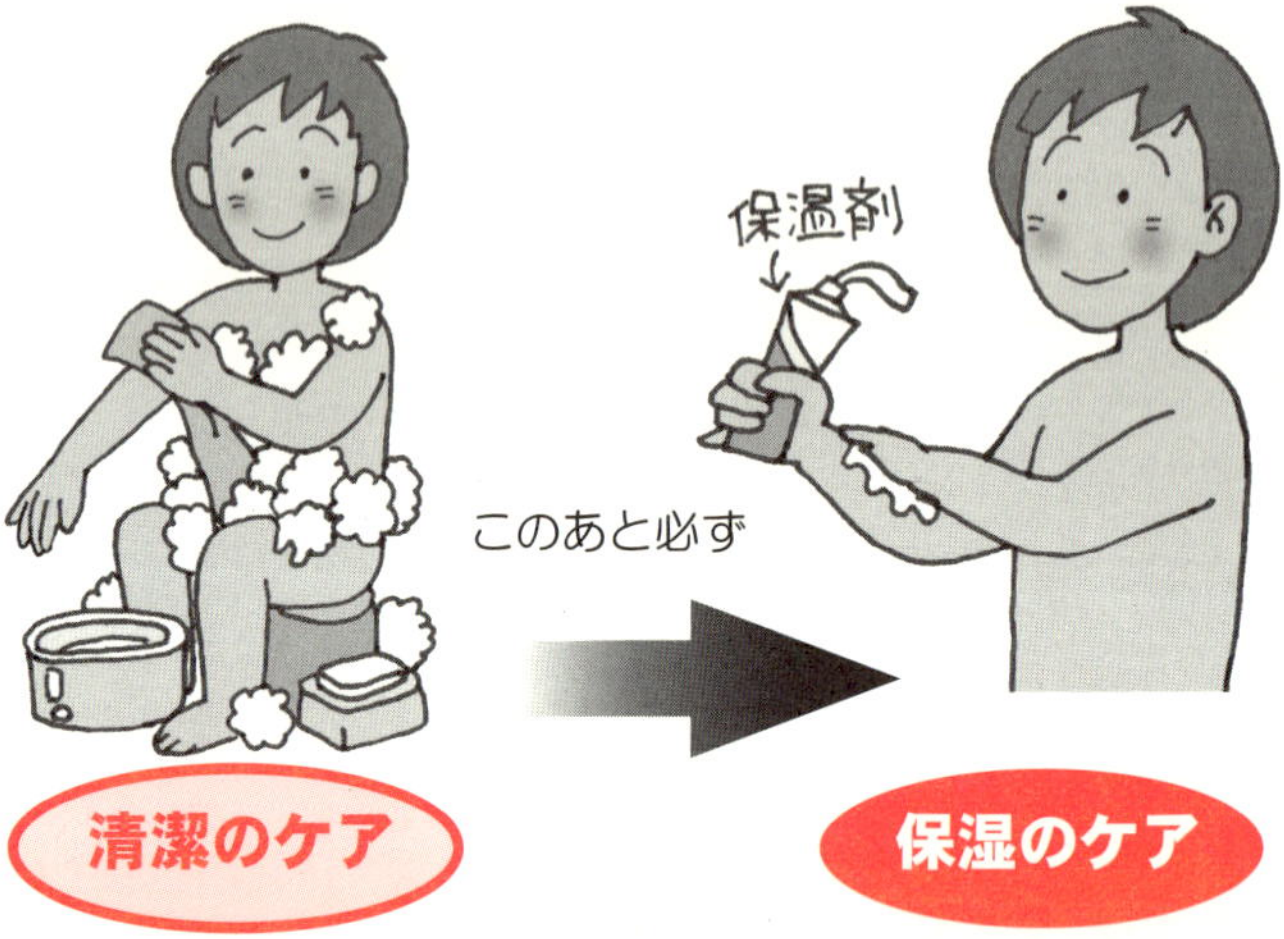

セラミドは、牛脂や豚脂と違って水に溶けるので、石けんを使ったり、シャワーを浴びたりしただけでも流れてしまいます。アトピー性皮膚炎の人は、風呂上がりには、必ず「保湿」のケアの習慣をつけることが大切です。

トータルスキンケア

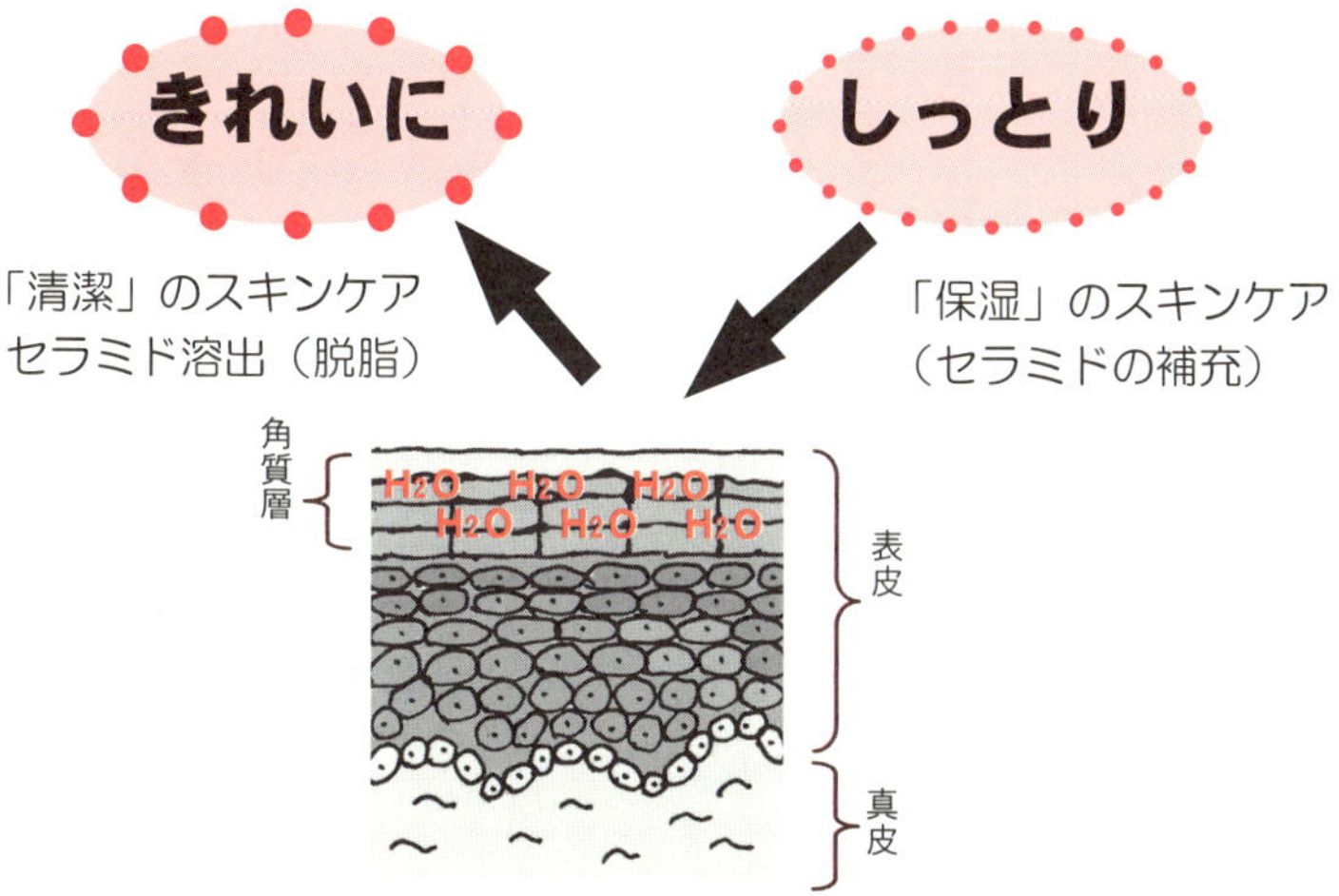

れを石けんでよく洗い落とすのが清潔のスキンケアです。

ところが困ったことに、石けんで体を洗うと、皮脂膜はもちろんのことバリア機能の主役であるセラミドなど皮脂まで洗い流してしまうのです。そのため、入浴やシャワーで一時的にうるおった皮膚が、時間が経過するとよけいに乾燥してしまうのです。

ですから、石けんで汚れを落としたあと、保湿剤によって脂分を補うことでこれらを両立させることが大切です。

「清潔」、そしてそのあとの「保湿」のスキンケアへのリレー。これがアトピー性皮膚炎のスキンケアの最大のポイントです。

3. 清潔のスキンケアのコツ

石けんを使った入浴・シャワーで皮膚に付いた汗や細菌を洗い流す

汗をかいたら放置しないで

子どものアトピー性皮膚炎では、ひじの内側、ひざの裏側などによく湿疹が出るということを経験すると思います。なぜでしょうか？

汗やアカなどの汚れがたまりやすいからです。関節の動きで折れ曲がったり、よじれたりと機械的な刺激が加わりやすいことも一因です。しかも、こうした部分は動きやすいように皮膚が薄くできているのです。とくに、ひじ、ひざ、首すじなどは、流れた汗のたまり場になっています。汗のたまりやすい部位を「間擦部《かんさつぶ》」といいます。

これまでのいくつかの研究では、汗がアトピー性皮膚炎を悪化させる因子になることが証明されています。発汗自体が物理的な刺激になったり、自分の汗の成分がサイトカインを分泌し、Ⅳ型アレルギー反応の皮膚炎の原因になるからです。

ですから、汗をかいたら入浴やシャワーでよく流し、皮膚を清潔にしておくことがとて

悪化しやすい部分

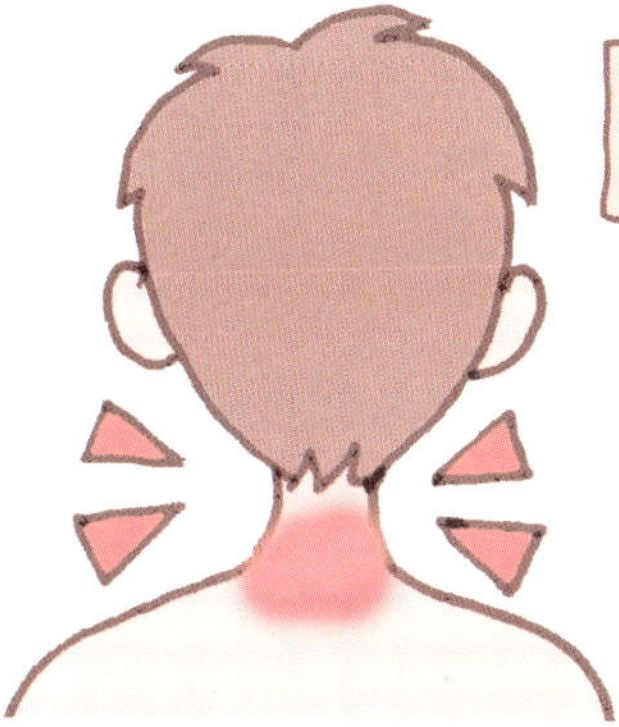

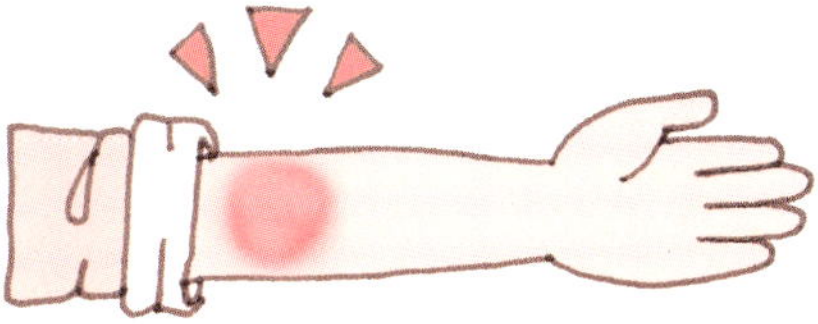

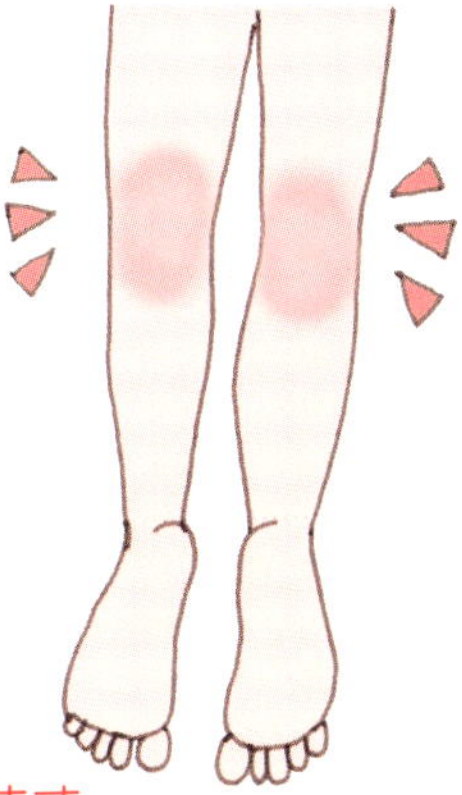

首、ひじの内側、ひざの内側が、湿疹のもっとも出やすい部分です。

水洗いで、汗の害を防ぐことができます

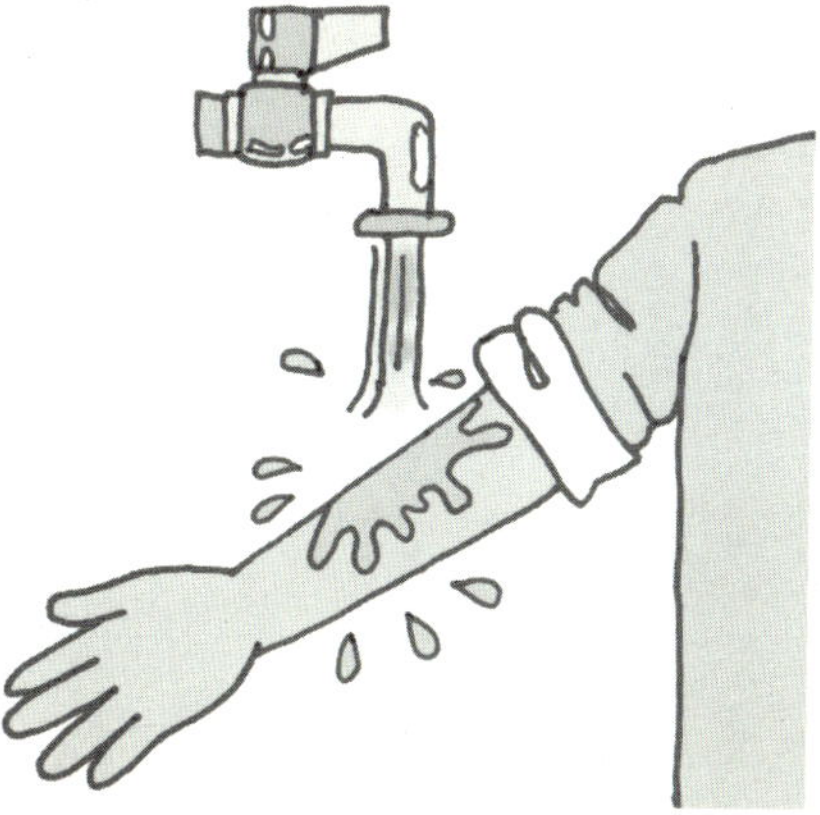

汗をかいたら、出来るだけ早く、水で洗い流すようにします。タオルやハンカチで拭くだけでは、汗の成分は完全にとれず、あまり意味がありません。そのあとで、保湿剤を塗ることも忘れないでください。

も大切になります。学校など外にいるときも、汗をかいたら面倒でも水で洗うようにしましょう。タオルで拭くだけでは、汗の成分が皮膚に残ってしまうからです。洗いにくい部分は、やわらかなティッシュなどを水でぬらし、たたいて汗を吸いとります。もちろん、洗ったあとは保湿剤を塗ることも忘れずに。

なお、ウエットティッシュには消毒剤や界面活性剤、防腐剤など刺激の強いものが入っている場合があるのでお勧めできません。

最近、群馬県や広島県などでは小学校にシャワーを設置するという試みをしています。運動などをして汗をかいたあとにシャワー浴を励行することで、アトピー性皮膚炎の子どもの症状が軽くなったという厚労省の研究結果も公表されています。

入浴にはイソジン消毒より除菌効果がある

アトピー性皮膚炎の治療でいちばん大切なことは皮膚を清潔にすることです。皮膚のバリア機能が壊れていることで、不潔にしておくと、黄色ブドウ球菌の感染、あるいはとびひや水いぼの原因にもなりやすくなります。

清潔のスキンケアは、皮膚の最後の防波堤であるバリアのところで細菌なども洗い流す重要な行為といえます。

ある時期、イソジン消毒で黄色ブドウ球菌を退治すれば、アトピー性皮膚炎がよくなるという幻想もあったことをお話ししました。しかし、イソジン消毒でアトピー性皮膚炎の症状は絶対に改善されません。私はブドウ球菌に対して、抗菌（抗生物質）外用薬や消毒薬を使う必要はまったくないと考えています。炎症があってブドウ球菌がたくさんいても、ステロイド外用薬で炎症を抑え、入浴で清潔のスキンケアをしたほうが細菌の減少にははるかに有効だと思います。

院内感染でよく知られるようになったＭＲＳＡ（メチシリン耐性黄色ブドウ球菌）も、アトピー性皮膚炎の人の皮膚の表面にはけっこう付くことがありますが、ステロイド外用薬と入浴で湿疹がよくなれば、ＭＲＳＡやその他の皮膚表面の細菌は消えてしまいます。

それがとびひとか、明らかに二次的な細菌感染症と診断されれば、当然抗菌薬を内服で使ったりしますが、基本的には湿疹ができてただれていて、そこに細菌が付いているという状態ではステロイド外用薬で十分です。

具体的な入浴法

皮膚に付いたさまざまな汚れは皮脂に溶けこんでいます。汗くらいならシャワーでも十分でしょうけれども、汚れをしっかり取るには皮脂ごと洗い流さないとダメです。そのた

刺激の少ない入浴法

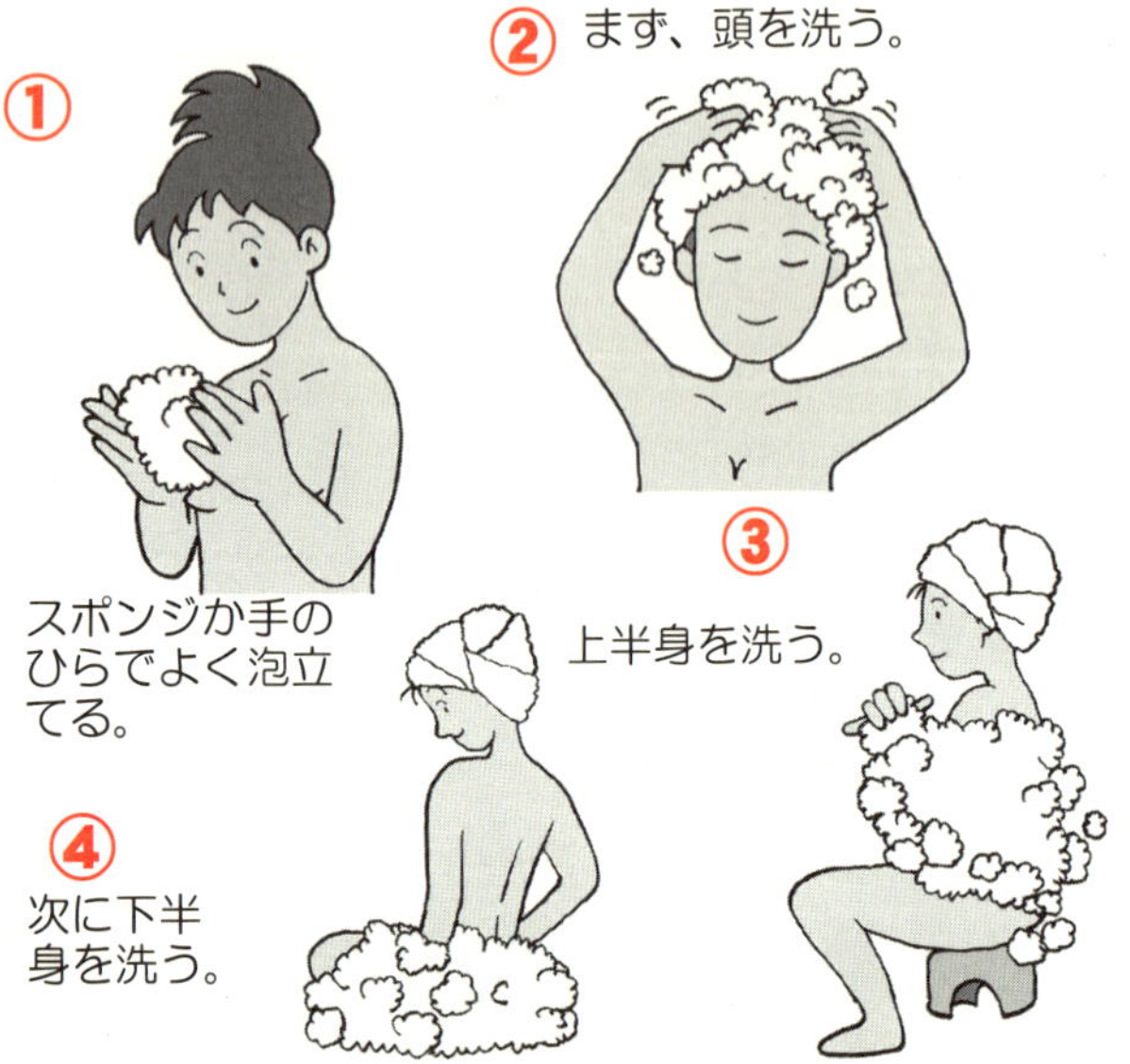
①
スポンジか手のひらでよく泡立てる。
② まず、頭を洗う。
③
上半身を洗う。
④
次に下半身を洗う。

めに必要なのが石けんです。石けんは特別なものを用意する必要はありませんが、刺激の少ないものを選ぶようにしましょう。石けんが触れただけで皮脂はとれるので、垢こすりみたいに角質層をこすらなくても汚れは取れます。体を洗うときは、ナイロンタオルやスポンジなどを使ったり、ごしごしと強くこすったりするのは肌を刺激するのでよくありません。泡立てた石けんを両手に広げて、全身を優しくなでるように洗うのがコツです。

　石けんが肌についている時間をできるだけ短くするために、頭、上半身、下半身の三部分にわけて洗います。まず頭に石けんやシャンプーをつけて洗い、すぐに洗い流す。次に上半身に石けんをつけて洗い流す。下半身も同様です。その際、石けんが残存すると、これは無用な刺激になりえます。石けんの泡が残りやすい耳のうしろ、あごの下、わきの下、股間などは念入りに洗い流しましょう。

シャンプーについても同じです。もっとも無理にシャンプーを使う必要は全くなく、本当は石けんで十分なのです。「薬用石けん」というものも市販されていますが、これは必ずしも湿疹用の石けんというわけではありません。細菌などの殺菌を目的としているため刺激が強く、必要以上に脂分を落としてしまうので、避けたほうがよさそうです。

シャンプーは想像以上に脱脂作用が強いので、お風呂に入ったらまず最初にシャンプーをし、その後に顔や体を洗うほうがいいでしょう。シャンプーがすんだらすぐに乾いたタオルで頭を包み、

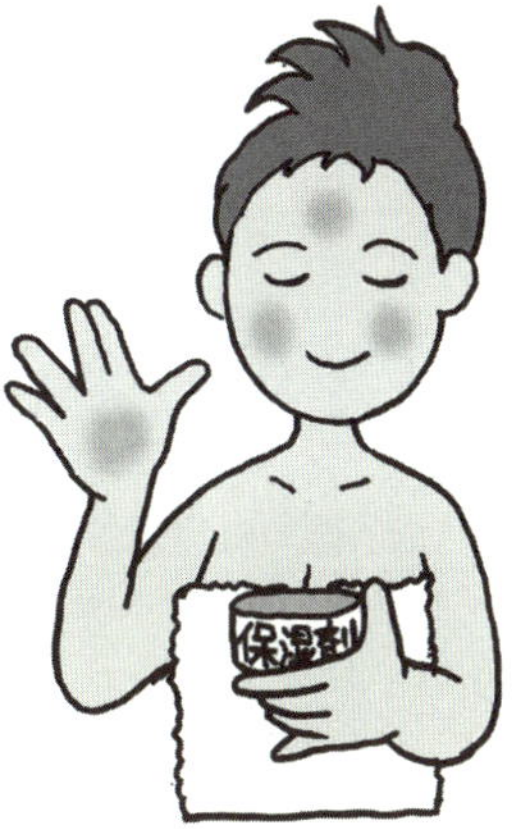
シャンプーの前に手に保湿剤を塗ろう
保湿剤

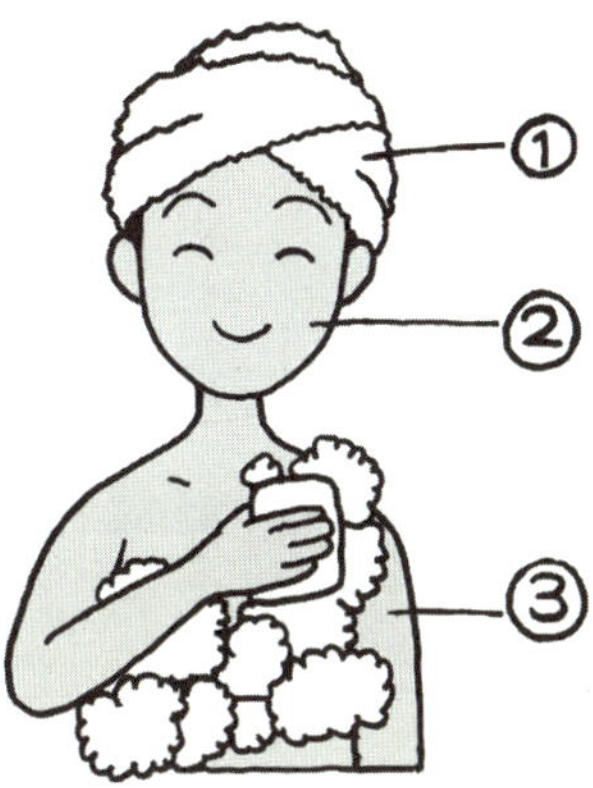
洗う順序は…
①
②
③

その後、顔、首、体の順に洗ってください。顔を洗ってからシャンプーをすると、顔のバリアが取れた状態にシャンプーがつき、それが刺激になりうるからです。

顔や首、とくに手の湿疹が悪化してなかなかよくならないとき、私はまずシャンプーを疑います。髪を洗っているつもりでも「毛にシャンプーをつけて、毛のブラシで手を洗っている」状態になっている人も少なくありません。顔を下に向けて髪を洗えばシャンプーはどんどん顔や首に流れていきます。最もその被害にあうのは、利き手の指です。こんなときは手袋をしてシャンプーをするか、手に保湿剤を塗って手をガードするとよいでしょう。洗っているうちに取れてしまいますが、塗らないよりはずっとマシでしょう。

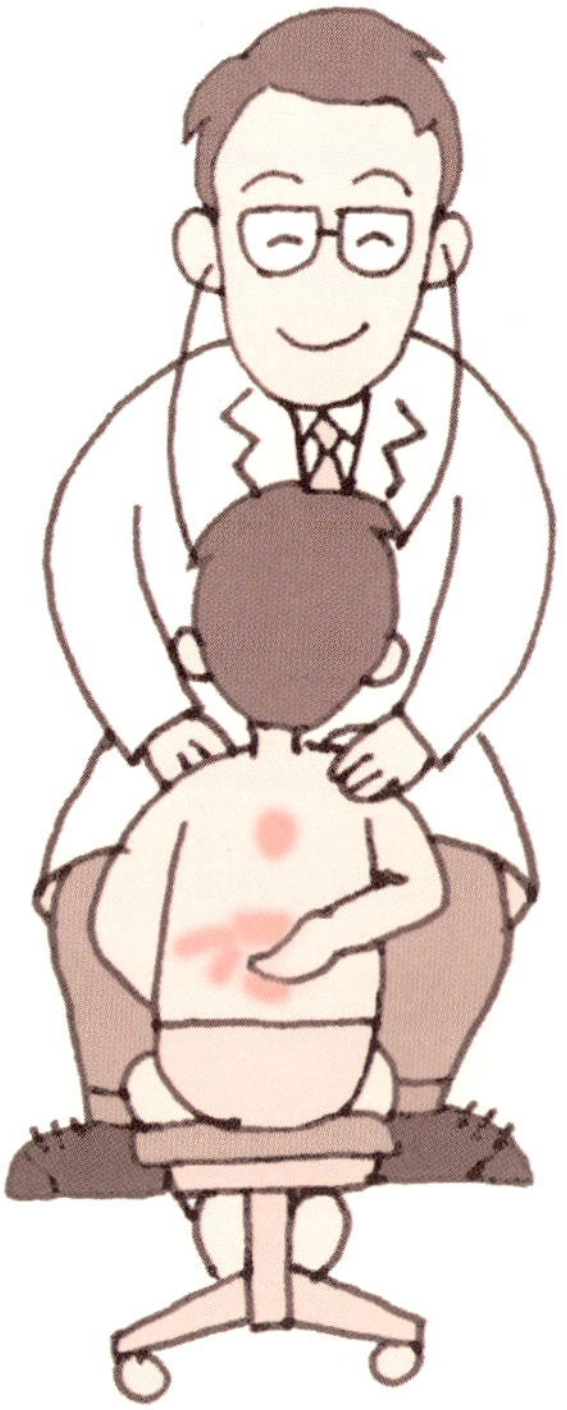

4. 保湿剤はたっぷり使わなければダメ

スキンケアの効果が出ないのは保湿剤の塗布量が少なすぎるから

500g入りのボトルで処方

実際に私の治療を受けた患者さんや保護者の方が驚かれるのは、保湿剤の使用量の多さだと思います。ふつう、皮膚科を受診して処方されるヒルドイド軟膏などの保湿剤は、せいぜい2週間分で20gチューブ2、3本程度でしょう。しかし、当院では500g入りの大きなボトルを1、2個お渡しします。

アトピー性皮膚炎の患者さんの皮膚は炎症のないところでも「超」乾燥肌です。たとえていうなら砂漠のような状態にあります。乾燥肌に「油断」（油を断つ）は禁物です。こうしたドライスキンを改善するには、一般的

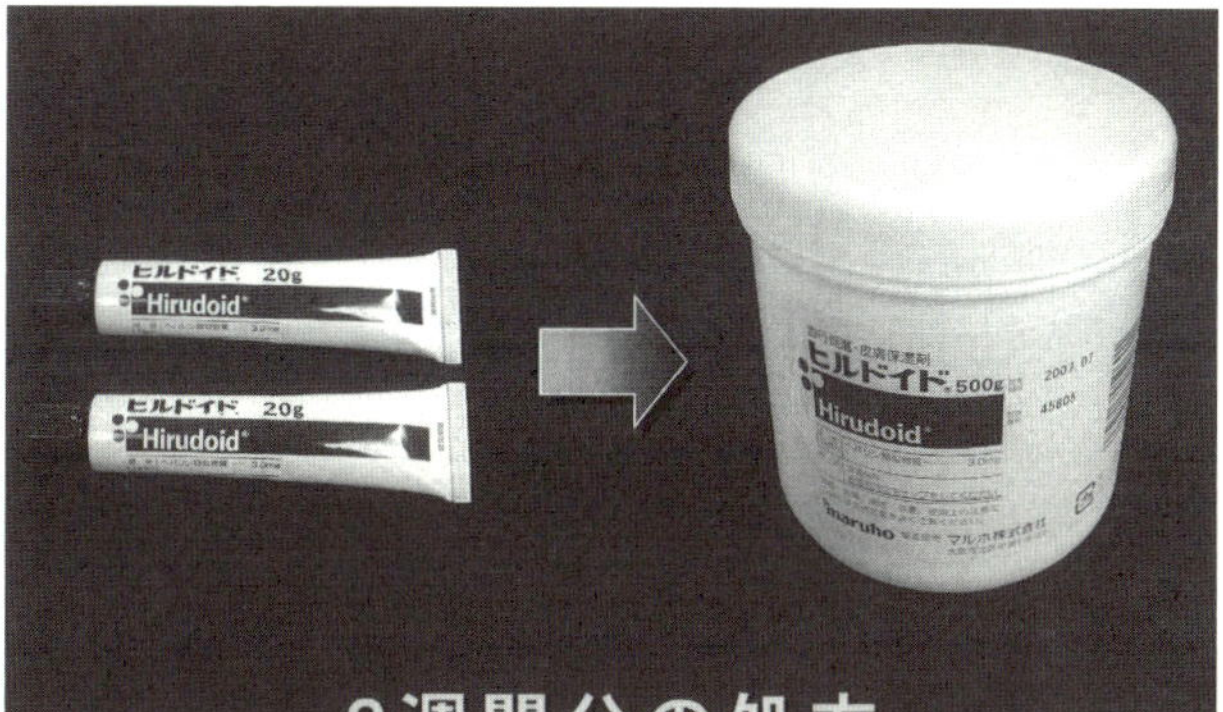

2週間分の処方

に処方されている量ではとても足りません。スキンケアの効果が出ない場合、原因のひとつは保湿剤の量が足りないことです。

アトピー性皮膚炎の診療にたずさわる医師のスキンケアへの理解が進めば、もっと多くの量の保湿剤が保険で使えるようになると思います。これは後で述べますが、ステロイド外用薬についても同じことがいえます。

1日2回を3ヶ月続ける

保湿剤は1日2回、たっぷりと塗らなければ十分な保湿効果を得られません。ティッシュペーパーに付着する程度の量が必要です。(写真)

先にも書きましたけれど、とても重要な点なので再度強調しますと、当院におけるこれまでの臨床経験から私は、子ども、成人とも、保湿剤は体表面積1㎡当たり1日30g相当が必要だと考えています。全身に保湿剤を塗ってうるおいを与えるには、子どもでも3ヶ月乳児で10g、4歳児で20g、大人では40~50g程度が必要です。

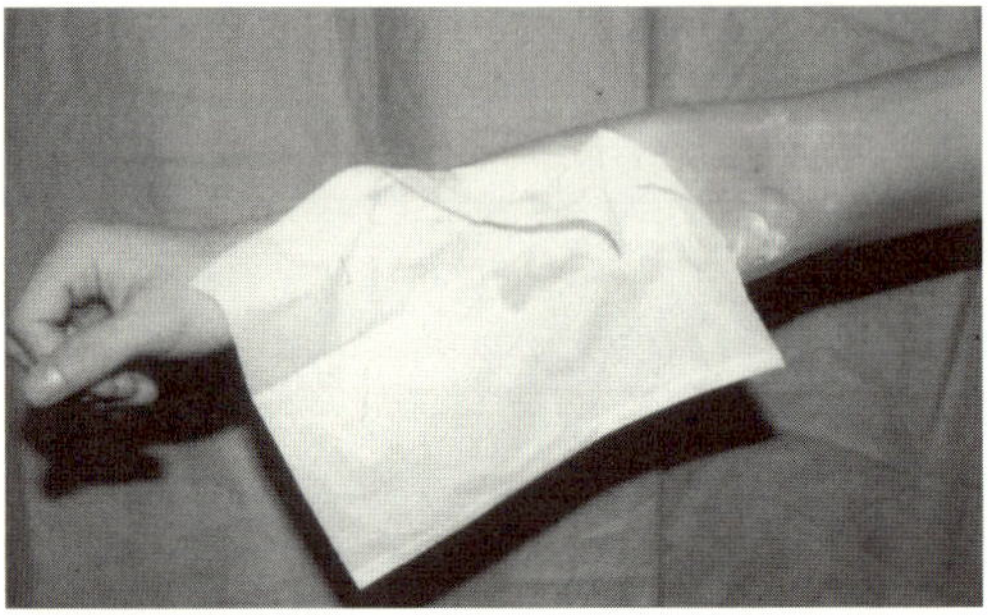

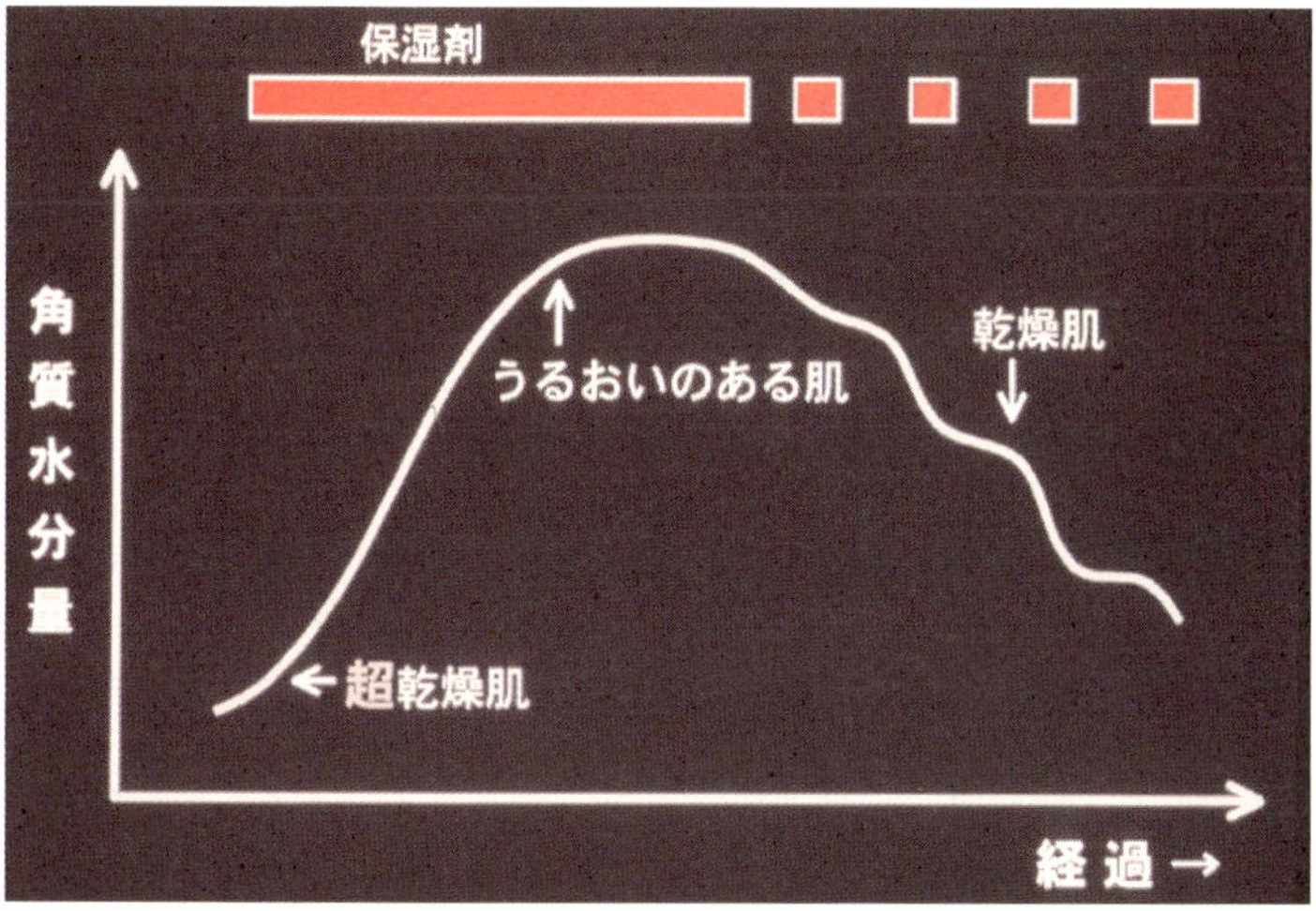

図3-1　保湿剤によるドライスキンの改善

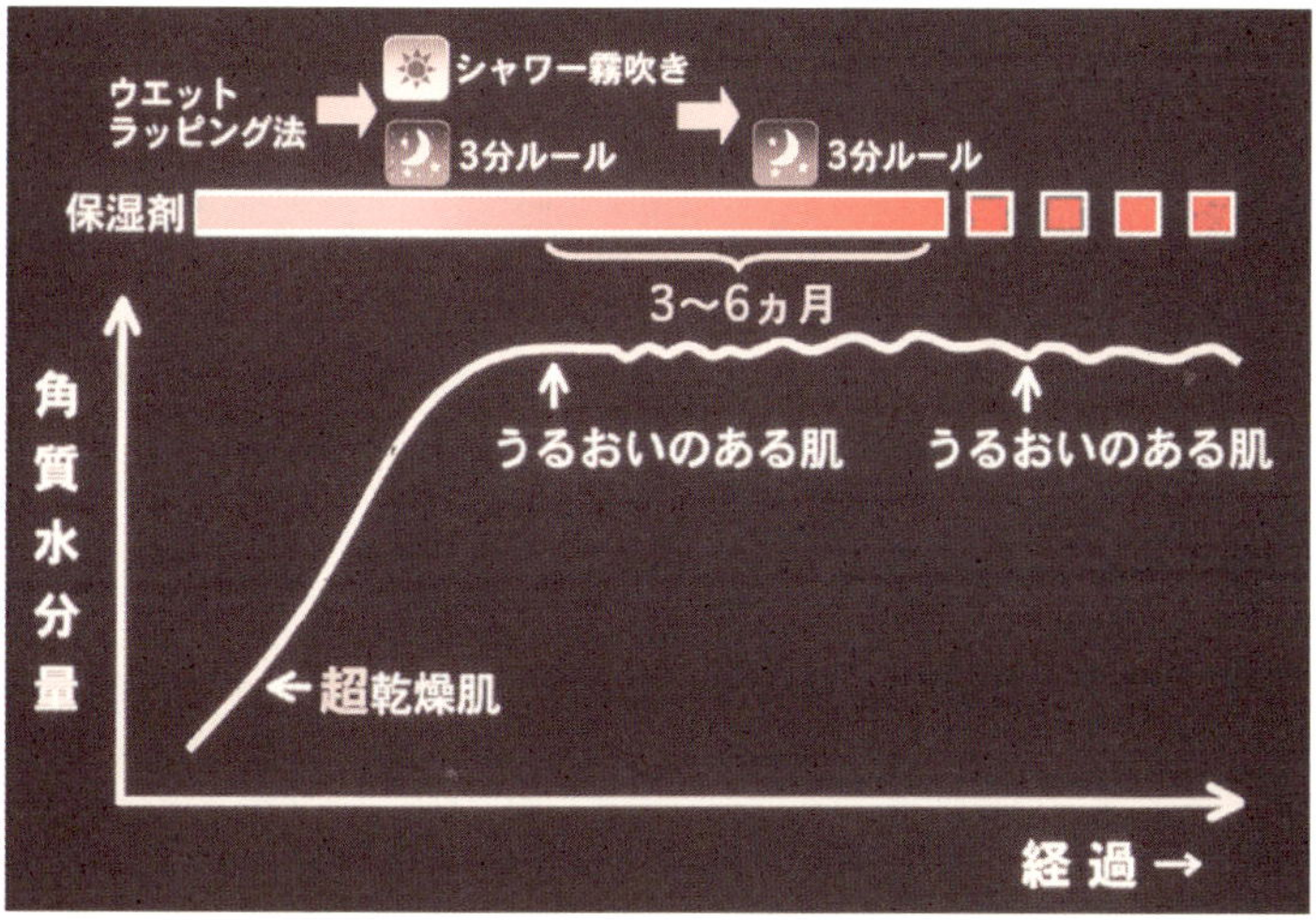

塗り方にもコツがあります。チューブ入りの少量の保湿剤を指先で延ばしていたのでは全身に塗布するには相当の時間がかかってしまいます。ボトルから保湿剤を手のひらにたくさんとって、さっさと塗れば短い時間で全身に十分量を塗ることができます。こうして適量の保湿剤を毎日塗り続けていると、皮膚のドライスキンが改善されて角質層の水分量が確実に増えてきます。通常、1日2回の保湿を3ヶ月程度続ければ、保湿剤を1日1回に減量しても保湿は保たれるようになります。また1日1回の保湿をさらにもう3ヶ月程度続ければ、毎日保湿をしなくても角質水分量は保たれるようになります。（図3-1）

5. 保湿のスキンケアは朝夕の「3分ルール」で

入浴後の「3分ルール」と朝の霧吹きで乾燥した皮膚がうるおいをとり戻す

入浴はアトピー性皮膚炎のケアに大切

以前は、入浴後かえって肌を乾燥させるので、アトピー性皮膚炎の患者さんに入浴はよくないと言われていました。その理由のひとつに、お風呂に入ると入浴前よりも皮膚からどんどん水分が蒸発してしまい、入浴後にはかえって皮膚が乾燥してしまうということがありました。しかし現在では、石けんなどを使っての入浴やシャワーは皮膚の汚れを落とし、保湿剤を塗って肌のうるおい（保湿）を保つためにも大切なこととされています。

皮膚には、汗やアカ、ホコリ、細菌などさまざまな汚れが付着しています。アトピー性皮膚炎の人はこうした外的刺激に対して敏感に反応して炎症を起こしてしまいます。

とくに夏場にアトピー性皮膚炎が悪化することはよく経験すると思いますが、その大きな原因になるのが汗による刺激です。汗くらいならシャワーでも十分ですが、皮膚の汚れや細菌などを洗い落とすには入浴が欠かせません。

清潔のスキンケアで皮脂が失われてしまう

先にも述べたように、皮膚に付いた汚れのほとんどは皮脂に溶けこんでいます。皮脂には、皮膚の表面を覆う皮脂膜と、角質細胞に含まれる天然保湿因子、角質細胞の間隙を埋めているセラミドとがあります。

清潔のスキンケアは肌の汚れを洗い流すことが目的です。その際、汗や汚れ、細菌、とびひや水いぼの原因になる微生物などを、皮脂もろとも洗い流さなければなりません。

そのために石けんやシャンプーを使って洗う必要があるわけですが、ここで気をつけなければならないのが、先に述べた石けんによる「脱脂作用」です。
清潔のスキンケアはアトピー性皮膚炎の治療に不可欠です。でも、石けんで洗うと、汚れと同時に皮脂膜やセラミドなども同時に洗い流されてしまいます。セラミドは、牛脂や豚脂などと違って水にも容易に溶ける性質があります。ですから、シャワーを浴びただけでも洗い流されてしまいます。その結果、肌の乾燥を助長させてしまうという問題があるのです。

図3-2　角質細胞層の変化

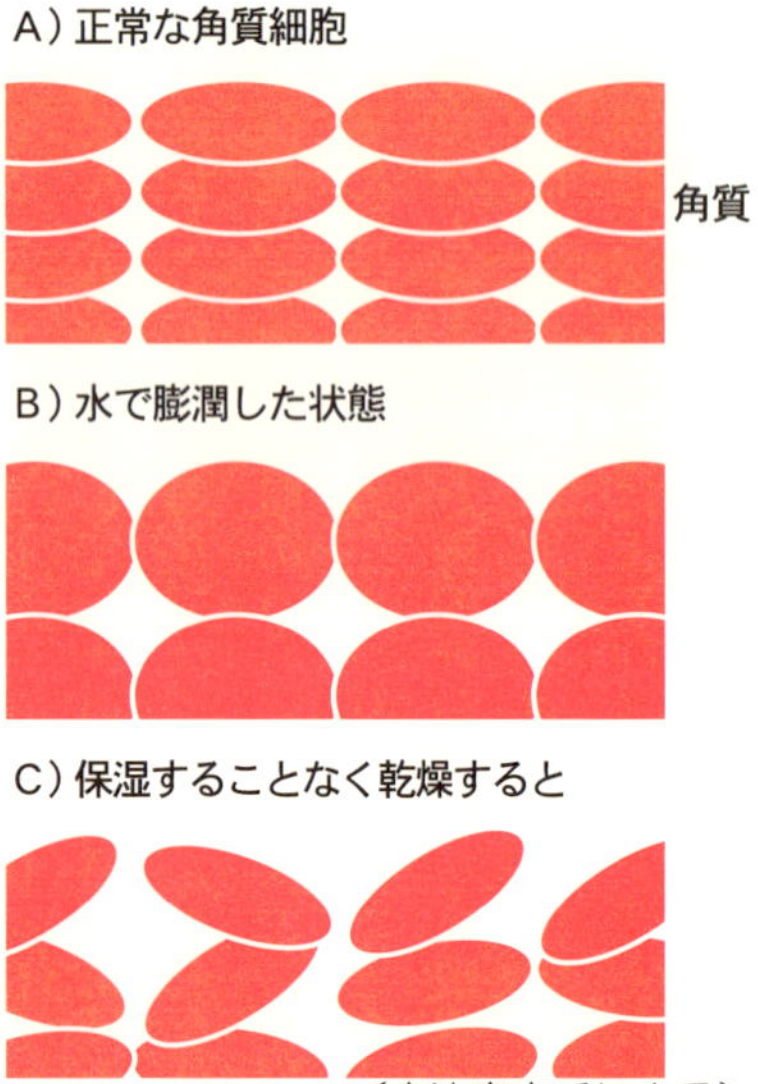

（古池高志氏による）

そこで、その取り去った皮脂を補って、肌が乾燥しないように元に戻すのが保湿のスキンケアの役割です。入浴することで、砂漠のように荒れた肌に水分が吸いこまれていきます。ぬるめの風呂に15分間ほどつかって皮膚の組織に水分をたっぷり浸透させてください。すると、乾燥して縮んでいた角質細胞が水を吸ってふくらみ（図3－2）、細胞と細胞の間に

図3-3　清潔と乾燥のスキンケア両立

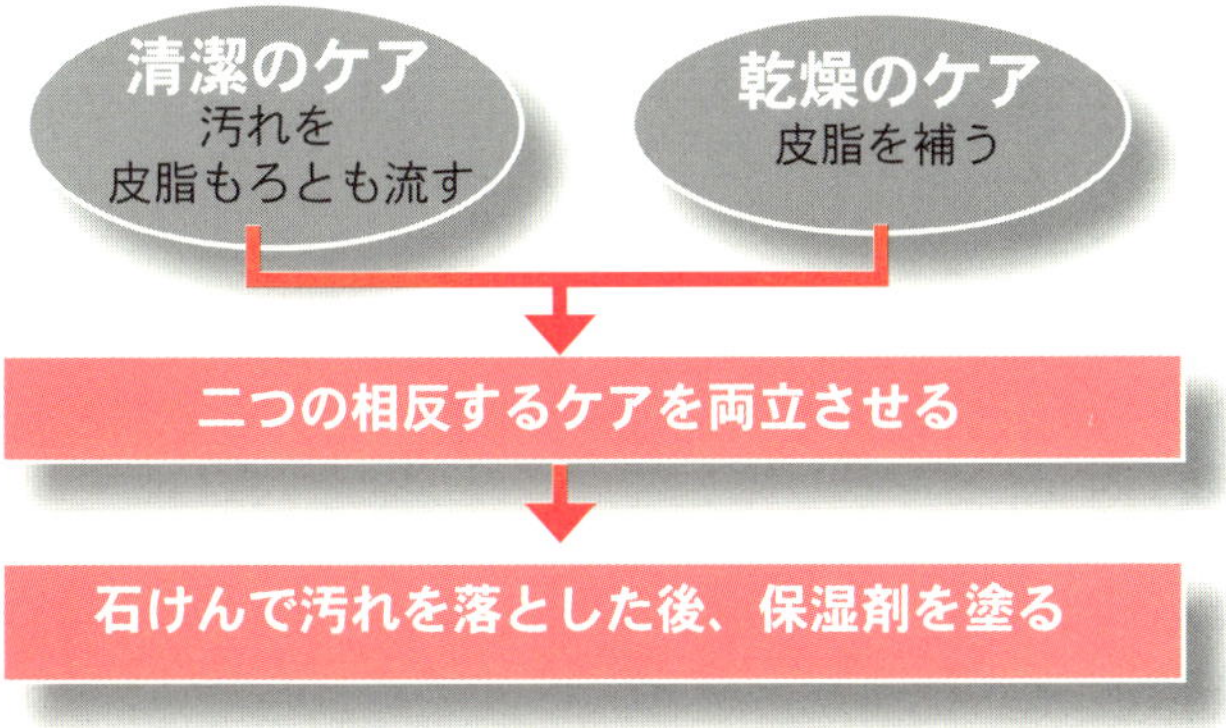

も水が浸透していきます。入浴は洗浄と水分補給ができる効果的なスキンケアですが、皮脂も同時に失われてしまうというデメリットもあります。

そこで「清潔」と乾燥に対する「保湿」のスキンケアを両立すること。これがアトピー性皮膚炎のスキンケアの基本中の基本です。（図3-3）

繰り返しになりますが、清潔のスキンケアを優先するあまり、乾燥に対するスキンケアがおろそかになり、皮膚病変がかえって悪化する患者さんが多くいます。汚れを皮脂もろとも流す清潔のスキンケアと、皮脂を補う乾燥のスキンケアは、本来相反するスキンケアです。そこで、この2つをセットとしてとらえて両立させることが大切なのです。

保湿のスキンケア、タイムリミットは「3分」

最近、アトピー性皮膚炎の治療では入浴後の保湿の

図3-4 ■入浴後の角質水分量の変化

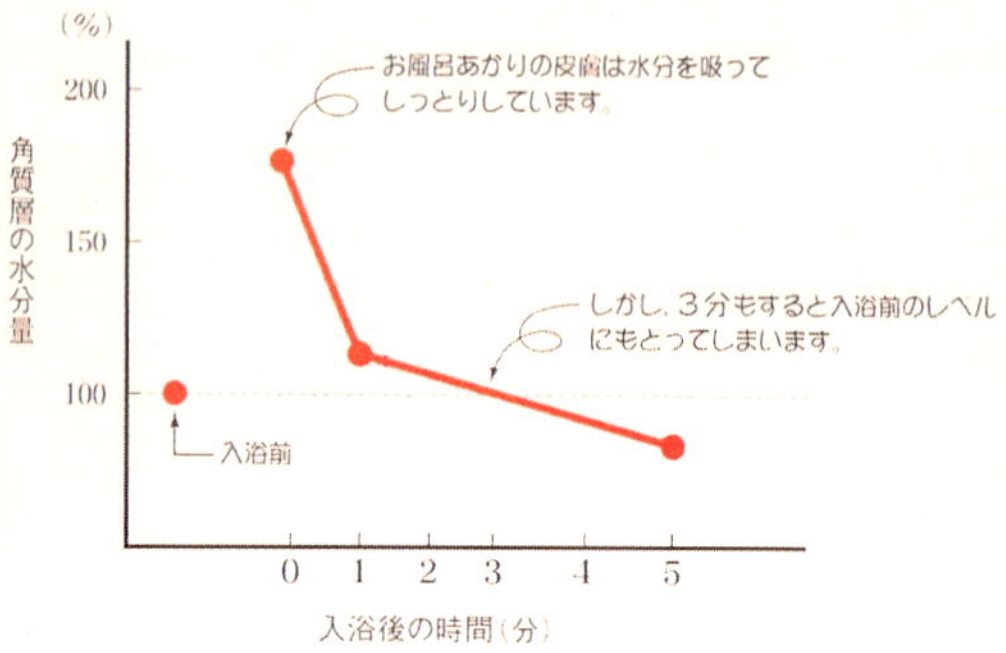

(%)
200
150
100
角質層の水分量
お風呂あがりの皮膚は水分を吸ってしっとりしています。
しかし、3分もすると入浴前のレベルにもどってしまいます。
入浴前
0 1 2 3 4 5
入浴後の時間（分）

「保湿」ケアは、風呂あがり後、すぐにおこなうと効果的です。

重要性が強調されています。ところが、ひとくちに保湿のスキンケアといっても現実には、個人個人によって行っている方法はまちまちなのが実情です。さらに、アトピー性皮膚炎の子をもつ母親に医師からどのような指導を受けているか、アンケートをとった結果でも、スキンケアのタイミングについて問題のあることが分かりました。前述したように、入浴後何分くらいまでに保湿剤を塗るかといった指導が医師の間で統一されていないのです。

図3-4を見てください。これは皮膚の角質の水分量を時間の経過を追って測定したグラフです。

風呂あがりの皮膚は水分をたくさん吸っているので、とてもしっとりしています。アトピー性皮膚炎の人でも入浴直後は、角質層の水分量は入浴前の約1・8倍になっているといわれます。ところが、時間が経過するにしたがって角質層の水分はどんどん

保湿剤は入浴後３分以内に

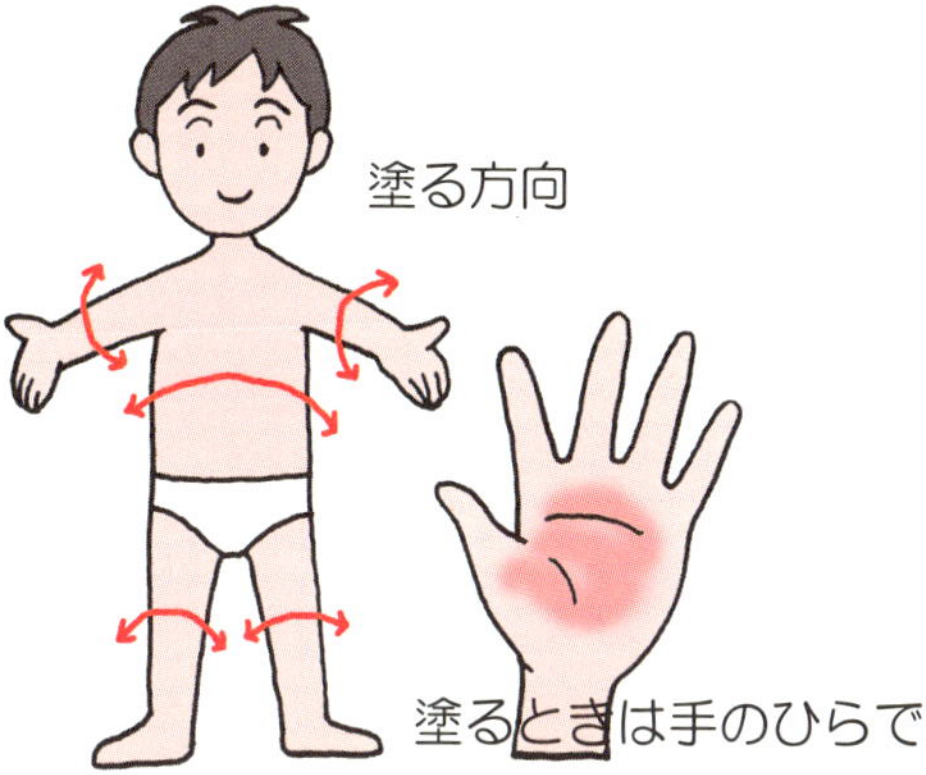

保湿剤は、入浴後３分以内に塗るようにします。指先ではなく、手にひらを使い、体のしわに沿って広い範囲に塗ります。

蒸発して減っていき、約3分で入浴前のレベルに戻ってしまいます。それどころか、3分を過ぎると入浴する前よりも肌はさらに乾燥していきます。

これは健常人のデータですが、もともとドライスキンのあるアトピー性皮膚炎の人の場合、この傾向はより強いと考えられます。

そこで、入浴後3分以内に「保湿のスキンケア」を行うことをお勧めします。

風呂からあがったらタオルで軽くからだを拭いて、なるべく早く、3分以内に保湿剤を塗ります。こうして、失われた水分や皮脂を補うことで皮膚のバリア機能をサポートするのです。

風呂あがり直後の肌は湿り気がある状態になっているので、保湿剤の塗り心地もなめらかで、延びがよくなります。保湿剤は指先でなく手のひら全体をつかって手早く、体のし

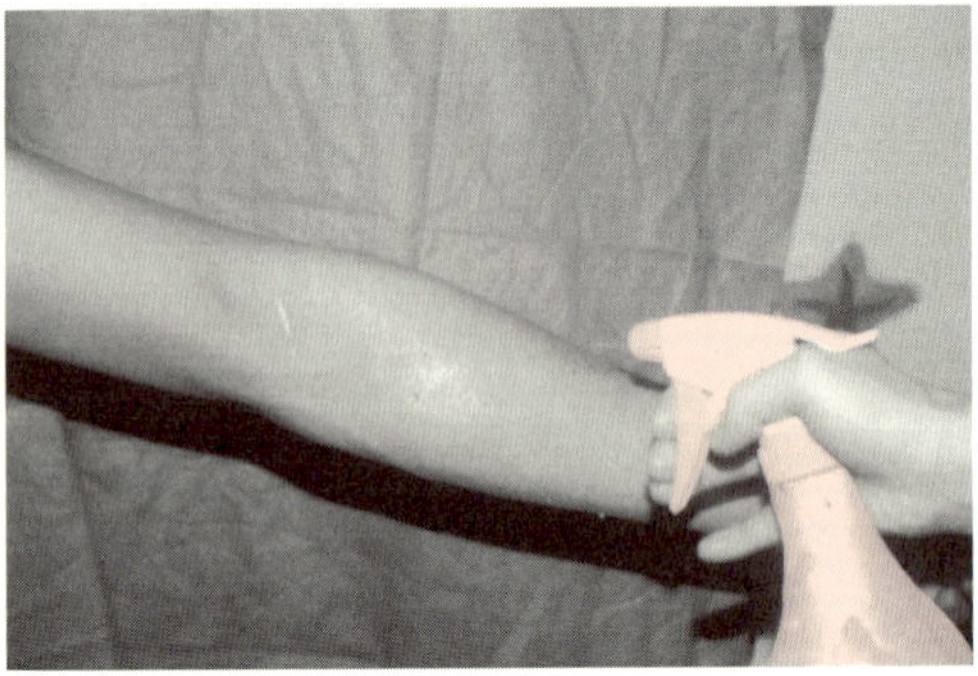

わの方向に平行に塗ると皮膚に広がりやすくなります。入浴後3分を過ぎてしまった場合などは、お湯を入れた霧吹きで湿らせた後に保湿剤を塗ると効果があります（写真）。これが保湿のスキンケアの最重要ポイント「3分ルール」です。

これまで入浴がアトピー性皮膚炎によくないといわれたのは、実は入浴後の保湿のスキンケアが不十分だったという理由もあったのです。そして、この3分ルールは入浴後だけの話ではありません。

アトピー性皮膚炎の人は朝も肌が乾燥しがちです。ですから、シャワーか霧吹きで皮膚を湿らせてあげましょう。そして、その後やはり3分以内に保湿剤をたっぷり塗るようにします。保湿剤には、水分を積極的に吸着するモイスチャー効果という働きがあり、強い保湿効果を発揮してくれます。まだ乾いていない「ぬれている皮膚」に塗ることがとても大切なのです。

ぜひ覚えておいてください。アトピー性皮膚炎の人に保湿のスキンケアは絶大な効果を発揮します。そのタイムリミットは「3分」です。

6. モイスチャー効果のある保湿剤を

水分を保つ作用だけでなく強力なバリア効果のある保湿剤を選ぶ

モイスチャー効果がバリア機能を高める

石けんやシャワーによって失われた皮脂成分を補うのが、乾燥に対するスキンケアです。そのための保湿剤には市販の製品を含めてさまざまな種類があります。

一口に保湿剤といっても、表皮からの水分蒸発を抑えることで、角質層内の水分を増加させる機構のものと、水と結合して蒸散を抑える機構のものとがあります。

ワセリンは、角質上に被膜をつくり、蒸散する水分をブロックするものです。これは「エモリエン

図3-5　保湿剤と保湿のしくみ

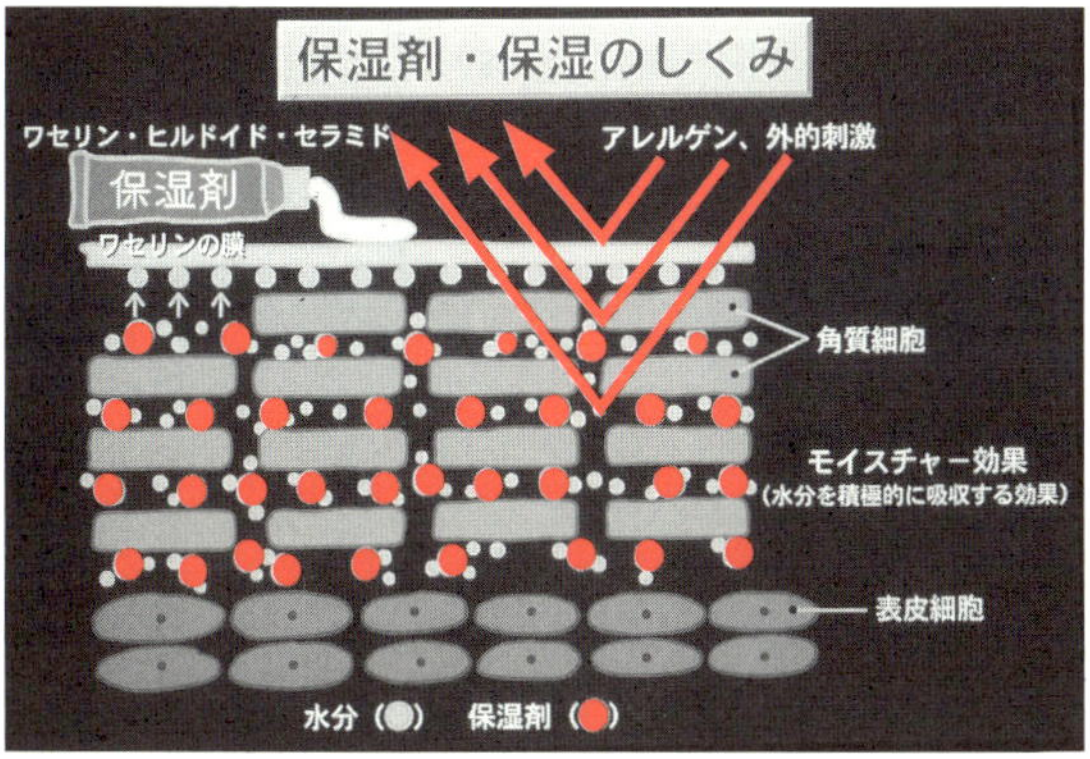

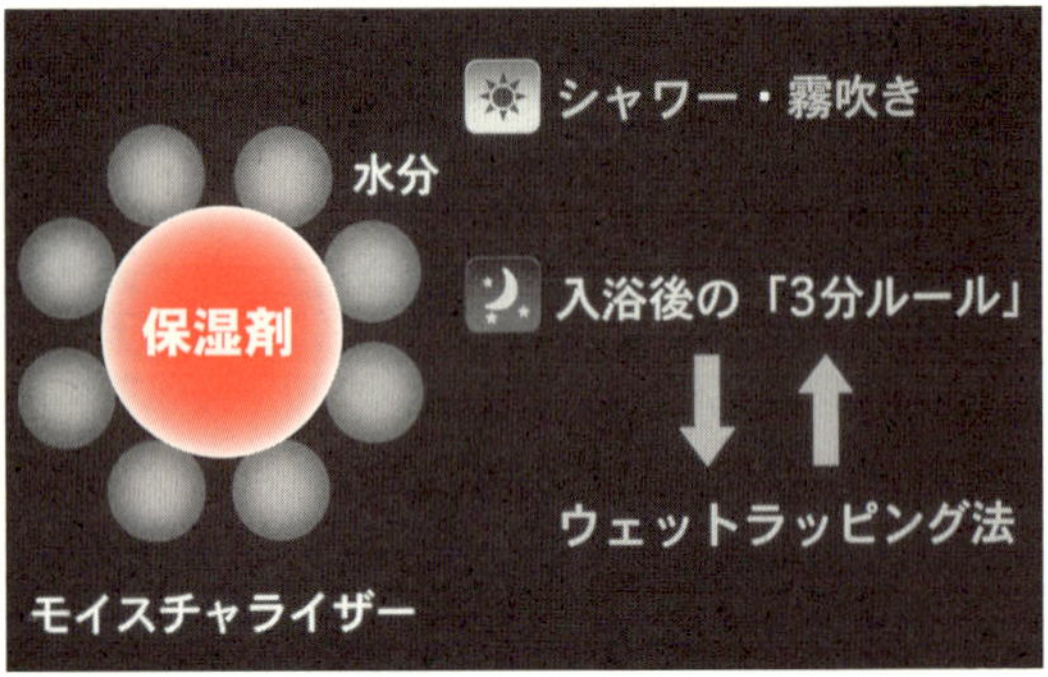

ト効果」と呼ばれ、正確には皮膚保護剤に分類されます。アトピー性皮膚炎の場合、なるべく不純物の少ないワセリンが求められ、眼科用ワセリン（プロペト）が頻用されています。

しかし、保湿のスキンケアの目的はバリア機能を回復させることです。そこで、水分を保つ作用はもちろん、アレルゲンや外的刺激をブロックする強力なバリア効果を発揮する保湿剤を選びたいところです。保湿剤は有効成分自体が水分と結合して蒸散を抑えるものを選ぶのがポイントです。これを「モイスチャー効果」と言い、真の意味での保湿剤です。

おすすめは、モイスチャー効果のあるヘパリン類似物質（商品名ヒルドイド軟膏）、セラミド含有クリームなどです。これらは、とくに入浴後や、霧吹き、シャワーなどで肌に湿り気を与えた状態で塗ると、効果的です。角質層に水分がある場合のほうが、乾燥時よりはるかに外用薬の皮膚への浸透圧がいいからです。

✿保湿剤の種類と特徴

では、一般によく使われている保湿剤について簡単に説明しましょう。

プロペト（白色ワセリン）

昔からもっともよく使われている保湿剤です。皮膚の表面に油膜をつくり、皮下組織からの水分の蒸発を防ぎます。水分と直接結合する性質はないので正しくは皮膚保護剤に分類されます。安価ですが、ベタつく、汗疹（あせも）ができやすいなどの短所もあります。ワセリンを広範囲に塗ると、体に熱がこもって痒みが増すことがあるようです。夏には不向きですが、低温低湿の冬場には向いているでしょう。

ビーソフテン（ヘパリン類似物質）軟膏／ローション

成分自体が水分を保持するモイスチャー効果をもっているので、強い保湿効果を発揮してくれます。肌の乾燥が強い人にとくにおすすめです。刺激は少なく、べとつかないので

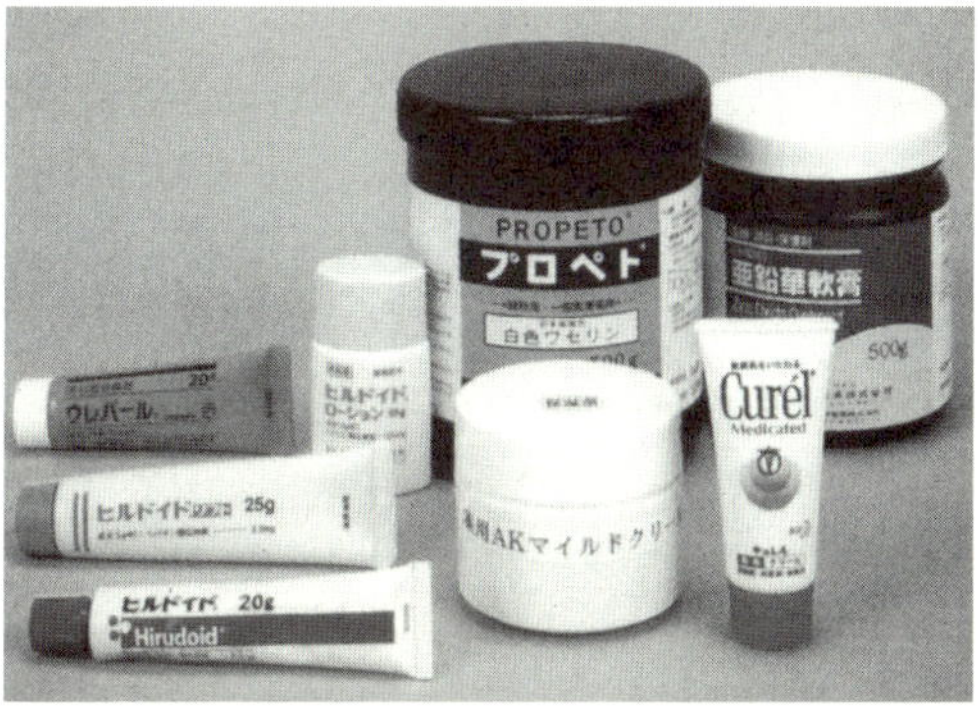

ています。

塗り心地も快適です。当院ではビーソフテン軟膏（ヒルドイド軟膏の後発品）を中心に使っています。

ウレパール軟膏（尿素軟膏）

尿素は水と結合するので、角質層での保湿効果が期待できます。角質層をとかし薄くする作用があって、手湿疹など肌の乾燥へのケアには尿素配合のものが選ばれます。炎症が残っていると塗るときに多少刺激がありますし、バリア機能の回復という観点でみると、バリア機能をむしろ弱めてしまうこともあるので、他の保湿剤とは大きな違いがあります。アトピー性皮膚炎にはあまりお勧めできません。

薬用ＡＫマイルドクリーム／キュレル

セラミドを含有しており、角質内に浸透して水と結合することで角質細胞間に強力なバリアをつくります。刺激感もべとつき感もありません。保険で承認されている保湿外用薬は少ないので、効果の高い市販薬を使うことも選択肢のひとつです。保険適用のある、よい保湿外用薬をもっと開発していただく必要があると思います。

このように、保湿剤の種類、製品によって保湿効果、バリア効果、塗り心地が違います。皮膚の状態、肌質、季節などによって使い分けるのが保湿剤の上手な使い方です。

コラム

市販の保湿剤でもＯＫ

現在、当院のある神奈川地域では現在１ヶ月に処方できる保湿剤は500ｇまでと保険制度で定められています。これ以上の量を処方すると保険適用外になります。そこで当院では、翌月までの保湿剤代替薬として市販薬を勧めています。

患者さんから「市販の保湿剤で何かいいものはないですか？」と聞かれることもあります。当院での使用経験から、花王「薬用クリーム・キュレル」やロゼット「薬用ＡＫマイルドクリーム」などの市販薬がとくに高い保湿効果を示すことがわかっています。

使用にあたっては、病院で何種類かの市販保湿剤を購入し、入院患者や外来患者に使用して、その使い心地や効果を検討したうえでサンプルを渡して説明しています。その方に合っていると思われれば、こちらから使用をすすめることもあります。多くの診療所や病院では、そこまで積極的に踏みこんだ指導はしていないと思います。

「新しい保湿剤が合わない」「保湿剤を塗ったら悪化した」という人もよくいます。多くの場合、実際にはまだ軽い炎症が続いているにもかかわらずステロイド外用薬などの薬物療法が不十分なのです。それを保湿剤のせいだと誤解することがあるので注意してください。スキンケアはあくまで良い状態を維持することと悪化を防ぐことが目標なので、炎症が起きていれば、ステロイド外用薬が必要であることはいうまでもありません。

また、最近はスキンケア＝保湿剤という短絡的な考え方が一般に広まり、商業主義に利用され、新たなアトピービジネスを生み出す風潮があるので、選択に際しては十分に気をつけなければなりません。

コラム

軟膏は混ぜてもいいの？

アトピー性皮膚炎の専門医の間で、ステロイド外用薬と保湿剤との混合の是非がよく問題になります。ステロイド外用薬は混合によって状態が不安定になり、効果が弱くなる場合もあるというのです。たしかにそういう一面はありますが、ステロイド外用薬と保湿剤の性質によって、混合してもステロイド外用薬の働きに影響を与えない組み合わせのあることが最近わかってきました。

強いステロイドと弱いステロイド、さらに保湿剤を塗り分けるのは患児や保護者にとって大変な手間です。大事なのはきちんと毎日塗ることですから、あまり手順を複雑にせずシンプルに塗れるような方法を考えてあげるべきです。こうした考えから、私はステロイド外用薬と保湿剤を混ぜて処方しています。ただし、日本皮膚科学会ガイドラインの重症度で「軽微」の場合は保湿剤によるスキンケアが中心になりますので、保湿剤単独のものも用意しています。

現実に混合で問題になるのは、ステロイドの効力が落ちることよりも、手で混ぜる場合が多いために均一にミックスされないことです。当病院では 30 秒で衛生的かつ均一に混合できる軟膏調剤機を使用しているのでこの点は万全です。ただ、時間の経過による変色は心配されるので、混合して１週間後、２週間後に変色がないかどうか、温度差によって差があるかどうかなどを十分にチェックしたうえで使用しています。

7.「痒み」をどう抑えるか

痒み対策の基本は炎症と乾燥の治療そのうえで掻破を防止する工夫を

「掻破→湿疹悪化→掻破」の悪循環

アトピー性皮膚炎という病気の大きな特徴は「痒みが強い」ということです。そして、痒いところをポリポリ掻くことが、湿疹を悪化させる最大の原因になります。掻くことで、痒みはいっそう強まります。皮膚のバリア機能がさらに破壊されてしまうからです。

つまり、「痒み→掻く→湿疹の悪化→強い痒み→掻く→湿疹がさらに悪化」という悪循環が起こるので、痒み対策は必須です。痒みと掻破（かきこわし）の悪循環を絶つことができれば、アトピー性皮膚炎

図3-6　かゆみの悪循環

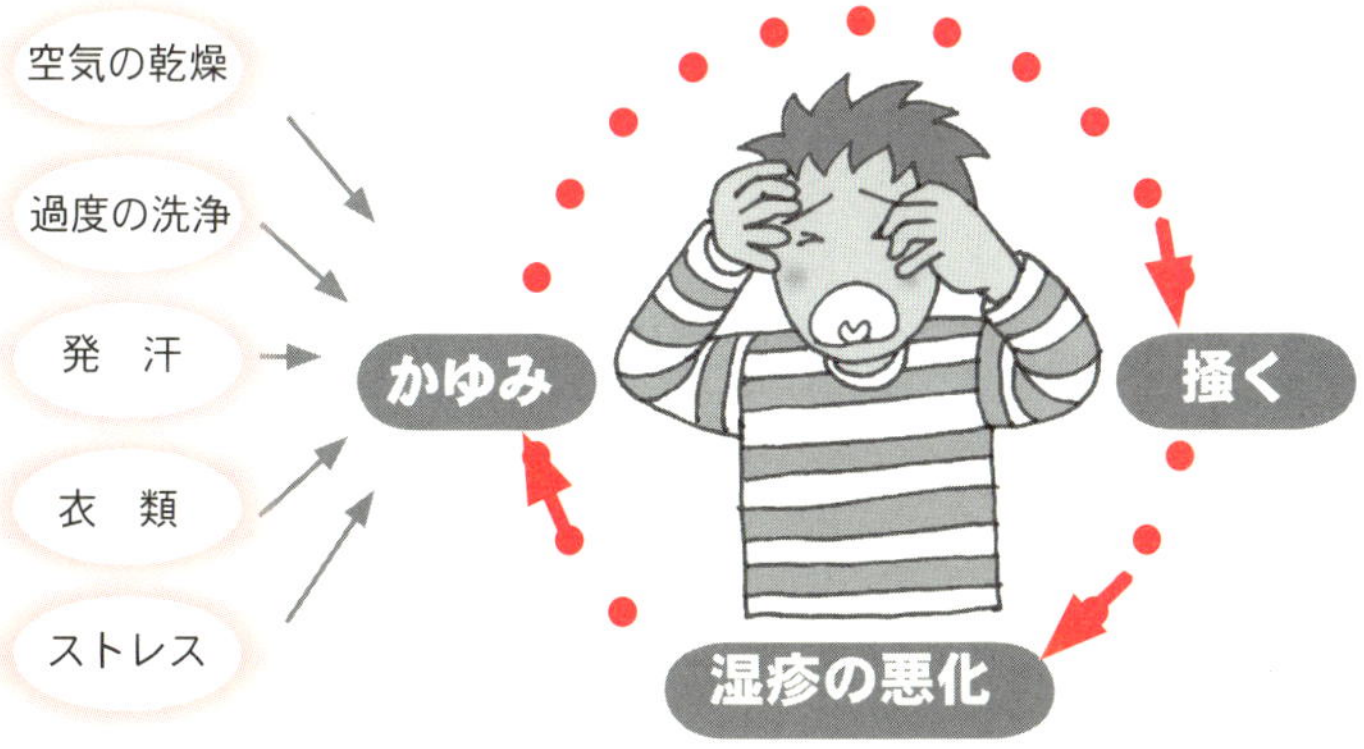

空気の乾燥
過度の洗浄
発　汗
衣　類
ストレス
かゆみ
掻く
湿疹の悪化

の治療の大半は終わったのも同然とさえいわれます。

アトピー性皮膚炎のある人が、白内障の手術後、眼帯をつけた方の目の周りの皮膚が見違えるほどきれいになったとか、骨折してギプスを巻いた手が1ヶ月後ギプスをはずしてみるとすっかりきれいになっていた、という事例を私たちは経験しています。掻かなかったことによるものです。

痒みを抑えるための飲み薬として、抗ヒスタミン薬や抗アレルギー薬がしばしば使われます。これらの薬は痒みをある程度は抑えますが、それほどの効果は期待できません。

アトピー性皮膚炎で痒みが起こるメカニズムについてはさまざまな議論があります。たとえば、痒みを伝える神経はふつう表皮と真皮の境界にあるのですが、アトピー性皮膚炎の人はその神経が角質層のすぐ近くまで伸びているという事実が見つかっています。

ただ、メカニズムについてはともかく、元をたどっていくと皮膚の「炎症」が痒みを起こす最大の原因であることは間違いないようです。ですから、痒みを抑えるには、痒みを起こす原因である皮膚の炎症そのものをステロイド外用薬やタクロリムス軟膏によってしっかり治すことがもっとも確実です。

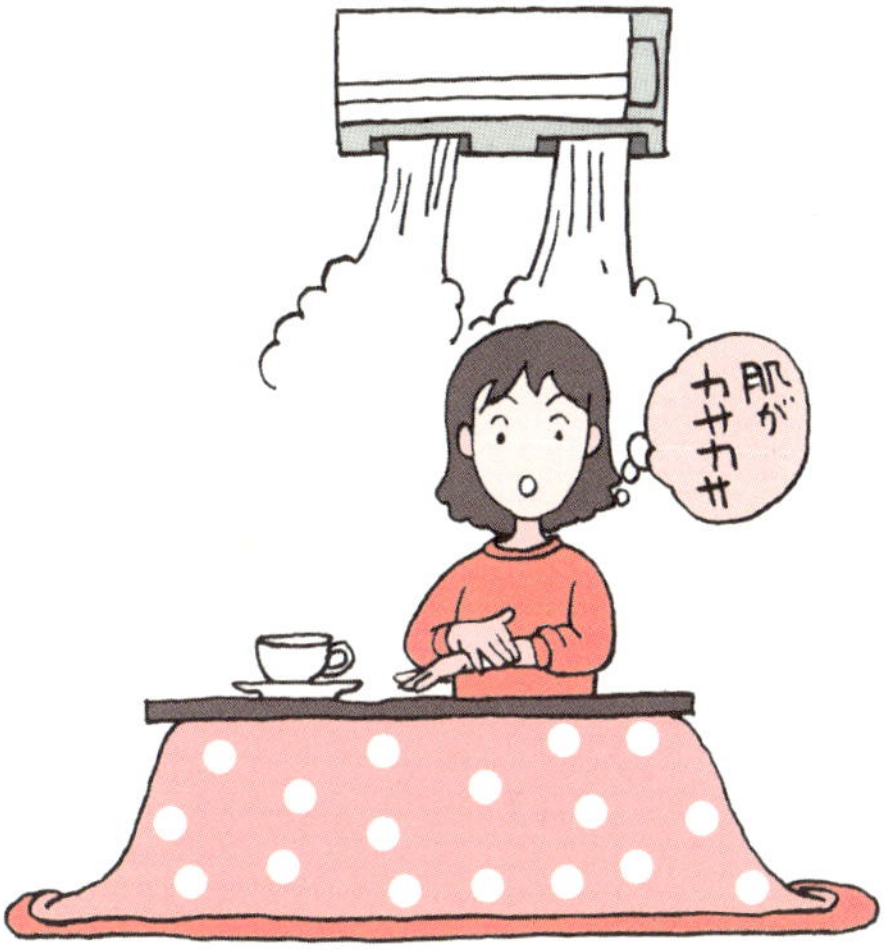

痒み刺激を起こさない生活を心がける

まずは基本的な湿疹の治療を行ったうえで、日常生活のなかで痒みの原因を見つけ、それを改善する努力も必要です。アトピー性皮膚炎の人の痒みを増強させる原因には次のようなものが考えられます。それでは、これらの項目をすべて中止しなければならないかというとそうではありません。必要なのは、その後の皮膚の手入れです。

空気の乾燥

冬場や密閉された住宅環境などにより空気が乾燥すると、もともとあるドライスキン状態がさらに強くなり、痒みの大きな原因になります。空気が乾燥している環境下ではとくに保湿のスキンケアが大切になります。

石けんでゴシゴシ

毎日、石けんで洗いすぎると、セラミドが少なくなって乾燥するので、やはり痒みが増強します。あまりゴシゴシ洗わないように注意しましょう。風呂あがりには3分以内に保湿剤を塗ることも必須です。

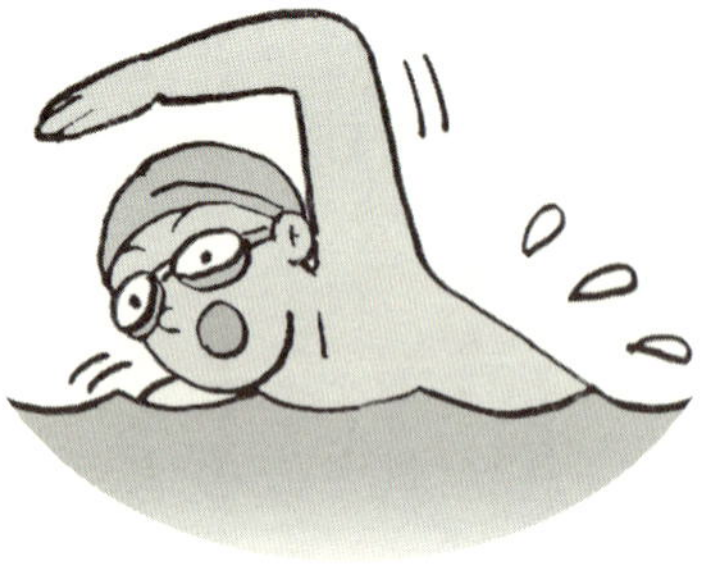

運動やスイミング

運動やスイミングの後に皮膚の汚れを落としその後に保湿剤を塗るなど、しっかりしたスキンケアをすることが大切です。とくに皮膚が汚れているときには、石けんで洗いそのあと保湿剤を塗るようにしてください。

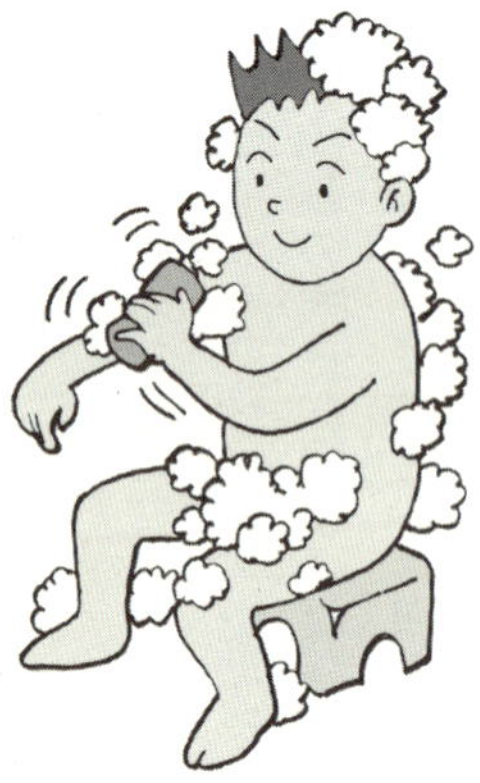

衣類

とくにウールのセーターや毛布などのチクチクした刺激は痒みを引き起こします。Tシャツなどのタグが首すじに当たって痒くなることもあります。衣類や装身具などへの注意も一種のスキンケアと考えましょう。乳幼児を抱っこするお母さんは自分の衣類にも気をつける必要があります。

精神的ストレス

ストレスも痒みを起こします。「勉強しなさい！」と親からガミガミいわれると皮膚が痒くなるという中学生などもいます。

一部の成人アトピー性皮膚炎の患者さんでは、実際にはあまり痒みはないのに、精神的なストレスを解消するために掻破が習慣になってしまい、湿疹を悪化させてしまうケースもあるといわれています。これは「嗜癖的《しへきてき》掻破《そうは》行動《こうどう》」と呼ばれ、成人アトピー性皮膚炎患者が最近増えた原因ではないかと推測されています。

小さな子どもでも、親子関係がうまくいっていないストレスなどが掻破行動に結びつくという説があります。ただ、私の経験では、ストレスで掻き癖がついている子どもはまずいません。やはり、痒みがあるから掻くのだと思います。ストレスが掻破の原因になっている患者さんがいることはたしかですが、実際には炎症や乾燥肌への薬物治療が不十分なために掻きむしってしまうことが多いようです。

掻かない工夫、掻いても傷つかない工夫

アトピー性皮膚炎の人の痒みがとくに強くなるのは夜間、フトンに入って温まったときです。ただでさえ、就寝時は皮膚温度が上がります。さらに、うとうとしたときは引っ掻

くことに対して自制が利かなくなりがちです。

ふだんはいくら注意していても、眠っているときは無意識に掻いてしまいます。睡眠中の掻破は自分自身でコントロールすることはできません。

痒みの程度の評価は「掻痒感の判定基準」によって決めます（図3-7）。判定基準が2＋以上で夜間に掻破する人に対しては、掻破を防ぐ、あるいは掻いても傷にならないようにするための対策はぜひとも必要です。

「痒みを減らす方法」としては、まず寝るときは室温を低めに設定することです。暖房が強いと、皮膚温度が上がるとともに空気が乾燥するので痒みがひどくなります。保冷剤で痒みのあるところを冷やすのも一つの方法でしょう。パジャマや毛布のチクチクやごわ

図 3-7　掻痒感の判断基準

		日中の症状	夜間の症状
掻痒感の判断基準	4＋	いてもたってもいられない痒み掻いてもおさまらず、ますます痒くなり何も手につかない	痒くてほとんど眠れず、しょっちゅう掻いているが、掻くとますますかゆみが強くなる
	3＋	かなり痒く、人前でも掻く、痒みのためにイライラし、たえず掻いている	痒くて目が覚める。ひと掻きすると一応眠るが無意識のうちに眠りながら掻く
	2＋	時に手がゆき、軽く掻く程度で一応おさまり、あまり気にならない	多少の痒みはあるが、掻けばおさまる。痒みのために目が覚めることはない
	＋	時にむずむずするが、特に掻かなくても我慢できる	就寝時わずかに痒いが、特に意識して掻くほどではない。よく眠れる
	−	ほとんど、またはまったく痒みを感じない	ほとんど、またはまったく痒みを感じない

二重式手袋の構造

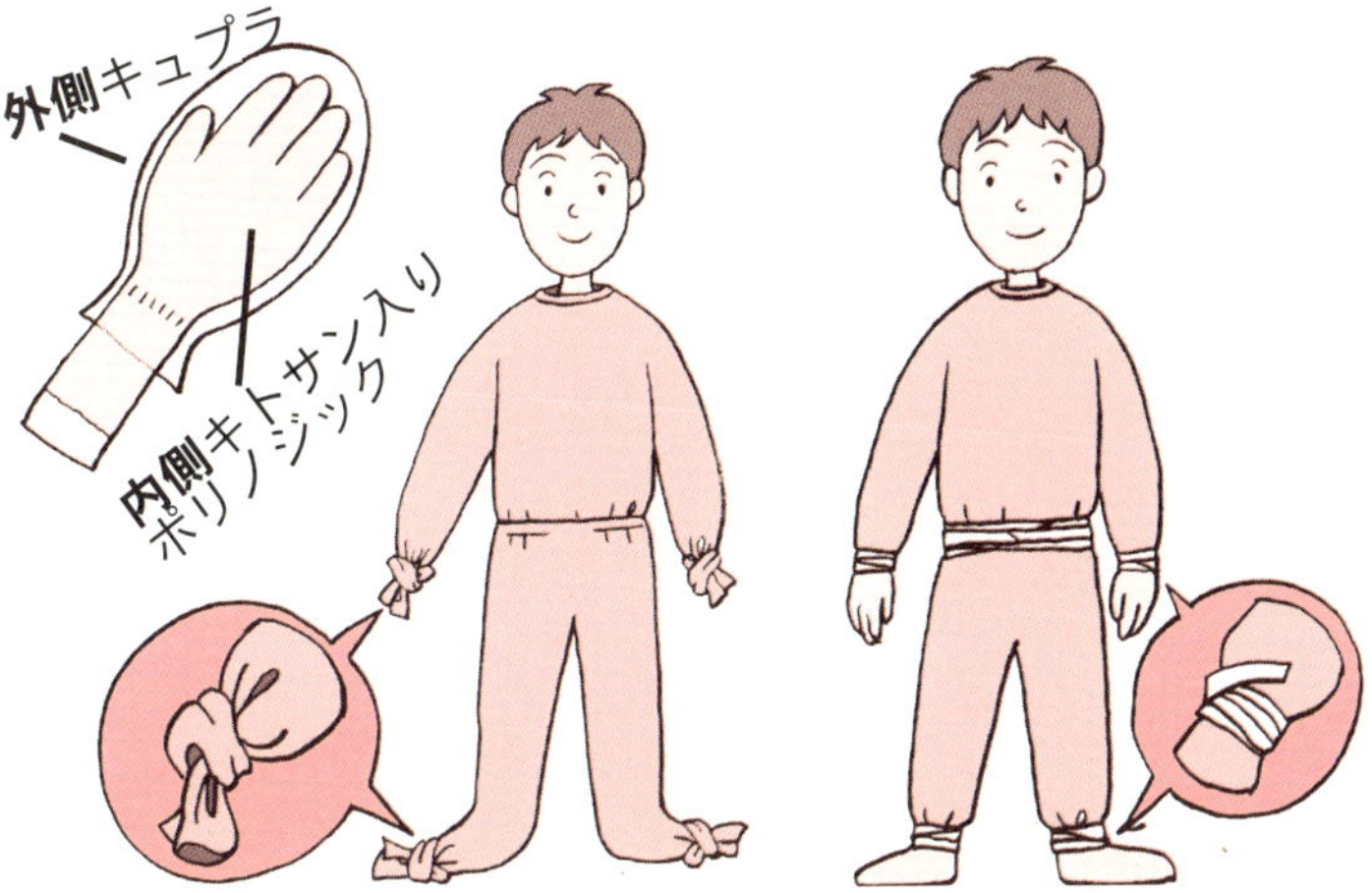

ごわしたシーツなどにも注意が必要です。
「掻いても傷にならない工夫」としては、いつも爪を短く切っておくことが大切です。また、さまざまな掻破防止グッズを使う方法もお勧めです。（図）
たとえば、掻いても悪くならないような「二重手袋」が市販されています。肌ざわりがよく刺激の弱い繊維を使っているので、掻いても引っかき傷があまりつきません。
また掻破しやすい部位には、ガーゼ・包帯・ネット巻きのほか、夏でも長袖、長ズボン、手袋などをする。衣服の工夫で掻かないようにすることもできます。パジャマの袖口やすそをしばってまくり上がらないようにしたり、テープで隙間ができないようにとめておく方法も、有効です。

さらに、当院ではこんな掻破防止法もよく行います。丈夫で大きなボール紙で円筒（手かせ）を2つつくり、ヒモをかけます。それぞれに腕を通して、ひじを曲げられないように固定するのです。こうすれば、眠っている間に顔などを掻くことができません。

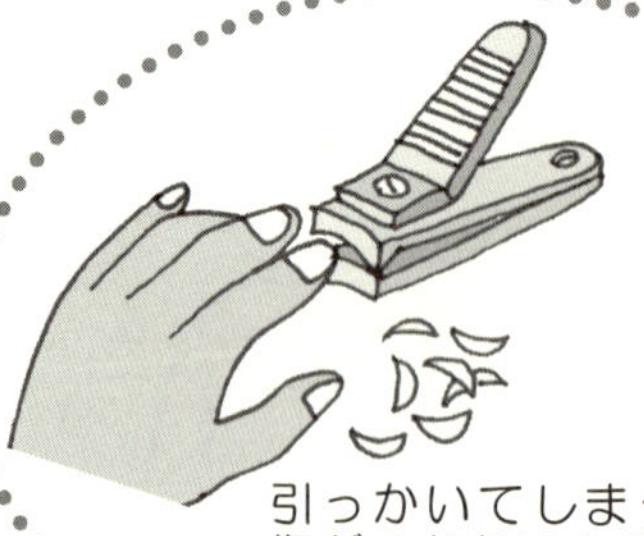

引っかいてしまっても、
傷がつかないように爪も
切っておきましょう。

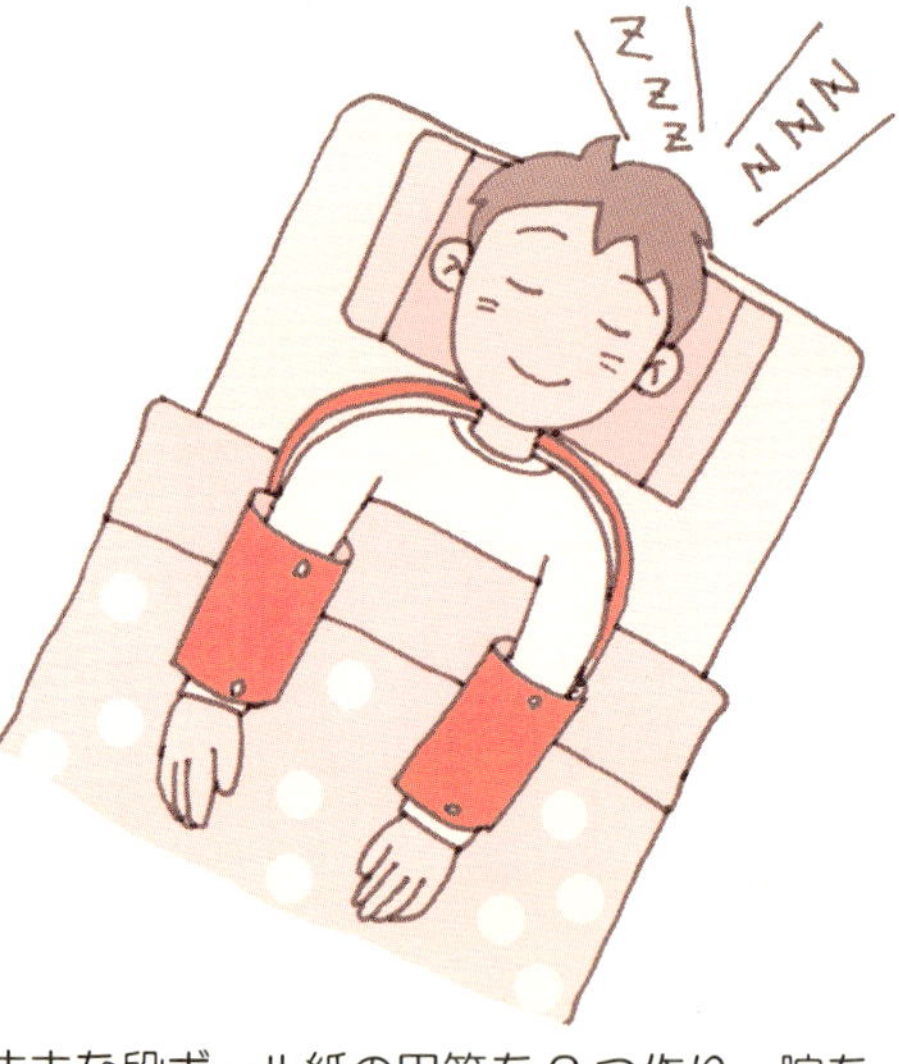

丈夫な段ボール紙の円筒を２つ作り、腕を
通して、ひじが動かないように固定すると、
顔を掻くことができにくくなります。

【第4章】

重症の人は
短期集中で治療する！

1. 重症なら「ウエットラッピング法」がおすすめ
2. 教育入院で重症患者も短期間でよくなる
3. 「教育入院クリニカルパス」で診療レベルを保証

1. 重症なら「ウエットラッピング法」がおすすめ

お湯でぬらした下着などで患部を包み肌の保湿効果とバリア機能をいっそう高める

文字どおり「ぬれたまま包む」方法

症状の軽い人は、第3章で紹介した「3分ルール」による入浴後の保湿だけで十分に皮膚バリア機能の改善が可能です。でも、重症の人にはもうひとつお勧めの方法があります。入浴後の保湿のスキンケアによる肌のうるおいをさらに長く保つために、お湯でぬらした下着や手袋、くつ下などで全身をおおいます。その上からサランラップ（キッチンラップ）をぐるぐる巻きつけて、さらに乾いた服を着て、そのまま2～3時間過ごします。

「ぬれたまま包む」という意味から、この方法を「ウエットラッピング法」と呼んでいます。

これを1日1～2回のペースで続け、合計で10回行えば終了です。その後は第3章で紹介した、朝と夕の「霧吹き」と「3分ルール」によるスキンケアに切り換えます。

アトピー性皮膚炎の原因として皮膚のバリア機能が注目される以前から、どんなに症状のひどい子どもでも使い捨てオムツでおおわれているところ（ナプキン・エリア）と鼻（セ

図4-1　全身ウエットラッピング法

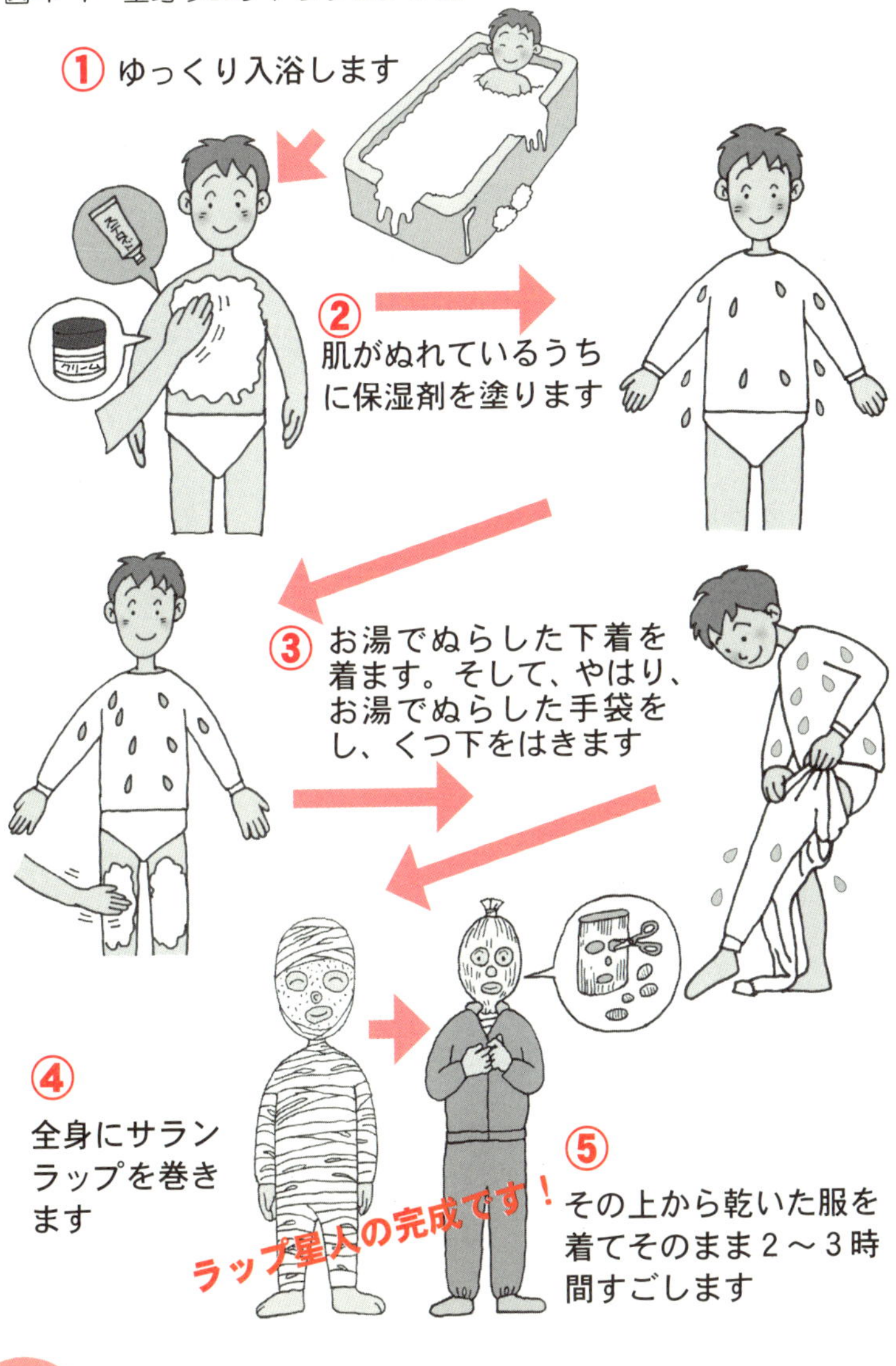

① ゆっくり入浴します
② 肌がぬれているうちに保湿剤を塗ります
③ お湯でぬらした下着を着ます。そして、やはり、お湯でぬらした手袋をし、くつ下をはきます
④ 全身にサランラップを巻きます
⑤ その上から乾いた服を着てそのまま2～3時間すごします
ラップ星人の完成です！

“たっぷりめ”の保湿剤と「ウエットラッピング」
↓↑
“たっぷりめ”の保湿剤と入浴後の「３分ルール」

ントラル・クリア・ゾーン）にはアトピー性皮膚炎の湿疹はできないことが知られていました（**写真**）。つまり、乾燥しないところには症状は出ないのです。ウエットラッピング法は、全身を使い捨てオムツの中のようなしっとりとした状態にする方法といえるかもしれません。

　入浴後の保湿にウエットラッピング法を併用すれば、皮膚の保湿効果とバリア機能は格段に高まり、重症の人でも皮膚症状が改善されます。ただし、効果を発揮するのは

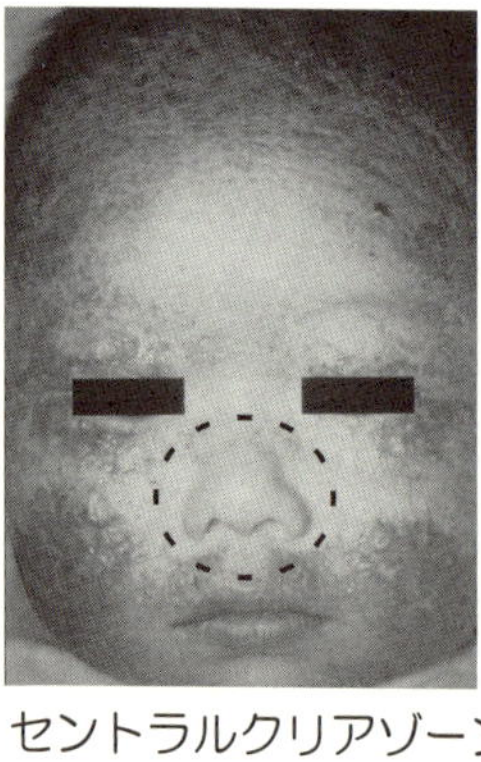

セントラルクリアゾーン

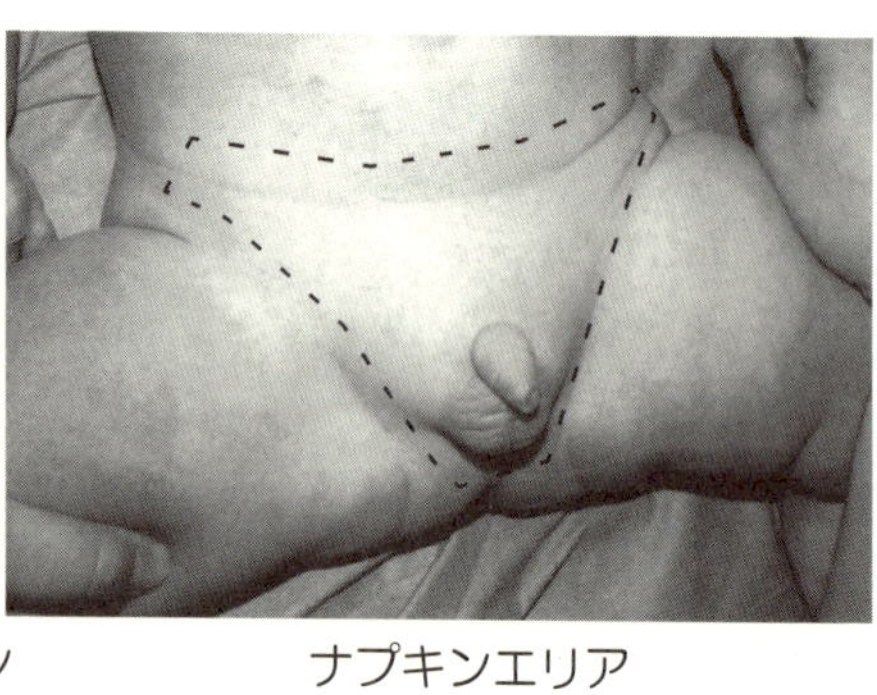

ナプキンエリア

炎症を起こしていない皮膚です。炎症部位にはステロイド外用薬を並行して使うことが重要です。

当院ではアトピー性皮膚炎患者さんに3泊4日の入院治療も勧めています。入院中はこのウエットラッピング法を毎日朝夕2回続けて行うので、確実に治療効果を実感できます。サランラップでぐるぐる巻きになった姿はユーモラスで、子どもたちの間では「ラップ星人」などと呼ばれています。**（写真）**

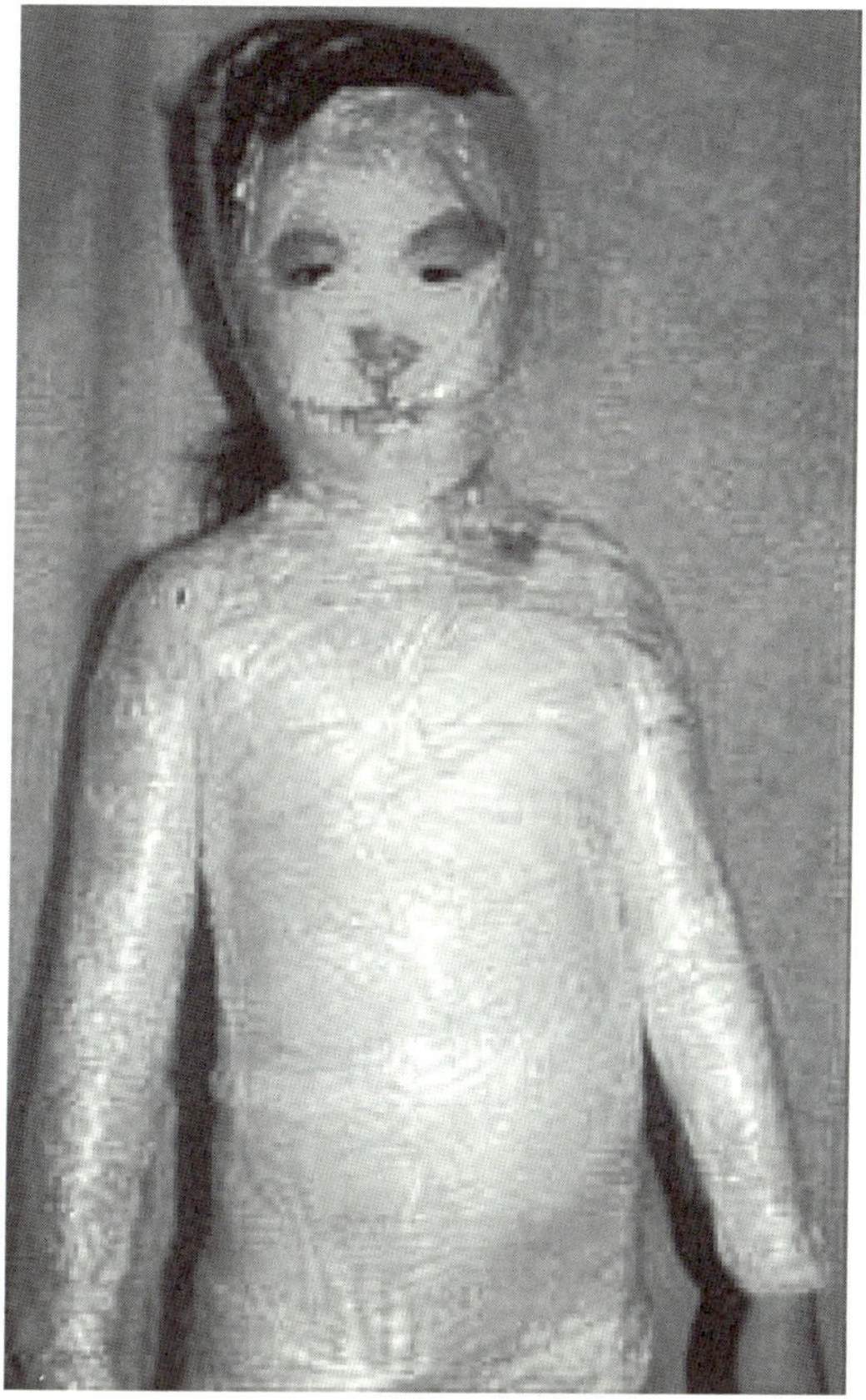

全身ウエットラッピング法

全身と局部のウエットラッピング法

[全身]

皮疹が全身に及んでいる場合は、入浴して保湿剤を塗ったあと、お湯でぬらしてから絞った綿100%の下着、ももひき、手袋（または軍手）、くつ下で全身をおおいます。このとき、下着などをあまり強く絞りすぎると意味がありません。水滴がたれない程度に軽く絞るようにします。露出してしまう首回りには、クッキングペーパーなどをぬらして巻きましょう。

ウエットラッピング法では、入浴後もぬれた下着などで継続的に長時間、十分な水分量が補給されるので、「3分ルール」によって保湿剤を素早く塗る必要はありません。

次に、ぬれた下着の上から全身をサランラップで包みます。一方の手の先から体幹、そしてもう一方の腕へと一巻きにするとラップがはがれにくくなります。

さらにその上から乾いた服やパジャマを重ね着します。そのままの状態で子どもの場合は2時間、大人なら2~3時間ほどキープします。（187ページ図4-1）

ただ、ウエットラッピング法を行うと熱が多少放散されにくくなり、ときに体温が37・5度くらいまで上がることはあります。でも、体温や室温に十分注意して、水分補給を忘れずに行えば、子どもでもまったく心配はいりません。

［局部］

基本的な方法は全身のウエットラッピング法と同じです。入浴後に患部へ保湿剤を塗り、ぬるま湯にひたしたクッキングペーパーや布を部位に合わせた状態に切って巻きます。その上からサランラップを巻いて2時間ほど過ごします。（写真および次ページ図4-2）

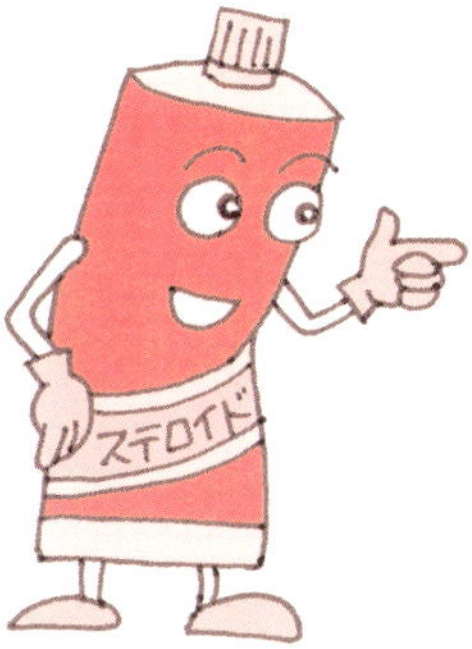

局部のウエットラッピング法

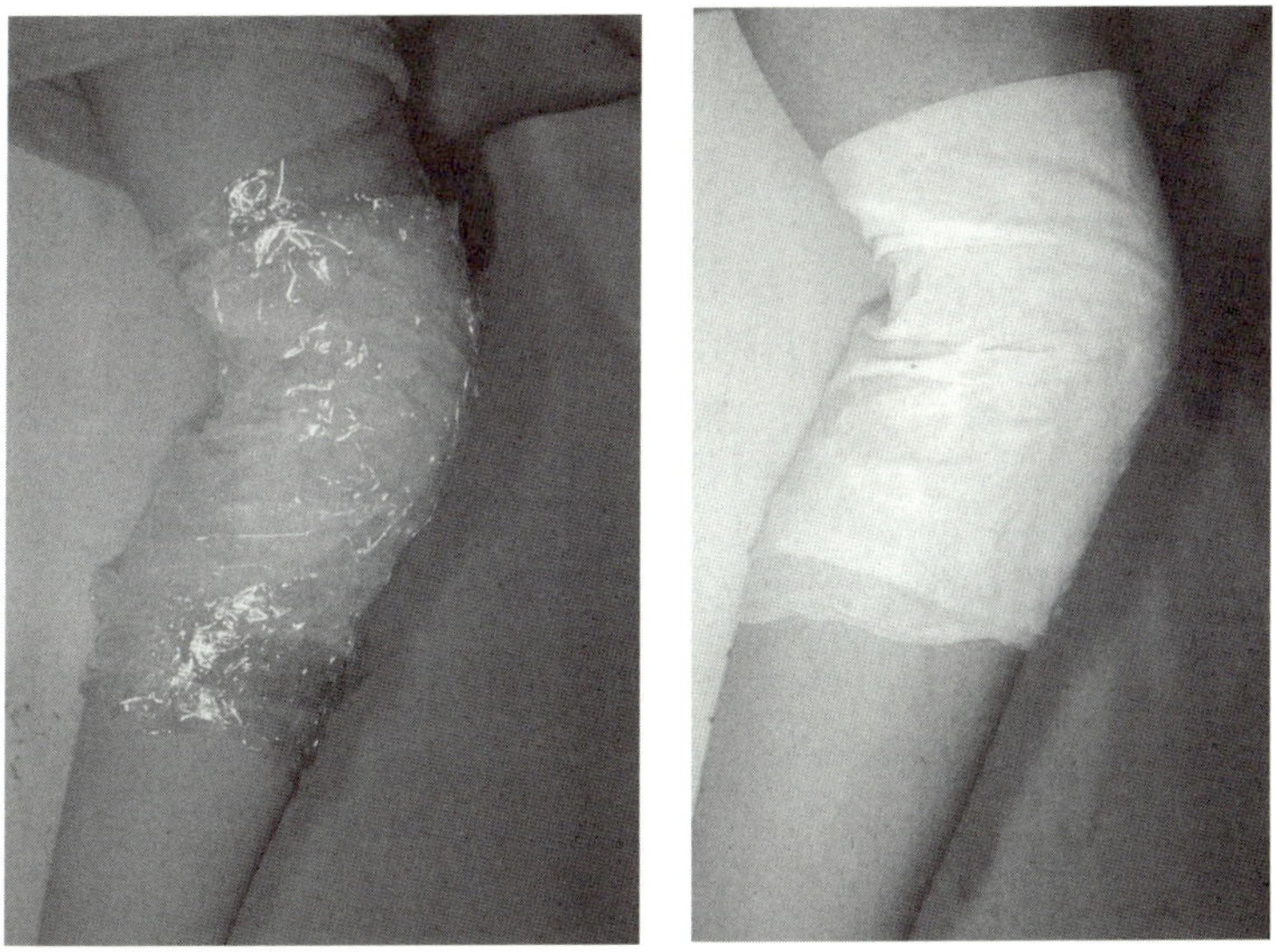

図4-2　局部のウエットラッピング法

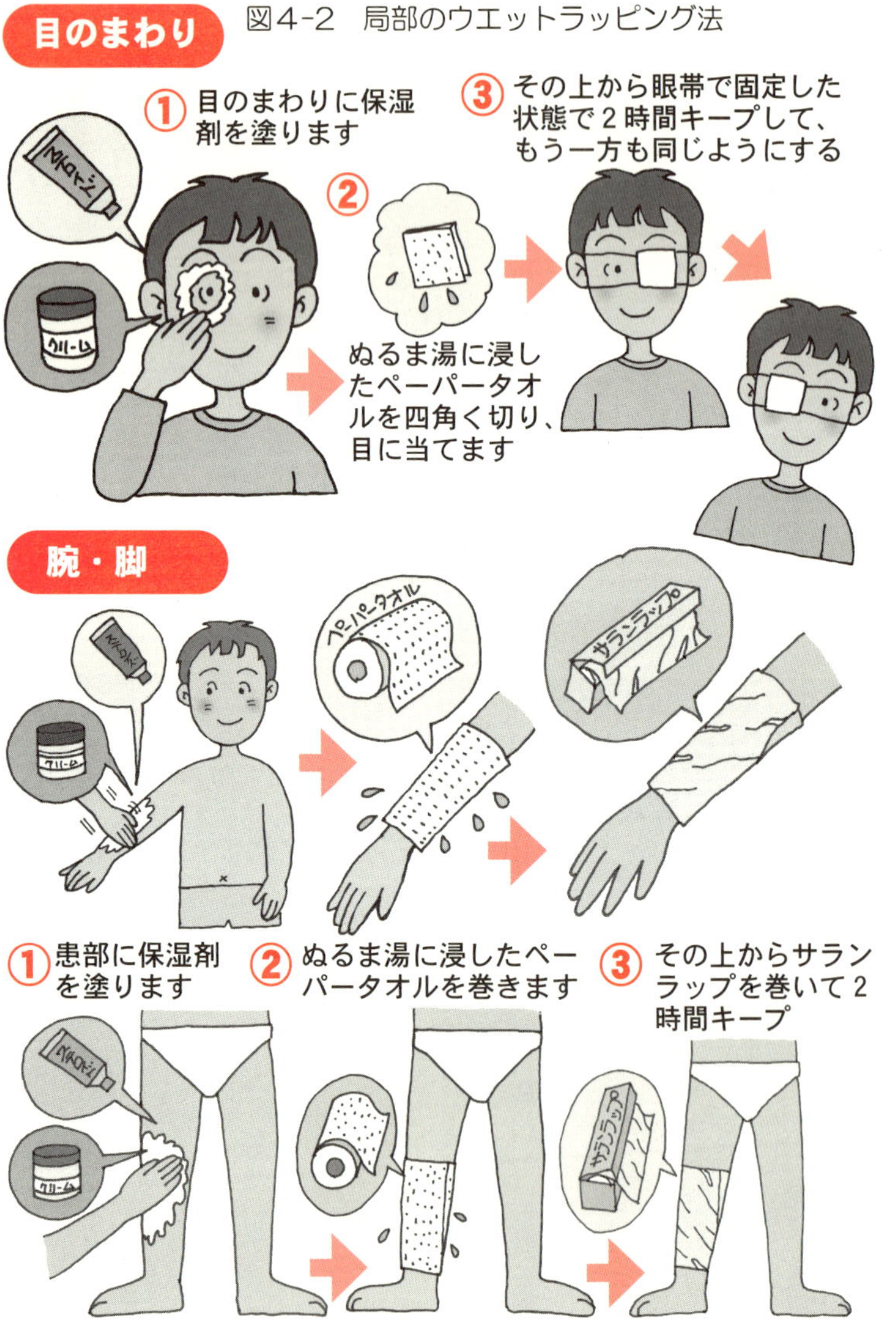
目のまわり
①目のまわりに保湿剤を塗ります
クリーム
②ぬるま湯に浸したペーパータオルを四角く切り、目に当てます
③その上から眼帯で固定した状態で2時間キープして、もう一方も同じようにする
腕・脚
ペーパータオル
サランラップ
①患部に保湿剤を塗ります
②ぬるま湯に浸したペーパータオルを巻きます
③その上からサランラップを巻いて2時間キープ

顔

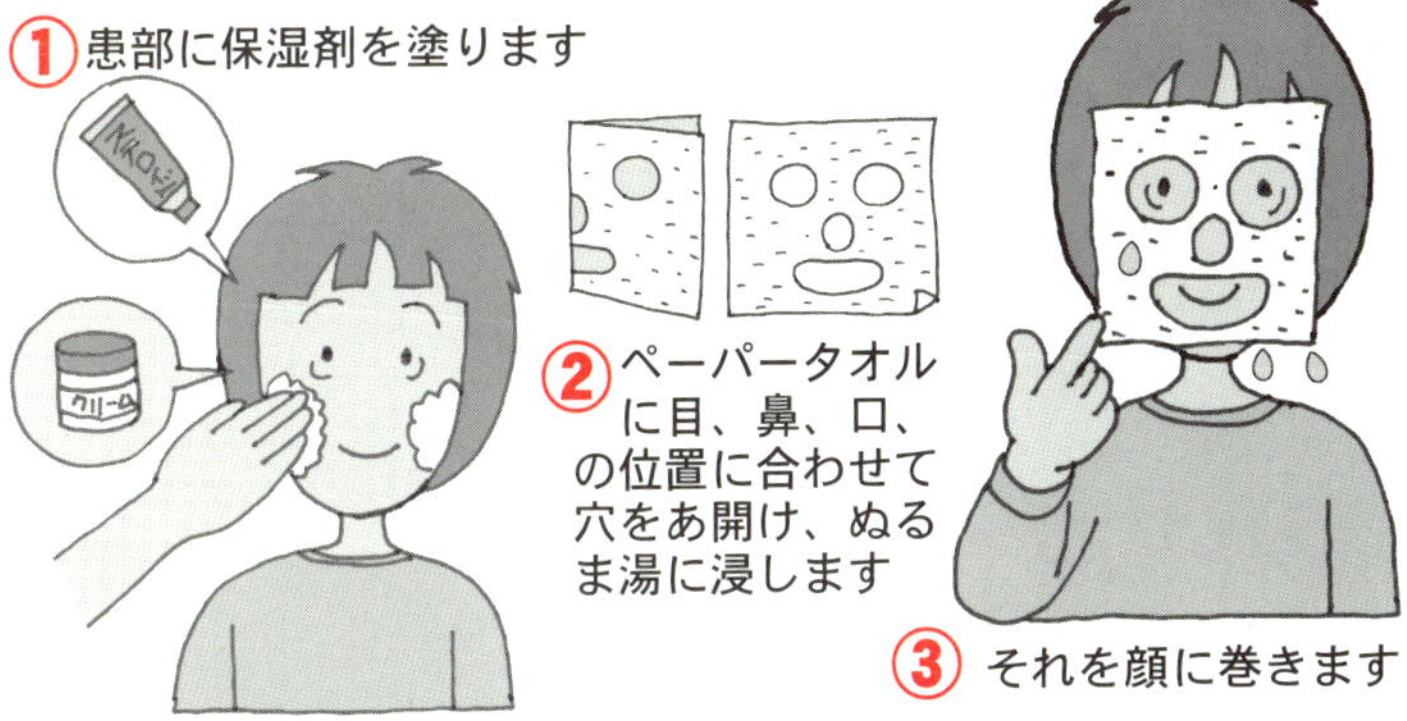
①患部に保湿剤を塗ります
NIKOLI
クリーム
②ペーパータオルに目、鼻、口、の位置に合わせて穴をあ開け、ぬるま湯に浸します
③それを顔に巻きます

「ウエットラッピング法」が商標登録に

私がこのウエットラッピング法を最初に知ったのは1995年のことでした。アメリカの看護雑誌『PEDIATRIC NURSING』で紹介されたのです。さらにその翌年、テレビのNHKスペシャル「アトピー性皮膚炎と闘う――世界の治療最前線」で、アメリカ・コロラド州デンバーにあるアレルギー研究センター（NJMRC）ドナルド・リヨン（Donald Leung）医師（写真）による「ウエットラッピング療法」が放映されました。

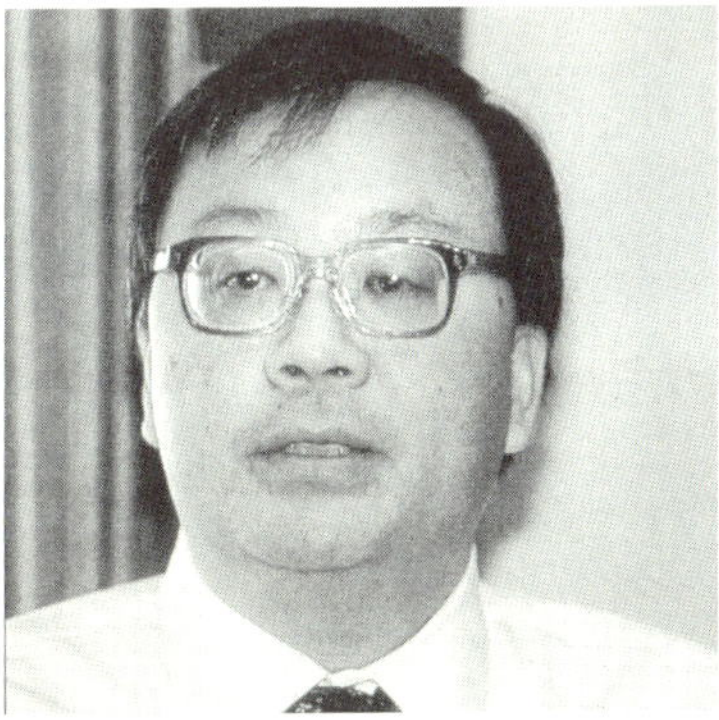

これを参考に、自分

自身の治療経験をもとに独自の工夫を加えてつくったのが現在の「ウエットラッピング法」です。当病院での実施第1例は1997年9月でした。その後、実績を重ねて、実施患者数が900名以上に達したことから、2004年10月には「ウエットラッピング法」は商標登録として認可されました。

ウエットラッピング法は、当院のアトピー性皮膚炎治療に大きな成果をあげています。最近では、日本皮膚科学会「アトピー性皮膚炎治療ガイドライン」に沿った標準治療と「3分ルール」「ウエットラッピング法」などの組み合わせにより、重症のアトピー性皮膚炎でも確実な治療効果を得られるようになり、各方面から注目されています。

ひとつ誤解のないように説明しておきます。イギリスでアトピー性皮膚炎治療に使われている「ウエットラップ手技」という方法があります。患部にステロイド外用薬や保湿剤を塗った上に、温かく湿らせたチューブ型包帯（チュビファースト）と乾いたチュビファーストを二重に巻く方法です。これは、体温の気化熱で皮膚に冷涼感を与え「痒み」を感じにくくし、包帯で患部をおおうことで掻破を物理的に防ぐことが目的です。

私たちの実践している「ウエットラッピング法」はこの手技とは異なります。この手技では、チュビファーストの保湿効果が弱く、すぐに乾燥してしまうので、ウエットラッピング法と同程度の保湿効果は期待できません。これが実際にアトピー性皮膚炎患者に使用

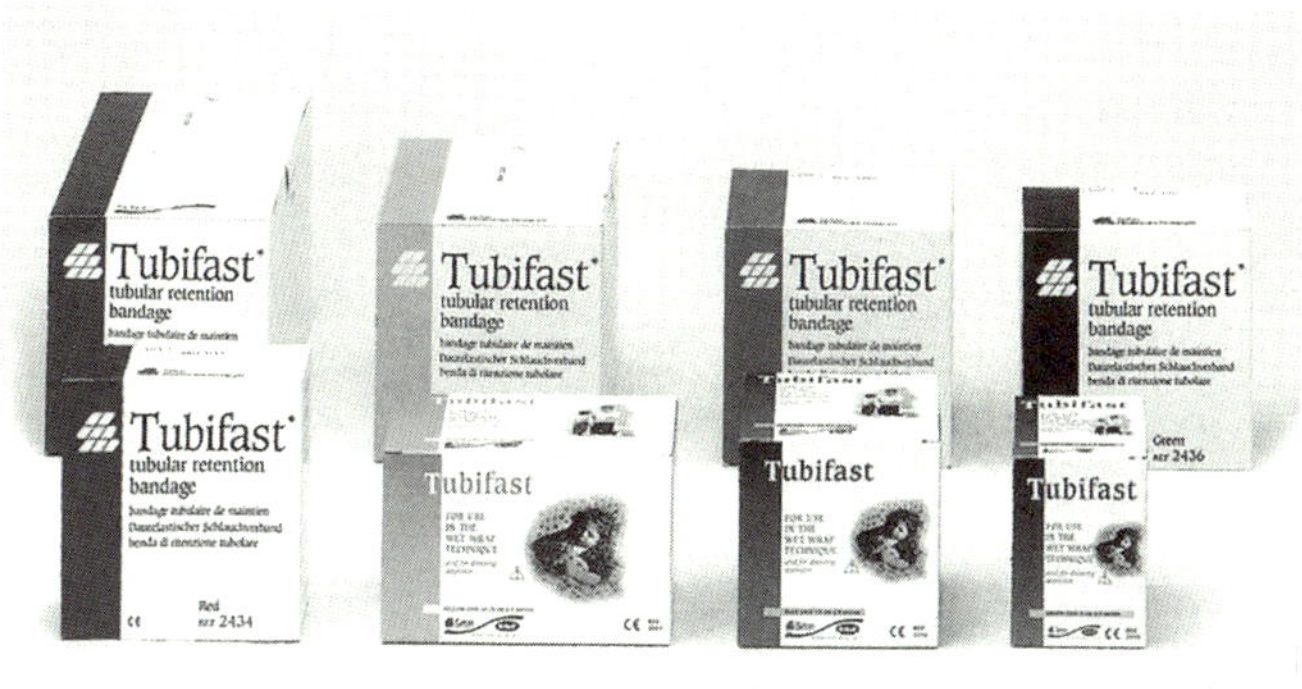

ウエットラップ手技に使うチューブ型包帯
英国で広く採用されいるチューブ型包帯の「チュビファースト」を用いると手軽に素早くできます。ぬるま湯で湿らせたものの上から、乾いたものを二重に巻くだけです。装着部に応じたサイズのものを選択します。

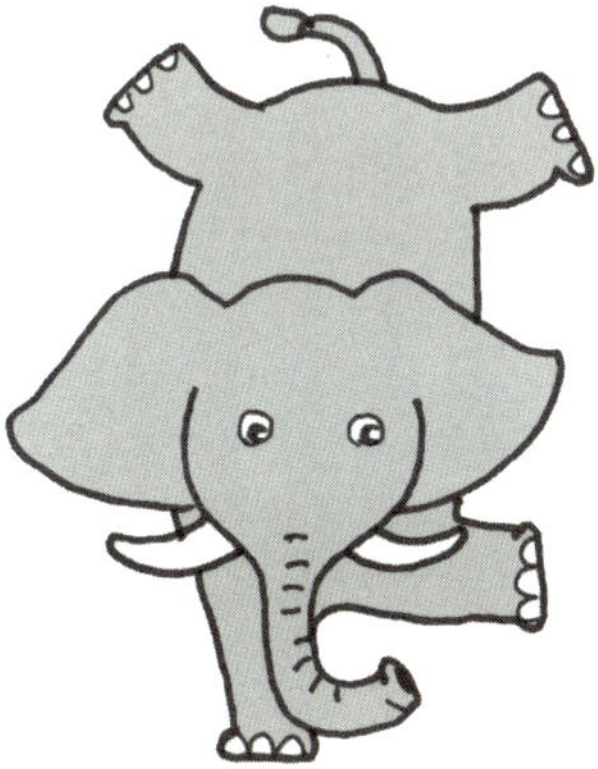

した経験から導き出した私の結論です。

なお当院では、小児と成人のモデルを起用して、外用薬の塗り方やウエットラッピング法の実際、注意点などをていねいにわかりやすく解説したオリジナル・ビデオとＤＶＤを用意してあります。お問い合わせは、当病院総務管理課まで。

（奥付に電話番号を掲載）

「3匹の子ブタ」とスキンケア

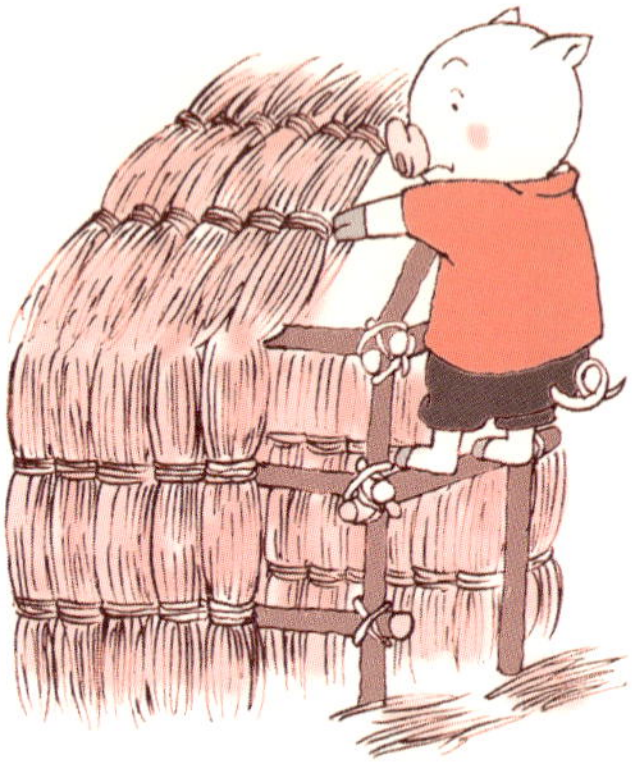

むかしむかし、三匹の子ブタがいました。

お母さんブタから自立するために、それぞれ自分の家を建てることになりました。

長男の怠けものの大ブタちゃんは、手っ取り早くワラの家をつくりました。あっという間にでき上がりました。そこへ悪いオオカミがやってきます。ワラの家をひと息で吹き飛ばし、大ブタちゃんはペロリと食べられてしまいました。

二番目の中ブタちゃんは、木の枝で家をつくりました。これもすぐに完成です。またオオカミがやってきて、息を一回、二回と吹きかけると、木の家もバラバラにこわれてしまい、中ブタちゃんも食べられてしまいました。

末っ子の子ブタちゃんは頑丈なレンガの家にしました。レンガを一つひとつ積み上げ、とても時間がかかりましたが、ようやくでき上がりました。

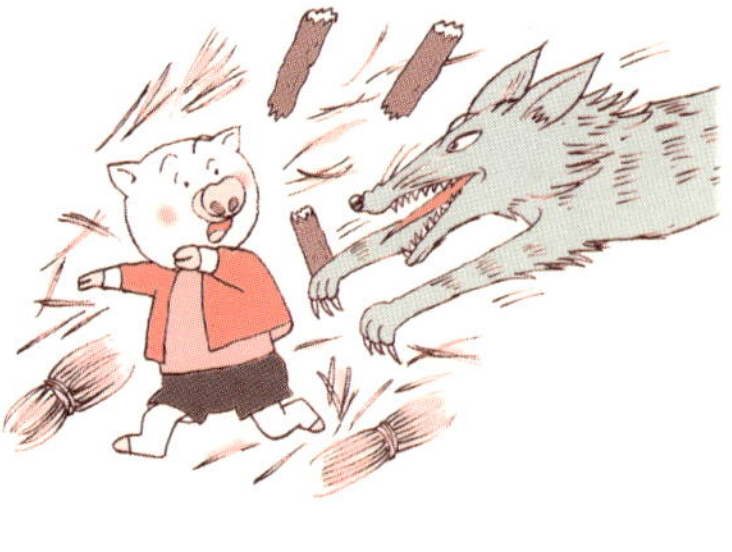

またまたオオカミがやってきます。ところが、レンガの家は息を吹きかけても体当たりしてもびくともし

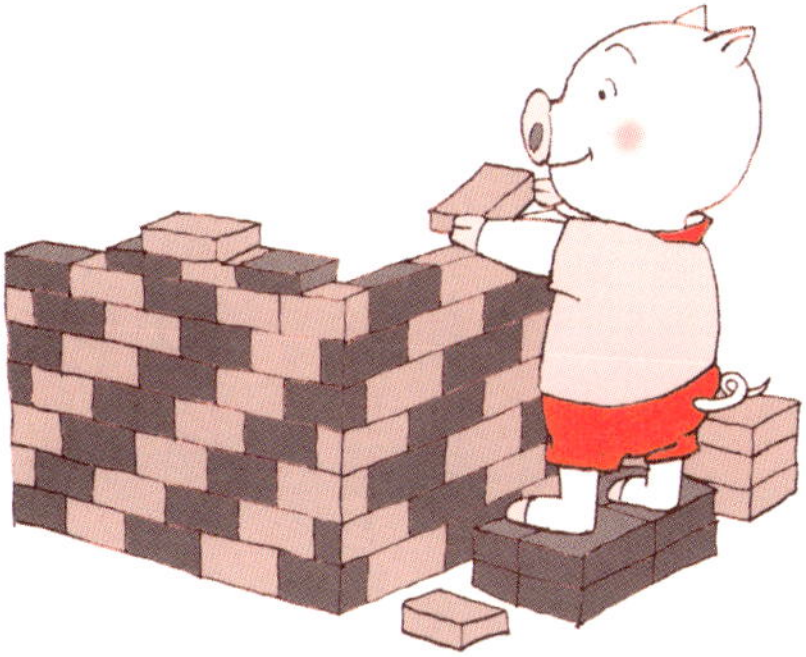

ませんでした。

このお話は、アトピー性皮膚炎の人のスキンケアによく似ています。家というのは外敵などから身を守るバリアです。これは私たちのからだでいえば皮膚と同じ。アトピー肌はとてもデリケートなので、ワラや木の枝の家のように中途半端なスキンケアでは外敵の侵入を許してしまいます。レンガのように堅牢な防御壁をつくって外からの刺激をシャットアウトしなければなりません。

この皮膚のバリア機能の代用としての膜をしっかりとつくって保湿効果を高める治療が「ウエットラッピング法」。外敵から身を守ってアトピー性皮膚炎を撃退する最善の方法なのです。

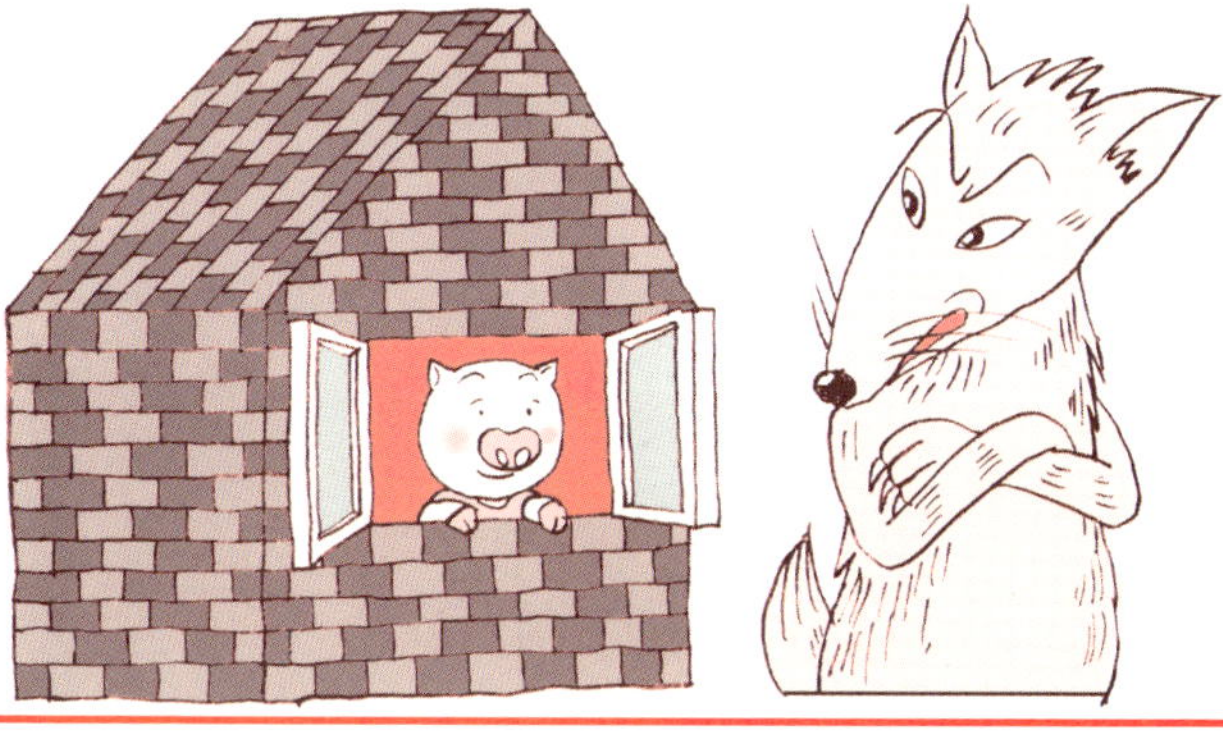

2. 教育入院で重症患者も短期間によくなる

教育入院プログラムで治療効果を実感しセルフケアのモチベーションを高める

3泊4日の間に正しいケアを覚えよう

当病院ではおもに重症の人や、さまざまな理由で外来通院では十分に症状をコントロールできない人には、アトピー性皮膚炎の教育入院をお勧めしています。入院期間は3泊4日です。土曜、日曜や連休を利用すれば、学校や職場を休まなければならない日も最小限にできます。

教育入院の最大の目的は、適切なケアをすれば重症患者さんでも症状が短期間のうちによくなることを実感してもらい、自宅でのセルフケアがきちんとできるように動機づけをすることです。

具体的な目標は次の3つです。

（1）子どもの患者さんの場合、保護者の方に正しいスキンケアの方法を覚えてもらう

（2）搔破（かきこわし）予防法を理解してもらう

（3）ステロイド外用薬の必要性を理解してもらう

この目標を達成するために、入院中のスケジュールには、悪化している皮膚症状の治療だけでなく、スキンケアの目的や実際のやり方を患者さんや家族に習得してもらう教育プログラムも組み込まれています。

入院治療費はすべて保険が適用されます。費用は、外用薬の使用量などによって多少異なりますが、3泊4日の入院で8～9万円程度です。小さい子どもの場合は付き添いも可能です。

ウエットラッピング法を保護者が習得

アトピー性皮膚炎の治療には、検査から薬物療法、スキンケア、掻破（かきこわし）予防などあらゆる要素を組み込んだ治療システムが必要です。教育入院でどんなことをやるのか、そのスケジュールを簡単に紹介しましょう。

まず、1日目には肌の状態チェックと検査を行います。採血、皮膚培養検査、全身の皮膚の写真をとります。次に、スキンケアとしてウエットラップの説明と見学があります。1日2回（10時と15時）入浴後、ウエットラッピングをします。さらに、2日目には看護師と一緒に行い、さらに3日目には保護者の方が中心になってウエットラッピングを行っていただきます。

入院中は、掻破予防のために手の筒（手かせ）、安全帯を使います。

面会時間には症状の説明を行い、その日1日のお子さんの様子を伝えます。

この間、患者さんには薬物療法やウエットラッピング法の実施状況や痒みの程度などを書き入れる「アトピー日記」を毎日記入してもらいます。

退院の4日目にもう一度、同じ採血、皮膚培養の検査を行い、全身の皮膚の写真撮影をし、さらに退院後の日常生活の注意や指導をします。

こうした治療スケジュールは次項で説明する「クリニカルパス」によって明確に決められています。

退院の基準は以下のとおりです。

（1）皮疹が日本皮膚科学会のガイドラインの軽症あるいは軽微にまでに改善している

（2）夜間よく眠ることができる

（3）日中、時にムズムズするが、とくに掻かなくても我慢できる

（4）退院後の薬物療法やスキンケアの具体的な指示を理解している

この基準が満たされていなければ入院期間が延長される場合もあります。

「思いきって入院してよかった」

わずか3泊4日の教育入院ですが、その治療効果は絶大です。

「たった4日でここまでキレイになるなんて……思いきって入院してよかった」

教育入院を体験した全国の患者さんから寄せられる声が、その効果を何よりも証明しています。

教育入院を希望する人の多くは、重症でこれまでたくさんの病院でいろいろな治療を受けたけれどもダメだったという人です。それが入院の4日以内に劇的に改善し、その後の自宅での治療にも前向きになれたという人がほとんどです。

4日間の短い入院期間ではありますが、それを補って効率的な入院治療が行えるように、とくにステロイド外用薬の必要性を理解し、外用療法への不安を解消することに重点を置いたアトピー教室を開催しています。また、ベッドサイドでのていねいな説明も繰り返し行うとともに、疾患に対する理解を深めるための小冊子や、スキンケアの実録のＤＶＤも見ていただきます。

実際、入院日から炎症部分にステロイド外用薬と保湿剤の1対1混合（A軟膏やC軟膏など）を使い、1日2回のウエットラッピング法を励行すれば、多くの患者さんは3日目の朝には炎症はおさまり、3日目には痒みがほぼなくなります。その証拠に、入院中は毎朝、掻破の痕を確認するのですが、3日目頃には夜間に掻きこわした痕跡がほとんどなくなっています。

アトピー性皮膚炎の治療では、退院後も確実なスキンケアの実践が不可欠です。ですから、入院中には患者さん自身に目の前で塗ってもらったり、医師が実際に塗って見せたりして必要量と塗り方を指導するのが必須となっています。部位による塗り方の違いなども患者さん個別に細かくアドバイスします。

入院中は医師や看護師が一方的に説明するだけなく、患者さんや家族が本当に正しく疾患や治療について理解しているかどうかを確かめることがとても大事です。

その方法のひとつとして、「アトピークイズ」**(巻末に掲載)**や、退院時に患者さんに渡す「退院時確認シート」があります。

「アトピークイズ」はアトピー性皮膚炎についての理解度をクイズ形式で確認するものです。「退院時確認シート」には、ステロイド外用薬の使用法、スキンケアの基本、掻破対策、ニキビ対処方法など教育入院で学習したポイントや、退院後の生活の注意などが書いてあります。

県外からの受診者も多いので、退院後はまず10～14日後に一度来院してもらい、それ以降は1～2ヶ月に一度のペースで通院することになります。

3.「教育入院クリニカルパス」で診療レベルを保証

標準的な「治療スケジュール」があれば誰が担当医でも同じ医療を受けられる

アトピーへのクリニカルパスを先駆的に運用

現代の医療は職人技では通用しません。どんな名医もいつまでも第一線で診療することはできません。その医師が現場を退けば名人芸は途絶えてしまいます。

そもそも、医師によって治療に当たり外れがあるのは患者さんにとって不幸です。どの医師が担当になっても同じレベルの治療が受けられなければ患者さんは救われません。

そこで、当院では2004年から、アトピー性皮膚炎の教育入院に「クリニカルパス」(医療者用の日めくりクリニカルパスを巻末に掲載)というものを使っています。

クリニカルパスは、産業界で使われていた作業工程表・クリティカルパスを医療ケアに適用したものです。医療応用は１９８０年代はじめにアメリカで始まりました。日本ではそれに遅れること10年、90年代半ばに導入されて最近だんだんと普及してきました。

クリニカルパスというのは日本語にすると「診療の道筋」という意味です。ひと言でいえば、病気の種類や治療法ごとに一定のプロセスを定めた「治療スケジュール」です。入院から退院までのスケジュールを時間軸に沿ってわかりやすく一つの表にまとめてあります。記載されるのは、患者さんへの入院指導、治療、ケア、処置、検査などの内容やタイミング、患者さんの状態などです。

「入院から何日目にはこういう治療をする」といったことがあらかじめスケジュールとして組み込まれているので、クリニカルパスの表を見れば全体の治療プロセスが明確に分かります。その流れに沿って治療を進めていくことで医療のクオリティ（質）が保証できることになりますし、患者さんにとっては治療についてよく理解できるようになるのです。

最近は、皮膚の病気でもクリニカルパスを使っている病院がいくつかあります。でも、アトピー性皮膚炎でクリニカルパスを使っている病院はおそらく全国的にもきわめて珍しいでしょう。その理由は、診療にたずさわっている医師の多くがアトピー性皮膚炎の治療内容やプロセスを明確にできていないからだと思います。

当院では、これまで述べてきたように外用薬の必要量やタイミングなど細かな点まで統一して診療を行っています。だからこそ、アトピー性皮膚炎へのクリニカルパス運用という先駆的な試みが可能になったのだと自負しています。

担当医ごとの医療のバラツキを標準化

では、アトピー性皮膚炎にクリニカルパスを使うメリットはどこにあるのでしょう？

いままでは、同じ病院のなかでも担当する医師によって患者さんが受ける医療内容にはバラツキがありました。みなさん、同じアトピー性皮膚炎なのに担当する医師によって治療法や検査項目、指導内容などが違うという疑問をもった経験があると思います。

アトピー性皮膚炎の教育入院を行っている病院は全国にいくつかありますが、病院によってはもちろん、同じ病院内でも主治医によって治療法などには違いが出てきます。

クリニカルパスのそもそもの目的は、そうしたバラバラの医療内容や手順を「標準化」することです。

標準化は、医師の臨床経験をもとに最善と考えられる方法で行われます。クリニカルパスを作成する段階では、それまで行ってきた医療内容が妥当かどうかを徹底的に検証します。

ですから、誰が担当医になったとしても当たり外れがなく、常に一定のレベルの医療を受けることができるようになります。これが最大のメリットです。

もうひとつの大きな特徴としては、医師だけでなく医療チーム全体が共同で患者さんをケアするという視点が貫かれていることです。これまでの医療機関のシステムでは、医師、看護師、薬剤師など医療スタッフによって説明や指導が食い違うといったことがよくありました。でも、それでは患者さんは戸惑ってしまいます。クリニカルパスで情報を共有化することで、患者さんを中心として、スタッフが一つのチームとして機能するようになります。

ただし、クリニカルパスはあくまでも医療の「計画」にすぎません。実際には、マニュアルどおりに画一的なケアを行うのではなく、患者さん一人ひとりに合わせて計画を調整しながらオーダーメイドの治療を進めていきます。

もちろん、治療がいつもスケジュールどおりに進むわけではありません。「クリニカルパスから外れること」（バリアンスといいます）もときどき起こります。でも、医療スタッフは定期的に話し合いをもって、そのときの対処について検討しています。クリニカルパスがあることで、「なぜ、失敗したのか」「どこで失敗しやすいか」など問題点の分析がしやすいので、それを未然に防ぐための対策も立てやすいのです。

その日の目標を達成しないと次に進めない

当院では、家族用のクリニカルパス（２０９ページに掲載）もつくっています。医療者用は、治療スケジュールと経過などが詳細に記されていますが、家族用はその簡易版で、おもに患者さん、家族の行うことが示されています。この表をみれば、医療者はもちろん、患者さん・家族は「いま治療のどのへんの段階にあるか」や「次は何をするのか」など治療の流れをひと目で知ることができます。

医療者用のクリニカルパスでは、その日の達成目標も項目ごとに細かく決められていて、それをきちんとクリアしないと次の日には進めないようになっています。この達成目標のことを「アウトカム」といいます。その日のアウトカムが達成できない場合にはどうすればよいかという手順も、「アクション」といって日常的に予想できるバリアンス（変動・変化）への対応も、クリニカルパスのなかであらかじめ明確に決められています。

クリニカルパスを実際に運用してみると、大小のバリアンスは必ず起きます。バリアンスは、標準的な医療プロセスを妨げる要因の発見となり、さらに効果的な医療ケアへと改善していく鍵となります。

そこで、当院のクリニカルパスでは、バリアンスが起きた理由を調べてバリアンスコードを用いて記録しています。

その種類としては、①患者・家族の要因、②医療チームの要因、③手技・外用薬の要因④病院システムの要因があげられます。バリアンスの内容をこのように分類し、細項目をコード化、収集しておけば、定期的にバリアンスの調査と分類をおこなうことによって、現行の治療を見直し、治療の質を継続的に向上させ、それを維持することができるのです。

このクリニカルパスに沿って3泊4日の医療内容を厳しく管理しているからこそ、当病院の教育入院は抜群の効果をあげることができているのです。

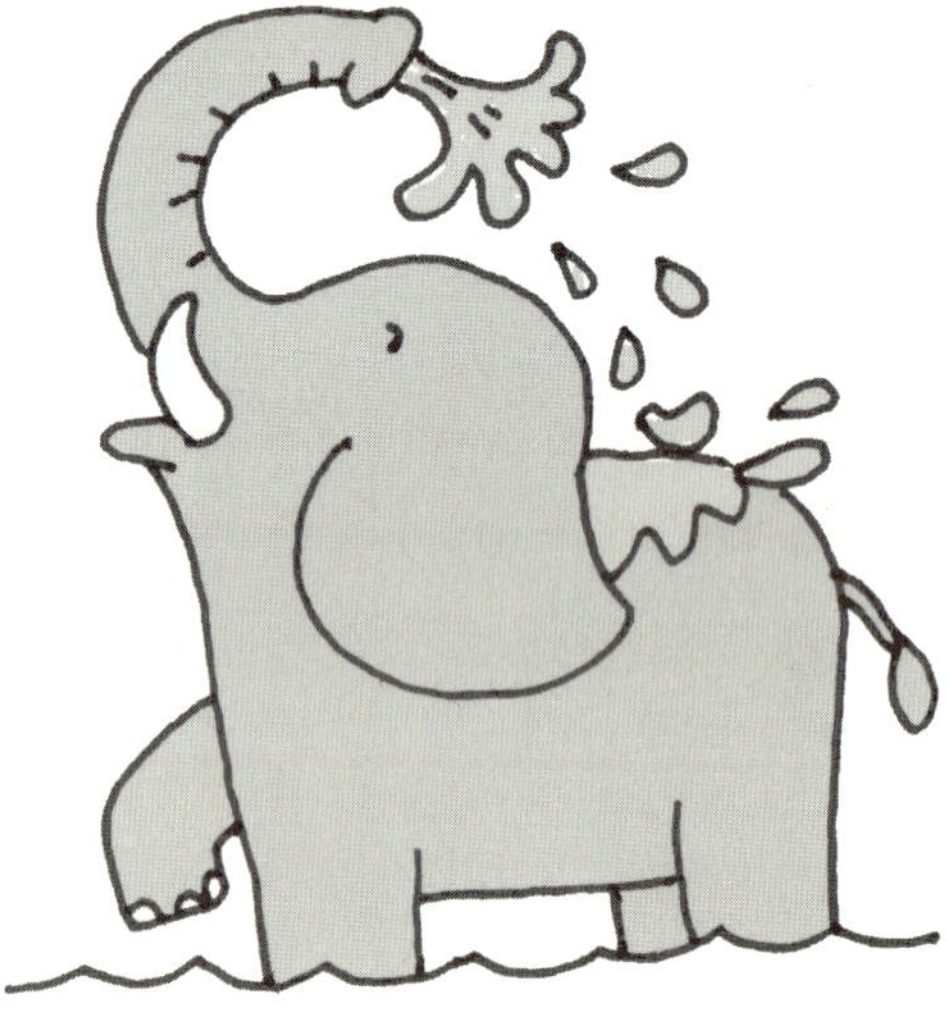

小児アトピー性皮膚炎の教育入院クリニカルパス

家族様用

氏名

	1日目	2日目	3日目	4日目
月／日	/	/	/	/
検査	採血 皮膚培養 全身の皮膚の写真をとります		眼科受診	採血 皮膚培養 全身の皮膚の写真をとります
スキンケア	ウエットラップの説明と見学があります 1日2回入浴後ウエットラップをします （10時・15時）	看護師と一緒に行ないます	15時の面会時に家族の方が主体になって行なっていただきます。	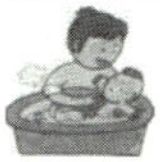
掻破予防	掻かないために手の筒（手かせ）または、安全帯を使用します。			
内服	症状によって処方されます。	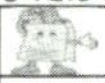		
説明	症状説明があります。		症状説明があります。	
指導	オリエンテーションを行ないます 「アトピー日記」を毎日記入します 面会時間内に1日のお子さんの様子を伝えていきます。			退院後の日常生活の指導を行ないます。
食事	状況に合わせ相談、検討していきます。		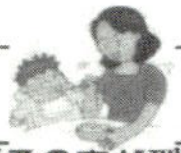	
目標			**保護者の方が理解できる** スキンケアがきちんとできる 掻破予防法を理解できる ステロイド外用薬の必要性を理解している	**退院基準** 皮疹が改善して、夜間も眠れほとんどかかなくても、我慢できる

＊病状によっては、パス通りにいかないこともあります。その場合は、主治医から説明があります。
＊入院費は4～9万円となります。使用薬剤などにより多少増減がありますので御了承ください。

【第5章】

アトピー治療にまつわるウソ！

1．アトピー性皮膚炎治療「混乱」の歴史
2．アトピービジネスによる健康被害
3．ステロイド外用薬への誤解
4．これまでの治療でよくならなかった理由
5．アレルギーマーチのウソ

1. アトピー性皮膚炎治療「混乱」の歴史

ステロイド叩き、アトピービジネス……混迷をきわめたアトピーの治療現場

アトピーが「ふつう」の病気だった頃

ここまでお読みになった方は、アトピー性皮膚炎の治療にはまずステロイド外用薬が必要不可欠だということがお分かりいただけたはずです。しかし、それでも心のどこかでは、ステロイド外用薬への一抹の不安がぬぐいきれない人もいるのではないかと思います。

なぜ、ステロイド外用薬というクスリがこれほどの悪者になってしまったのでしょう？

それを知るには、アトピー性皮膚炎治療の混乱の歴史をお話ししなければなりません。

治療現場の混乱は、メディアなどによってステロイド外用薬の間違った情報が広まり、社会に〈ステロイドは怖い薬〉というイメージができていくプロセスそのものだったのです。

日本でステロイド外用薬が使われるようになったのは１９５３年のことでした。当時は、その効果の切れ味のよさから「ミラクルドラッグ」とまで呼ばれていました。それから70年代にかけて使用経験も重ねられていき、とくに皮膚科医にとってその使い分けは初歩的

な知識として教育されていました。アトピー性皮膚炎はありふれた湿疹のひとつにすぎず、経験の浅い医師でも容易に治療できる病気でした。医師も患者も、難病どころか「たかがアトピー」という程度の見方をしていたのです。

ただ、70年代にもすでにステロイド外用薬をめぐる問題はありました。その背景には日本の特殊事情があり、60年代から医師の処方せんなしに薬局の店頭でストロングランクのステロイド外用薬を買うことができるようになりました。安売りする薬局も少なくありませんでした。そのため、痒みを伴う皮膚疾患の万能薬としてステロイド外用薬が乱用され、副作用や合併症を起こすケースもあったのです。

１９８３年には日本初のステロイド訴訟が起こります。当時短大1年生だった原告が、皮膚科医に処方されたステロイド外用薬が原因で皮膚炎を起こしたと訴えたのです。この段階ではまだ社会問題にはなりませんでした。しかし、その後、ステロイド外用薬の誤用・乱用による副作用がだんだんと問題視されるようになっていきます。

厳しい食事制限がもてはやされる

80年代後半、一部の小児科医が始めた厳格食事制限療法が脚光を浴びました。当時はアレルギー学が大きく進歩し、多くの小児科医がアレルギー病に注目しました。アトピー性皮膚炎も１００％、アレルギーの病気ととらえようとする傾向が強まりました。

前述したように、このころIgE－ＲＡＳＴ検査が保険適用になり、この検査結果を根拠に、多くの医師がアトピー性皮膚炎の患者にシビアな食事制限を行うようになりました。

80年代には世の中に自然志向のムードが強まっていました。食事制限療法は、そうした時代の空気ともシンクロしてしまったのでしょう。メディアは厳しい食事療法ほど良心的な治療だと持ち上げました。その結果、「食事制限をすればアトピー性皮膚炎が治る」という根拠のない説が世の中に広まってしまったのです。

一方、多くの皮膚科医は、ステロイド外用薬を使い分けて炎症をコントロールするのがアトピー性皮膚炎治療の基本だと変わらず確信していました。そのため、食事制限療法の是非をめぐって小児科医と皮膚科医は真っ向から対立します。患者さんはどちらを信じていいのか分からなくなり、このころから医療不信がだんだんと広がっていきました。

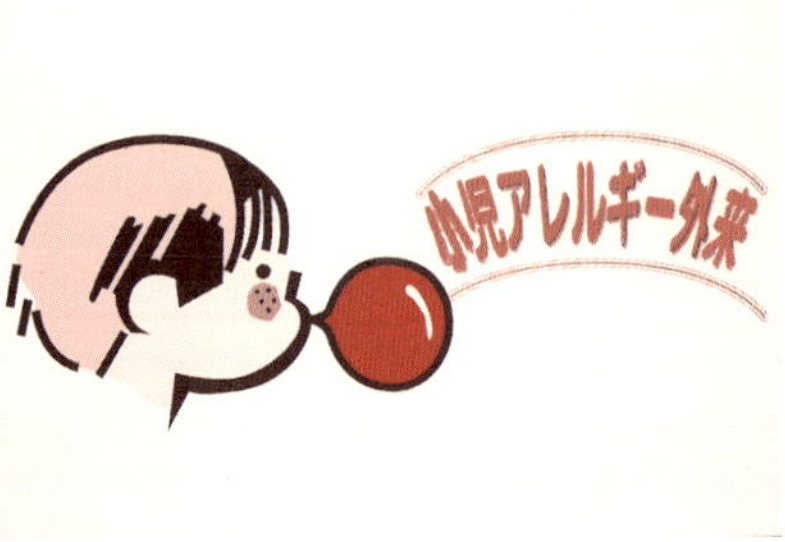

図 5-1　アトピー性皮膚炎治療「混乱」の歴史

●1953　日本でステロイド外用薬の使用が開始

1960年（昭和35年）□ 医師の処方箋なしでステロイド外用薬が購入できた。
「大衆薬」として「人気家庭薬」

1970（昭和45年）

ふつうの病気

ステロイドが信じられた
70年代

1980（昭和55年）

●1981　IgE-RAST検査が保険適用　□ アトピー性皮膚炎をⅠ型アレルギー一辺倒にとらえる傾向

●1983　日本初のステロイド訴訟　□ ステロイド外用薬の誤用・乱用による副作用が問題となる

微妙な変化

自然志向ムード

□ 小児科医より提唱された厳格食事制限療法が脚光を浴びる

1990（平成2年）

●1992　7月「ニュースステーション」久米宏
「これでステロイド外用薬は、最後の最後、ギリギリになるまで使ってはいけない薬だということがよくお分かりになったと思います‥‥」

難病化

ステロイド外用薬は怖い薬

アトピービジネスの暗躍

●1993　一部の皮膚科医による「脱ステロイド療法」
〈ステロイドをやめれば治る〉

●1998　金沢大学皮膚科竹原和彦 教授により
アトピービジネスへの最初の問題提起

2000（平成12年）

●2000　日本皮膚科学会雑誌「アトピー性皮膚炎ガイドライン」
〈過剰な食事制限療法へブレーキ〉

好転の兆し

●2001　日本初のアトピービジネス裁判
アトピービジネスに620 万円の損害賠償

●2004　6月　東京地裁「脱ステロイド療法」の医師に
640万円の賠償命令

メディアによるステロイドバッシング

ステロイドバッシングが突如として火を吹いたのは90年代前半でした。

この時期、成人のアトピー性皮膚炎が爆発的に増えました。メディアは「アトピー性皮膚炎は難病」という論調を強めていきます。しばらく影をひそめていたステロイド外用薬の副作用問題も、メディアによって再びむしかえされました。

このころからアトピー性皮膚炎をめぐる医療問題は、すべて「悪魔の薬・ステロイド」というストーリーで語られるようになっていきました。

そこに決定的な出来事が起こります。

１９９２年7月、テレビ朝日「ニュースステーション」でステロイド叩きの特集が放映されました。そして番組の最後、キャスターの久米宏がこう発言したのです。

「これでステロイド外用薬は、最後の最後、ギリギリになるまで使ってはいけない薬だということがよくお分かりになったと思います」——

この番組を見ていた医師の多くが、「これはとんでもないことになる」と危機感をもったそうです。事態はそのとおりになりました。この久米宏キャスターの発言を境に、「まさか、この薬はステロイドではないでしょうね?」「ステロイドだけは絶対に使わないで治療してください」というステロイド恐怖症の患者さんが激増したのです。

こうして火がついたメディアのステロイドバッシングは、90年代半ばになると奇妙な広がりを見せていきます。ステロイド外用薬の副作用問題は、「ステロイド外用薬そのものがアトピー性皮膚炎を難治化させる」という方向にねじ曲げられていったのです。

そこで火に油を注いだのは、一部の皮膚科医によって始まった「脱ステロイド療法」でした。彼らは「ステロイド外用薬でかえってアトピー性皮膚炎が悪くなる。ステロイドをやめればよくなる」という根も葉もない主張を繰り広げました。マスコミもこれをセンセーショナルに扱いました。ステロイド外用薬を使って炎症が悪化することは一切ありえないにもかかわらず、こんな説がアトピー性皮膚炎に限っては科学的な裏付けもなく社会全体に広まっていったのです。

こうしてメディアによる反ステロイドキャンペーンは過熱していきました。治療現場は日に日に混迷の度合いを深めていき、その混乱そのものがニュースにもなりました。いつしか患者さんは医師を信じることができなくなっていきます。

そのスキを突くように登場し、患者さんをじわじわと侵食していったのが民間療法・特殊療法などの「アトピービジネス」でした。

悪質アトピービジネスの暗躍

アトピービジネスというのは、多くは民間療法の名を借りて、患者相手にさまざまな商法でモノを売りつける商売です。苦しむ患者さんを食い物にして金儲けをたくらむ悪徳業者です。なかには明らかにマルチ商法を行っているものもあります。

のちにアトピービジネス糾弾の急先鋒として活躍する金沢大学皮膚科教授・竹原和彦医師は、「アトピービジネス」を「アトピー性皮膚炎患者を対象とし、医療保険診療外の行為によってアトピー性皮膚炎の治療に関与し、営利を追求する経済活動」と定義しています。科学的に有効性も安全性も確認されていない商品が誇大広告され、巧みなメディア戦略で患者さんの悩みにつけこんでいきます。患者さんたちは「それでアトピーが治るなら」と法外な費用を払ってしまうのです。

もっとも多いのは健康食品です。ほかにも一見、薬のようですが、じつは薬として認可されていない化粧品やクリーム、石けん、温泉療法、入浴剤、酸性水やアルカリイオン水などの水治療、防ダニグッズ、エステ、医療機関による特殊療法などさまざまなものがあります。（図5-2）

アトピー性皮膚炎が治るという宗教まで現れる始末でした。

図5-2 「アトピービジネス」の正体

「アトピービジネス」の主な戦略・宣伝には
次のようなものがあります。

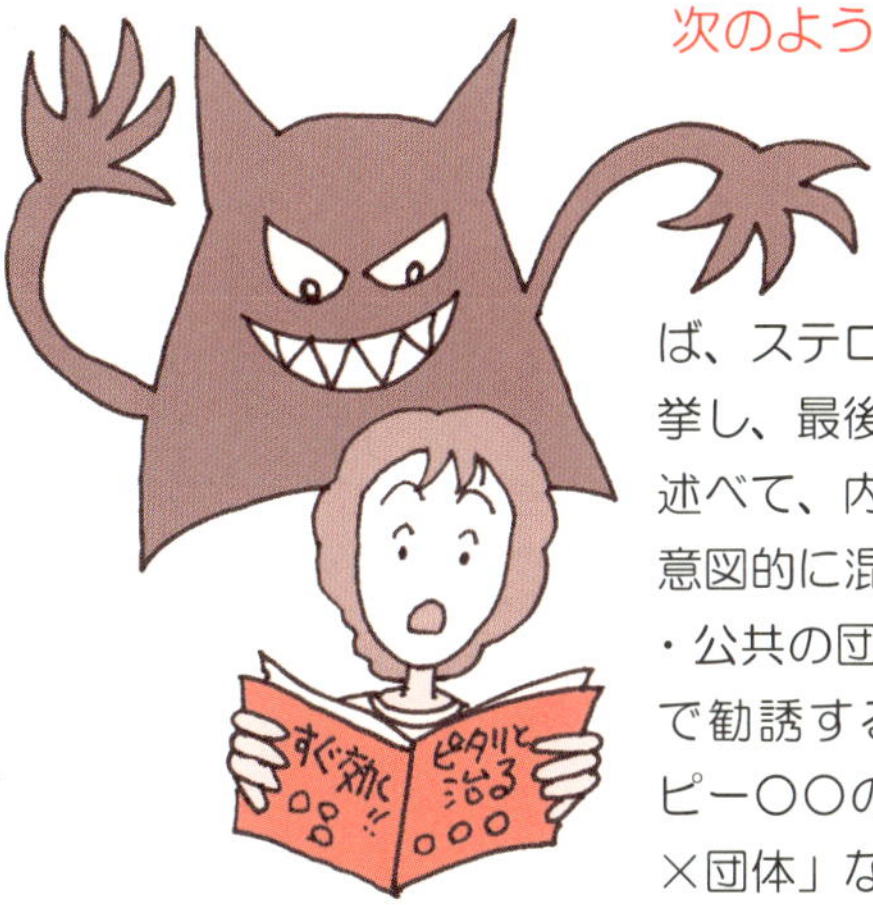

・ステロイド外用薬の副作用を誇張する。たとえば、ステロイド内服薬の副作用を列挙し、最後に「外用薬もおなじ」と述べて、内服薬と外用薬の副作用を意図的に混同させる。

・公共の団体を思わせるような名称で勧誘する。たとえば「全国アトピー○○の会」「アトピー対策×××団体」など。

アトピービジネスの戦略は、「アトピー性皮膚炎は一生治らない病気」というイメージを逆手にとることです。「治らない」はずの病気が「治る」。それを奇跡として売り物にするのです。アトピービジネス業者にとってアトピー性皮膚炎は「難病」であってもらわなければ困るのです。改善例のねつ造も日常茶飯に行われました。

患者さんは「諸悪の根源はステロイド」というマインドコントロール下に置かれ、アトピービジネスのインチキ商品に頼りました。その結果、健康被害や金銭的被害を受ける人が続出しました。そのなかには死亡例もありました。

事態が収束に向かうきっかけは、2000年、日本皮膚科学会による「治療

“脱”ステロイド療法

・ステロイド漸減療法とは違う！
・「ステロイド外用薬がアトピー性皮膚炎の悪化の根源」
↓
「ステロイド外用薬をやめれば良くなる」というスタンス

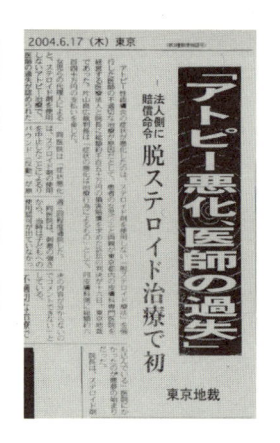

2004.6.17（木）東京
「アトピー悪化、医師の過失」
法人側に賠償命令 脱ステロイド治療で初
東京地裁

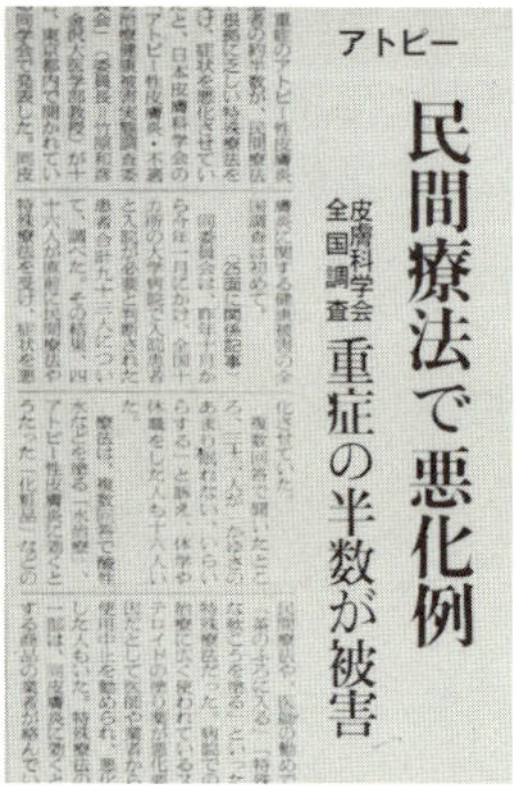
アトピー
民間療法で悪化例
皮膚科学会全国調査 重症の半数が被害

ガイドライン」と「アトピー性皮膚炎・不適切治療健康被害実態調査」の結果が公表されたことでした。アトピービジネスによって健康被害を受けている患者がきわめて多いことが明らかになり、ステロイド外用薬による標準治療が大切であることが改めて示されました。

調査結果はメディアでも大きく取り上げられ、反ステロイドキャンペーンは下火になっていきます。２００１年には、日本初のアトピービジネス裁判が行われ、被告のアトピービジネス側に620万円の損害賠償が命じられました。また、2004年には、東京地裁より「脱ステロイド療法」の医師に640万円の賠償命令が出されました。

治療現場でも普通の治療を受け入れようという患者さんが少しずつ増えていきました。混乱は徐々におさまっていきました。

しかし、いまでもステロイド恐怖症は「トラウマ」として多くの患者さんの心のなかに残っています。さらに、現在でも新手のアトピービジネスが次々と生まれています。

2. アトピービジネスによる健康被害

患者の8割が民間療法を経験し症状が改善したのはそのうち1割

1人が5件以上の特殊療法を体験

ステロイド外用療法以外の特殊療法について、金沢大学皮膚科が同大学のアトピー外来に通院した191人に聞いた結果によると、患者さんの8割が特殊療法を経験していたそうです。さらに、1人当たりの平均体験数は5・1件にもなったそうです。

その内訳は、健康食品52％、温泉入浴48％、化粧品43％、防ダニグッズ38％、水治療24％の順でした（複数回答）。100万円以上の費用を使ったという人が9％いました。

しかし、症状が改善したのはわずか1割で、逆に症状が悪化した人は32％いました。精神的・金銭的など何らかの被害を受けたと感じている人は47％にものぼりました。

また、日本皮膚科学会が全国11の大学病院で行った「アトピー性皮膚炎・不適切治健康被害実態調査」によると、症状が悪化して入院が必要と判断された319例のうち、治療が不適切だったというケースが44％もありました。不適切治療の中身は、健康食品や化粧品、温泉関連などの民間・特殊療法が78％もありました（複数回答）。一方、319例中、ステロイド外用薬の誤用（副作用）によるものは1％にすぎませんでした。

悪質アトピービジネスはこう見分ける

アトピービジネス業者が勧誘するときのストーリー展開はほぼ同じパターンです。

（1）「アトピー性皮膚炎は難病で一生治らない」と患者を絶望させる

（2）「ステロイド外用薬を使うから治らない」と標準治療に疑いをもたせる

（3）特殊療法での奇跡の改善例を見せる

（4）症状が悪化したときは「好転反応」というわけの分からない常套句を使い、「体から毒が出ている証拠」といいくるめる

その巧妙な販売戦略・宣伝には次のような特徴があります。

・ステロイド外用薬の副作用を誇張して、患者さんのステロイド恐怖心をあおる。たとえば、ステロイド内服薬の副作用を列挙し、最後に「外用薬も同じ」といって、内服薬と外用薬の副作用を意図的に混同させる。

・「全国アトピー○○の会」「アトピー対策××団体」などの名称で公共の団体や慈善事業などを装い、企業としての性格を表に出さず勧誘する。

・未認可の医薬品を販売したことにならないように、入会金、カウンセリング料、会費などの名目で費用を徴収する。

・特定のクリニックとタイアップし、都合のいいデータだけを出させ、医学博士名や施設名といった"権威"で信用させる。

・講演会などを各地で開催し、代表者が講師として商品を宣伝。その商品でアトピーが改善したという人が必ず登場し、奇跡の体験談を話すという演出が行われる。

・薬事法によって商品そのものが「アトピー性皮膚炎に効く」という宣伝はできないた

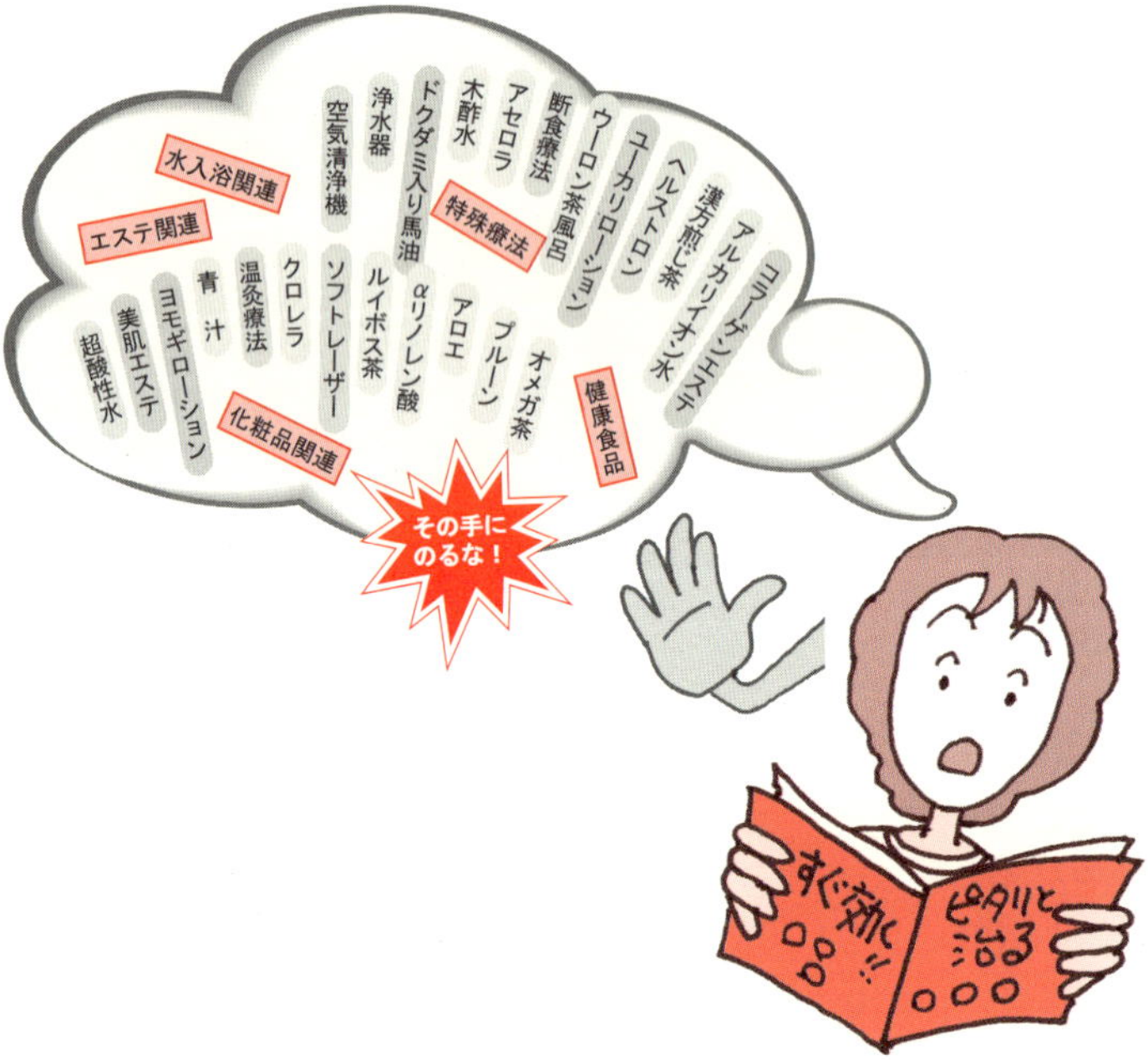

め、「アトピーが治る驚異の××療法」といったタイトルの本を出版し広告することで間接的に商品の宣伝をする。これをバイブル商法という。

・民間療法・特殊療法をニュースとしてマスコミに乗せる。前述の「ニュースステーション」ではアトピービジネスの商品が“奇跡の治療法”と紹介された。

アトピービジネスは医学ではありません。利益だけを目当てにした「商売」です。「驚異の××」「奇跡の××」「3日で治る××」といった誇大広告には決してだまされないようにしてください。

コラム

特殊療法をうたった「マスコミ名医」は絶対に信用するな！

1990年代前半頃から、アトピー性皮膚炎の特殊療法を売り物にし、テレビや雑誌などに頻繁に顔を出す「マスコミ名医」が雨後のタケノコのように登場してきました。そのなかには、脱ステロイド療法を勧める医師たちもいました。

じつは、こうしてメディアに登場してスターになったカリスマ医師のバックにアトピービジネスの企業がついているというケースが少なくありません。

日本皮膚科学会の「アトピー性皮膚炎・不適切治療健康被害実態調査」によると、症状悪化が不適切治療によるものだったケースが44%ありましたが、この調査では不適切治療を「誰が」行っていたかも調べています。その結果、もっとも多かったのが「マスコミなどに登場する特殊療法を看板とする有名医師」だったそうです。

そもそも珍奇な療法ほどマスコミは飛びつきやすいものです。しかし、アトピー性皮膚炎はふつうの治療で治る病気です。「遠くの名医」よりも「近くの良医」を選ぶ。それがアトピー性皮膚炎の治療を受けるときの原則です。

怪しげな特殊療法をうたったマスコミ名医は絶対に信用しないでください。

3. ステロイド外用薬への誤解

内服薬による副作用との混同がステロイド外用薬への誤解を生んだ

ステロイド外用薬をめぐるウソ

ステロイド外用薬をめぐっては、まことしやかに語られるいろいろなウソや誤解があります。これは外用薬と内服薬を混同しているケースがほとんどです。あるいは、アトピービジネスや脱ステロイド療法の信奉者たちはこれを意図的に混同させています。その罪は許されるものではありません。たとえば、次のような誤解です。

［リバウンドする］

「ステロイド外用薬のリバウンドで症状が悪化した」と、医師も患者さんも当たり前のように口にします。ステロイドバッシング以降、なぜかこの言葉がひとり歩きしています。でも、これは明らかに間違いです。外用薬にリバウンドという現象はありえないのです。リバウンドというのは、内服薬によってコルチゾール（自分の体でつくられるステロイドホルモン）の量が極端に減り、その状態で内服をやめたことで症状が悪化することを指します。外用薬を大量に塗布したときは多少コルチゾールの検査値が下がる場合もありますが、極端に低下することはありませんし、外用を中止すれば2～3日で正常値に戻ります。

みなさんが「リバウンド」と称しているのは、患者さんが自己判断で、あるいは医師の指示で、皮膚の炎症が十分におさまっていないのにステロイド外用薬を中止したことによる症状悪化です。これはリバウンドではなく治療放棄であり、ステロイド外用薬の使い方に問題があるのです。

［皮膚が黒くなる］

ステロイド外用薬を塗ると肌が黒くなる。これもよくいわれるウソです。

ステロイドは皮膚の色素がつくられるのを抑える働きがありますから、むしろ肌は白くなります。黒くなるのはステロイド外用薬の副作用ではなく、炎症がおさまったあとの色素沈着のためです。日焼けしたときに、炎症がおさまると肌が黒くなります。それと同じです。炎症を早く抑えないと色素沈着は起こりやすいので、ステロイド外用療法をしっかりと行うことが大切です。肌の黒さは時間の経過とともに薄くなっていきますが、炎症が長ければ長いほど色素沈着も長く続いてしまいます。

［白内障になる］

アトピー性皮膚炎の患者さんの約1割が白内障や網膜はく離などの眼の合併症を起こします。その原因がステロイド外用薬にあるといっとき騒がれました。でも、現在ではまったく無関係であることがわかっています。ところが、いまだにステロイド外用薬で白内障を起こすと信じている医師や患者さんも少なくありません。

これも内服薬の副作用との混同があります。ステロイド内服薬を長期にわたって大量に内服した場合には白内障が起こることもありますが、外用薬で起きることはありません。もっとも、アトピー性皮膚炎の患者さんはもともと白内障になりやすい体質をもっているとも考えられています。ただし、アトピー性皮膚炎から白内障になるのは多くの場合、ステロイド外用薬を不適切に中止したために顔面症状が悪化して痒みが強くなり、目を叩いたり、目のまわりを強くこすったりすることが原因です。

［非ステロイド消炎外用薬なら安心］

アトピー性皮膚炎によく使われている薬として非ステロイド消炎外用薬があります。保護者から「ステロイドは使わないでください」といわれることや、医師自身にもステロイド外用薬への不安があることなどから、つい非ステロイド系消炎外用薬を処方する場合があります。「非ステロイド」、つまり「ステロイドではないから」という部分に医師も保護者も安心してしまうのです。

しかし、非ステロイド消炎外用薬のアトピー性皮膚炎への効果には科学的な根拠がまったくありません。それどころか、接触皮膚炎（かぶれ）を起こすなどデメリットが大きいのです。

明らかにかぶれが起これば中止すればよいわけですから話は簡単です。むしろ問題になるのは、医師も保護者も非ステロイド系消炎外用薬が効いていると思って長期に続けているうちに、アトピー性皮膚炎自体を徐々に悪化させているケースがあることです。

ステロイド外用薬を減らすことを目的に、非ステロイド系消炎外用薬とステロイド外用薬をさまざまな比率で混合して用いる医師もいますが、これは絶対に避けるべきです。ステロイド外用薬の効果で皮疹はよくなりますから、非ステロイド系消炎外用薬のデメリットが隠されてしまいます。

現在では、少なくともアトピー性皮膚炎を専門とする皮膚科医は非ステロイド系消炎外用薬を使用しないのが常識となっています。しかし、内科、小児科の診療所や一般病院ではまだ使われているようですし、おそらく小児科領域のほうが、さらに使われるケースは多いのではないでしょうか。非ステロイド系消炎外用薬は一般用医薬品にも含まれていますから、患者さんも気軽に使ってしまいがちですが、この薬はアトピー性皮膚炎には使うべきではありません。

ステロイド外用薬への不安を解消しよう

一方で、ステロイド外用薬のことをよく理解して使っている方にも多少の不安があるようです。効果を実感しているがゆえの疑問といえるかもしれません。そんな患者さんや保護者の不安にお答えしましょう。

[本当に副作用はない?]

すでに何度も説明しているように、ステロイド外用薬は内服薬と違って体への吸収はきわめて少量です。ですから、かなり大量に塗っても重い副作用が出る心配はまずありません。ただ、長期連用した場合に、皮膚に多少の局所的な副作用が出ることはあります。

ステロイド外用薬による皮膚の副作用は大きく2つに分かれます。ホルモンとして直接皮膚に影響する副作用と、炎症や免疫を抑えるために起こる感染症の副作用です。

ホルモン作用による副作用としては、「薬を塗った部分の毛が増える」「皮膚が赤くなる」

「毛細血管が広がる」「皮膚が萎縮して薄くなる」などです。

でも、これはあくまでも「かなり長期にわたって連用した場合」でのことです。これを避けるために、炎症を抑えるには最初の段階で十分な強さのステロイド外用薬を選び、期間限定で集中的に治療するのです。

しかも、7～8年間ステロイド外用薬を使っている人でも、いちばん多い副作用である「毛細血管の拡張」と「皮膚の萎縮」が起こるのは5人に1人以下です。

また、ジクジクした部分に塗っていると水いぼやヘルペスなどの感染症が悪化することもままあります。ただし、1ヶ月以内の短期間の外用ではほとんど起こりません。

「続けているうちに効かなくなるって本当？」

長く続けていくうちに効果が弱くなるケースを「ステロイド抵抗性」といいますが、これは通常の使用ではありえないといわれています。

ただ、こんなケースは考えられるかもしれません。皮疹の状態に合わない弱いステロイドをダラダラと使い続けていて、なにかの悪化因子が加わって悪化したときに、「これまで効いていたのに効かなくなった」と錯覚するのです。また、ステロイド外用薬への恐怖感から、必要量を塗っていないために症状が悪化することがあります。これを効かなくなったと思いこむ場合もあるのではないでしょうか。

使い始めるとやめられなくなるのでは?

これも、症状を十分コントロールできない状態で弱いランクのステロイド外用薬を漫然と使っている場合によく聞かれる質問です。症状に合わせた適切なランクをきちんと使えばこのようなことはありません。ただ、長期にわたってステロイド外用薬を断続的に使わなければならないケースもあります。そのような場合でも、使用量は次第に少量になってきますし、状態がよくなればステロイド外用薬はまったく使わず保湿剤だけでコントロールできるようになります。

妊娠中でも大丈夫?

妊娠中にステロイド外用薬を使うと、「子どもがアトピーになる」とか「奇形児が生まれる」など胎児への影響が噂されたこともありますが、これらはまったくのデタラメです。ステロイド外用薬の添付文書には「妊婦または妊娠している可能性のある婦人に対しては大量または長期にわたる広範囲の使用を避けること」と注意書きがあります。これはウサギなどの動物実験で小さな奇形が起こったという報告があるためです。ただし、小さなウサギの体に超大量に塗り続けた結果です。一般的な使用量であれば妊娠中でもまったく問題はありません。さまざまな薬物を危険度でランク分けした基準がありますが、ステロイド外用薬はもっとも危険度の低いAランクに分類されています。

4. これまでの治療でよくならなかった理由

アトピー治療へのアプローチをあなたは間違えていませんか?

正しく治療すれば必ず治る

繰り返します。アトピー性皮膚炎はごくありふれた「ふつう」の病気です。そして、「ふつう」の治療で完治する病気です。決して難病ではありません。それなのに、複数の病院へ通ってドクターショッピングを繰り返し、いろいろな治療を試したのに結局治らないという患者さんがたくさんいらっしゃいます。

どこに原因があるのでしょう?

それはここまで述べてきたように、多くの患者さんや保護者の方がアトピー性皮膚炎についての正しい知識や情報から遠ざけられてしまって、「難病」というマインドコントロールにかかっているからに他なりません。

アトピー性皮膚炎がどうしても治らずに悩んでいる方、もう一度、自分の、あるいはお子さんの治療を検証してみてください。あなたは次のようなケースのどれかに当てはまるのではないでしょうか？

［ステロイド外用薬に不安をもっている］

「ステロイド外用薬が怖い」と思っている方のほとんどは、ただ漠然とした不安をもっているにすぎません。最近は、さすがに「絶対にステロイドは使いたくない」と拒否される方は少ないでしょう。でも、ステロイド療法を受け入れてはいても、なんとなく怖いと思っていると「なるべく使わないようにしよう」という心理が働いてしまいます。よほど症状がひどくなれば別ですが、できるなら使わずにすませたいと思ってしまいます。

そのために、使用量をセーブしてしまい、炎症を十分コントロールできるだけの必要量を塗っていないケースがとても多いのです。外用薬はたっぷりと塗らなければ効きません。無意識に「少なめに少なめに」と思って塗っているために、なかなかよくならず、結果的

不適切な治療

↓

・ステロイド外用薬に対する偏見
・誤った食事制限
・抗アレルギー薬の誤用
・スキンケアが不十分
・民間療法　など

「つくられた」難病

↓

青い鳥シンドローム

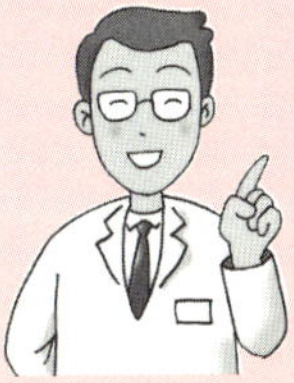

にダラダラと使い続けることになってしまいます。

それに、できればステロイド外用薬を使いたくないと思っているので、少し症状がよくなると自己判断で中止してしまいます。しかし、素人目には症状がおさまったと思っても炎症は続いています。これが症状悪化の原因であることが多いのです。

「食物やダニが原因だと思い込んでいる」

病院でIgE－RAST検査を受けて陽性に出ると、即それが原因だと思い込んでしまいがちです。「病院の検査なのだから間違いないだろう」という患者さんの心理は理解できます。でも、アトピー性皮膚炎はI型アレルギーがおもな原因ではありませんし、IgE検査で陽性と出たアレルゲンが皮膚炎を起こしているとは限りません。

子どもがアトピー性皮膚炎になると、お母さんは食物アレルギーとの関係を必要以上に心配しがちです。たまたま何か食べたあとに発疹が出ると、直前に食べたものが原因だと錯覚してしまいます。でも、アレルゲンを避けても皮膚炎はよくならないことのほうが圧倒的に多いのです。それに、厳しい食物制限による成長障害などのリスクのほうがずっと深刻です。

ダニやハウスダストも同じです。いくらお金をかけて家を改造し、防ダニグッズをそろえても肝心のアトピー性皮膚炎はいっこうによくならない。そんな場合がほとんどです。

[抗アレルギー薬への過信]

抗アレルギー薬に過度に期待するのも、アトピー性皮膚炎がアレルギー病だという思い込みがあるからです。医師にも責任があります。「リザベン」や「ザジテン」などの抗アレルギー薬を「体質を改善する薬」といって処方する医師もいるとか。とんでもない話です。いくら抗アレルギー薬を長期に内服してもアトピー体質自体が改善するわけがありません。人間の体質は遺伝子によって決まるものですから、薬の服用で変わるはずがないのです。

アトピー性皮膚炎に限って言えば、抗アレルギー薬は「痒み止め」としてある程度の効果を示すにすぎません。

[非ステロイド消炎外用薬の使用]

とくに小児科医は、いまだに非ステロイド消炎外用薬を処方することが多いと聞きます。しかし、非ステロイド消炎外用薬にはアトピー性皮膚炎への効果はありません。それどころか漫然と使うと接触皮膚炎（かぶれ）を起こす危険が大きいため、この薬を使う医師は減ってきています。

こうした薬が広く使われてしまう背景には、やはりステロイド外用薬への漠然とした不安があるのです。非ステロイド消炎外用薬は「ステロイドではないから安心」という点が強調されています。その効果がステロイド外用薬より劣ることは、発売されたときからわかっていました。本来はステロイド外用薬を使わなければならないのに、医師が治療法の選択を誤り、または患者さんから要求されて非ステロイド消炎外用薬でお茶を濁してしまうこともあるそうです。このような治療では治るものも治りません。

なお、抗生物質配合ステロイド外用薬を使う医師も少なくありませんが、こちらも接触皮膚炎を起こす危険があります。細菌感染があれば内服の抗生物質を使うのが普通です。

「アトピービジネスにハマりこんでしまった」

「この病気は一生治らない」と絶望してアトピービジネスに走る患者さんは、いまも少なくありません。アトピービジネスが隆盛をきわめた背景には医療不信がありました。

アトピー性皮膚炎の患者さんが医師にいちばん望んでいるのは「自分の話を聞いてくれること」だそうです。アトピービジネスの業者というのはそのへんがよく分かっていて、些細な悩みに対しても親身になったフリをして時間をかけて患者（客）の話に耳を傾けるそうです。当たり前です。それが商売なのですから。でも、それでつい気持ちがフラッとして商品を買わされてももちろんアトピー性皮膚炎は治りません。

大事なのはいうまでもなく、きちんとした治療で「皮膚炎を治すこと」です。医師の側に自信がなかったから、患者さんはアトピービジネスに惹かれるようになってしまったのです。ふつうの治療で完治するなら、アトピービジネスが入りこむスキなどありません。

「ステロイド外用薬とスキンケアの守備範囲を理解していない」

医療機関で治療を受けていても、アトピー性皮膚炎が思ったほどよくならないという人も少なくないと思います。その原因の多くは、きちんと理にかなった治療が行われていないからです。

本書で繰り返し述べてきたように、アトピー性皮膚炎の治療でもっとも大事なのは、「炎症」に対するステロイド外用薬と「ドライスキン」に対するスキンケアの2本立てです。そして、それぞれの守備範囲を明確にすることが大切です。炎症がおさまらなければスキンケアの効果はありません。スキンケアを怠ればまた炎症が再発します。

ここを押さえて治療を続ければ、アトピー性皮膚炎はちっとも怖くありません。

治療のゴールを低く設定している

本書で私がいちばん強調したかったのはこの点です。「アトピー性皮膚炎は難病」というマインドコントロールは患者さんだけではなく、じつは医師にも及んでいます。そのため、治療の目標をどうしても低く設定してしまいがちです。だから患者さんは「アトピー性皮膚炎は一生付き合っていかなければならない病気」と、気持ちが後ろ向きになってしまいます。

それでは治療意欲もわきません。治療もおろそかになり、結局よくならないということになってしまうのです。

標準治療をきちんと行えば、「ステロイド外用薬をほとんど使わなくても、スキンケアを続けるだけで症状がなく、周囲からはアトピー性皮膚炎だとはまったくわからない状態」に、つまり「完治」にもっていくことが可能です。このことを十分に理解し、希望をもって治療を続けていただきたいと思います。

ドクターからのメッセージ

「青い鳥」は、あなたの足下に…

アトピー性皮膚炎を「難病」とするマインドコントロールが多くの患者さんにまでおよんでいるように感じます。その結果どこかに治癒させてくれる夢のような治療法がないかと、どこまでもさまよい歩く「青い鳥シンドローム（症候群）」が、患者さんたちに蔓延しています。

この本は、

①ステロイド外用薬の適正使用
②清潔と保湿のスキンケア
③「掻かない」

の３点を中心とした、いわゆる「ふつう」の治療で、アトピー性皮膚炎のコントロールが可能であることを患者さんやそのご家族に伝えたいという願いでまとめてみました。

「アトピー性皮膚炎治療の“青い鳥”は、身近に存在する―これがすべての患者さんに対する私のメッセージであり変わらぬ信念です。

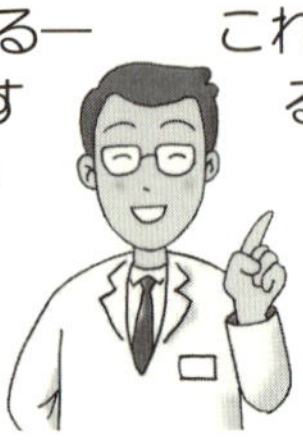

5. アレルギーマーチのウソ

「アトピー性皮膚炎の子はそのうち喘息になってしまうのですか？」

お母さんからときどきこんな質問があります。

アトピー性皮膚炎はⅣ型アレルギーによる皮膚炎であって、この病気は気管支喘息やアレルギー性鼻炎など、他のアレルギー疾患とは明らかに異なった疾患です。

ところが長い間（１９３０年代から90年頃まで）、アトピー性皮膚炎と気道アトピーは、同じ体質（アトピー体質）の人に出てくると考えられてきました。そして「乳児の頃にアトピー性皮膚炎が発症し、その後成長するにつれて、気管支喘息やアレルギー性鼻炎が順番に現れてくる」と考えられてきました。

いわゆる「アレルギーマーチ」仮説です。しかしアトピー性皮膚炎のほとんどは、アレルギーマーチを示しません。

現在、これらの疾患の発生機序を同一と捉えることには否定的で、同じ体質のうえに、いろいろな疾患が現れてくるという説は否定されています。

実際、アレルギー性鼻炎にはⅠ型アレルギー、気管支喘息にはⅣ型とⅠ型アレルギーのミックス、アトピー性皮膚炎にはⅣ型アレルギーが関与しています。Ⅰ型アレルギーが関与している皮膚症状はじんま疹だけであり、アトピー性皮膚炎がI型アレルギーに起因するとは考えられていません。

　これらの疾患は、その発症年齢のピークが、アトピー性皮膚炎では乳幼児期、気管支喘息では小児期、花粉症では思春期と異なることにより、複数の疾患が同一患者に生じた場合、１つの疾患がよくなった時期に他の疾患を発症し、アレルギーマーチという錯覚が起こるのです。

　このような誤解により、食物除去や抗アレルギー薬の内服によって、気管支喘息の発症を防げるという主張が一部の小児科医により唱えられていますが、まったく科学的根拠を欠く説です。

　また、アトピー性皮膚炎と気管支喘息の合併例で、一方が改善すると他方が悪化するといった「シーソー現象」を主張する人もいますが、両者

「アレルギーマーチ」という錯覚！

アトピー性皮膚炎 → 気管支喘息 → 花粉症

①食事制限
②抗アレルギー剤の長期投与

アトピー性皮膚炎と気管支喘息の「シーソー現象」は明確でない

が同時に悪化したり、改善したりする例も多く存在し、必ずしも両者の関係は明確ではありません。こうした考えは、アトピー性皮膚炎の本質を理解していないと言わざるを得ません。

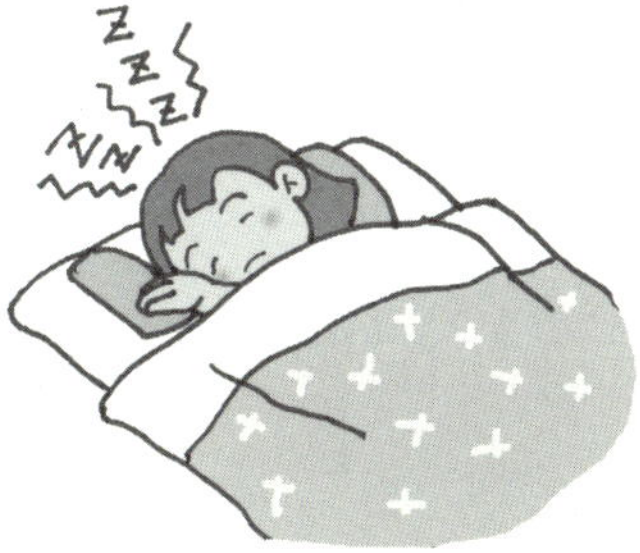

【第6章】

正しい治療で
人生が変わる！（症例）

長年治らなかったアトピー性皮膚炎が、当院での治療を経てめざましく改善した例は少なくありません。私のもとには、そうした全国の患者さんやその保護者の方からたくさんの喜びの声が寄せられています。ここでは、実際に教育入院を体験して重症のアトピー性皮膚炎を克服した方々の生の声を紹介しましょう。「アトピー性皮膚炎は完治する」と私が百の言葉を費やして語るよりも、その意味がよりストレートに伝わると思うからです。

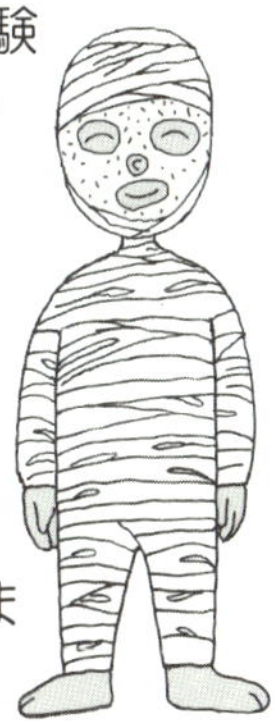

たとえば、私の記憶にも鮮明に残っているこんな患者さんがいらっしゃいました。

「泣き叫んだ9年間は いったい何だったのか……」

（9歳、男児、A・Iくん／
7歳、女児、M・Iちゃん）

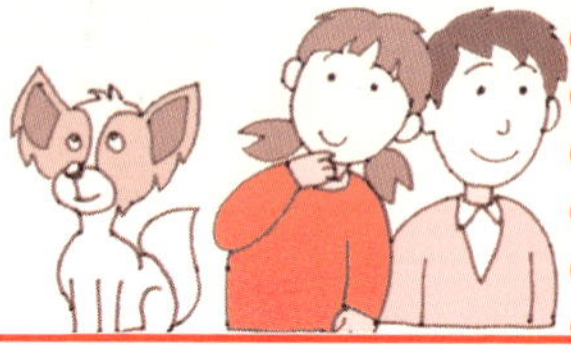

患児は仲のよい兄妹です。２人とも小さい頃からアトピー性皮膚炎で、一進一退を繰り返していました。

とくに重症だったのは上の男の子・Aくんでした。

生後４ヶ月頃からヒザの裏側が乾燥し、切れてグジュグジュになっていました。近所の総合病院を受診し、ステロイド外用薬を処方されました。薬を塗れば２～３日で症状はいったん治まるのですが、数日後にはまた悪化する。ずっと、その繰り返しでした。

全身の痒みのため夜も眠れず、ご飯を食べることさえ困難な状態。お風呂につかるだけで炎症のある皮膚が激しく痛み、泣き叫ぶ毎日……。そんなつらい日々を9年近く過ごしていました。

一方、妹のMちゃんも2歳の頃にアトピー性皮膚炎を発症しました。まぶたや首が赤くなり、「痒い」といって始終こすっているようになりました。そのうちにヒザやヒジの裏側の痒みもひどくなりました。いつも引っかき傷をつくっており、歩くときや立つときは常に足を曲げた状態になっていました。Ａくんとは別の総合病院を受診したところ、イソジン消毒とステロイド外用療法を勧められたそうです。一時、痒みは軽くなりましたが、やはり症状はよくなったり悪くなったりという状態でした。

２人の大事な子が長年アトピー性皮膚炎で苦しんでいる姿を目の当たりにしながら、どうしてやることもできない。お母さんもまたつらい日々を送っていました。

あるとき週刊誌やテレビで当院を知り、２人はお母さんに連れられて受診。兄妹で教育入院をすることになりました。

Ａくんの入院時の所見は、皮膚が乾燥し、あちこちが赤くはれており、全身の痒みもとても強い状態でした。掻痒感は３＋。ところ構わず、引っかかずにはいられないような状態でした。私は「必ずよくなる」とお母さんに伝えましたが、本当によくなるのかと最初は半信半疑だったようです。

治療は、ミディアムランクのステロイド外用薬１００ｇと保湿剤50ｇの混合製剤の外用と、ウエットラッピングを１日2回行いました。すると、翌日には皮疹と痒みが改善しました。かなりの重症でしたが、ベリーストロングのステロイド外用薬は結局使わずにすみました。

お母さんは治療の効果に驚き、「たった1日でこんなによくなるなら、もっと早く来ればよかった。この9年間はいったい何だったのだろう……」と思ったそうです。

こうして日一日と症状はみるみるよくなり、4日目には湿疹はなくなり、乾燥症状が主体になりました。痒みもほとんど感じない状態で、Aくん本人も「痒くないよー」とびっくりしている様子でした。3泊4日の入院で見違えるように回復し、帰りの電車のなかで久しぶりに嬉しそうな表情を見せたというAくん。お母さんも感無量だったそうです。

Mちゃんはくんよりも症状は軽く、ヒジとヒザの裏側、首すじの発赤と痒みが主体でした。ミディアムのステロイド外用薬と保湿剤の混合製剤の外用と、入院初日のウエットラッピングだけで痒みがほとんど消えました。

「この9年は本当に苦しい日々で、私自身、夢も希望も失いかけた状態でした。とくにAは誰が見ても重症でしたから、正直、ここまでよくなるとは思ってもみませんでした」とお母さんは後日、治療を受けた感想を聞かせてくれました。

Aくんの将来の夢は新幹線の運転士になること。Mちゃんはケーキ屋さんになりたいそうです。2人とも制限だらけの生活から抜け出し、アトピーがよくなって生きる力が湧いてきた様子とのこと。いま、お母さんは子どもたちの成長を心から楽しみにしています。

「世の中の景色が変わって見えるほどでした」

（31歳、女性、A・Nさん）

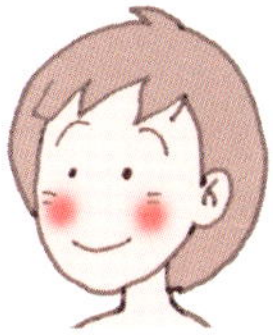

「長い間苦しんで、何度も自殺したくなった……」

娘のAさんからこう打ち明けられたとき、お母さんは意外だとは思わなかったそうです。それほどの惨状だったというのです。

Aさんは幼稚園の頃にアトピー性皮膚炎を発症しました。食物アレルギーがあり、肉類、乳製品、卵、牛乳などの食物制限をしていました。

アトピーが重症化したのは22、23歳の時でした。受診した病院では脱ステロイド療法を勧められました。当時はメディアのステロイドバッシングが激しさを増していたころです。Aさんもステロイドへの恐怖心を強めていきました。「自分は子どもの頃から大量に塗ってしまっている。だから……」。彼女はステロイド外用薬が悪いのだと思い込み、脱ステロイド療法を受け入れてしまいます。当然、すぐに悪化しました。行き場を見失った彼女は、やがて健康食品など民間療法に傾倒していきます。絶望的な思いを抱えながら、いろいろな療法を渡り歩きました。しかし、一向に症状はよくなりません。もはや心身ともに疲れ果てていきました。

31歳になった頃、Aさんの症状はいよいよ最悪の状態に向かっていきます。長く親元を離れて生活していましたが、アトピーのために日常生活が困難になり、すでに一人暮らしを続けることもつらくなっていました。福岡の実家に戻ることを決意した直後、週刊誌で当院の記事を見ました。もうすっかりあきらめていて、長い間、そういった記事を見ても心を動かされることはなかったのですが、なぜかそのときAさんは「これが最後」と受診してみる気になったそうです。

まさにワラにもすがる思いで当院を受診し、1週間後に入院する運びとなりました。

炎症は顔面、首、胸や背中、手足など全身に及び、足はところどころ硬くなっていました。かなりの重症です。掻痒感はもっとも強い4＋。居ても立ってもいられないような痒みで、掻いても治まらず何も手につかない状態でした。もちろん夜も痒くて眠れません。

外用療法は、炎症部にはミディアムのステロイド外用薬100gと保湿剤50gをミックスした軟膏を、皮膚が硬くなっている個所にはベリーストロングのステロイド外用薬を使いました。さらに、ウエットラッピング療法を1日2回行いました。

入院して2～3日目に、あれほど強かった痒みが信じられないほど軽くなりました。最初は1回100g以上の塗布が必要だったステロイド外用薬も、退院前日には20g程度に減らすことができました。結局、彼女は通常のスケジュールより1日長い4泊5日で退院していきました。

「1回1回ウエットラッピング法を繰り返すごとに症状が変わっていくのが、まるで夢を見ているようでした。少しぐらい掻いても肌がこわれず、ポヨンとはね返ってくる感じとか、こんな状態はいったい何年ぶりだろうと感激しました」とAさん。さらに、「私はもっとキレイな肌に回復したいと強く思っているので、これからも治療を怠らずに頑張っていきます。そして、こちらでの治療の経験をたくさんの人に伝えていきたいと思っています」と言ってくれました。

彼女が退院してしばらくたったころ、お母さんからこんなお手紙が届きました。

「入院してすぐに目に見えるような効果があったと娘から報告を受けましたが、本人の姿を見るまではとても信じられませんでした。帰省したときに、あまりの肌のきれいさにびっくりしました。久しぶりに見せてくれた屈託のない笑顔に心から感激しました。それは私にとっても世の中の景色が変わって見えるほどの喜びだったのです。長い絶望の日々を乗り越え、娘の病んでいた心もゆっくりと癒されていくに違いありません」

「知り合いみんなに報告したいような気持ち」

（25歳、男性、Y・Nさん）

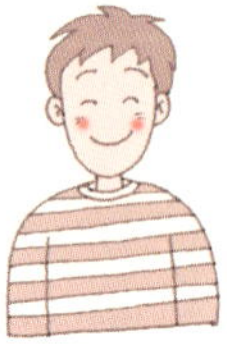

「最初の診察で30分くらい丁寧に説明してくれた。いろいろやっても駄目だった自分……とにかく先生の説明を信じようと思っていた。話はシンプルでわかりやすかった。乾燥して敏感な肌を健康にしてそれを維持することで、一般の人と同じ状態に戻れるそうだ。肌がかなり疲れているので入院という方法で一気に治療することになった。今回、ようやく根治できるかなと思った」

Yさんは当院を受診した日のことを自身のブログにこう書いていています。

3歳の頃からアトピー性皮膚炎と喘息があり、近所のかかりつけ医で治療していました。調子のよい時期と悪い時期を繰り返していましたが、2年前から症状がとくにひどくなり、かかりつけ医師の紹介で当院を受診しました。

顔面や頭部、首、ヒザやヒジの内側の症状が強く、引っかき傷もたくさんありました。掻痒感は3＋で、痒みのためにたえずイライラしているような状態でした。痒い。ただ、それだけで何事に対しても意欲や集中力が削がれてしまっていたそうです。アトピー性皮膚炎のあることがとても重い心理的な負担になっていました。

入院後の外用療法は、ミディアムのステロイド外用薬と保湿剤のミックス。首とヒジの皮膚が硬くなっているところにはベリーストロングのステロイド外用薬を薄めに塗るよう指示しました。もちろん1日2回のウエットラッピング療法も施行しました。自分で身体にラップを巻くのが少し難しかったようです。

2日目には痒みがだいぶ改善し、掻かなくても我慢できる状態（1＋）になりました。それに伴ってミディアムのステロイド外用薬の1回使用量も、入院初日が朝88・5g、夕122gだったのに対して、2日目は朝59・5g、夕18g、3日目は朝34g、夕21・5gと減っていきました。4日目に、顔面症状に対してはタクロリムス軟膏へ切り換えました。

じつはYさん、入院治療に期待はしていたものの、はじめは「薬を塗るという方法で治療しても、たぶん一時的な効果しかないだろう」とタカをくくっていたとか。だから、長年の湿疹がきれいになったことがとても「意外」だったそうです。

退院後、彼の生活にはいろいろな変化があったようです。

痒みがなくなり、集中力や行動力がアップし、安眠もできるようになってすがすがしい気分になれたそうです。以前はYシャツの腕の部分に血がついていたので職場では常に上着で隠していたのですが、上着を脱いで仕事ができるようになったと喜んでいました。

そして、いちばん大きかったのは心境の変化だったようです。再び彼の退院後のブログより。「自分のいないところで、『N？　ああ、あのアトピーの……』と陰口をいわれているような気がして。でも、いまはしばらく会っていない知り合いみんなに報告したいって思ってる。再会したらみんなびっくりするだろうな（笑）。自分が想像した以上に気持ちの変化が出てきている。生まれ変わったと思えるくらいになった」

いま、Ｙさんは教育入院を振り返り、「自分の人生にとって大きな節目になった」とまで感じているそうです。

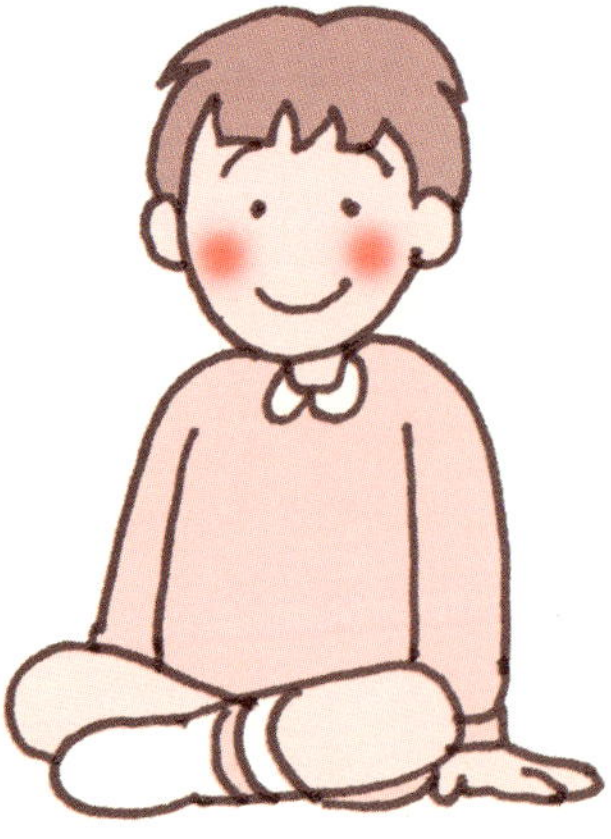

アトピークイズ

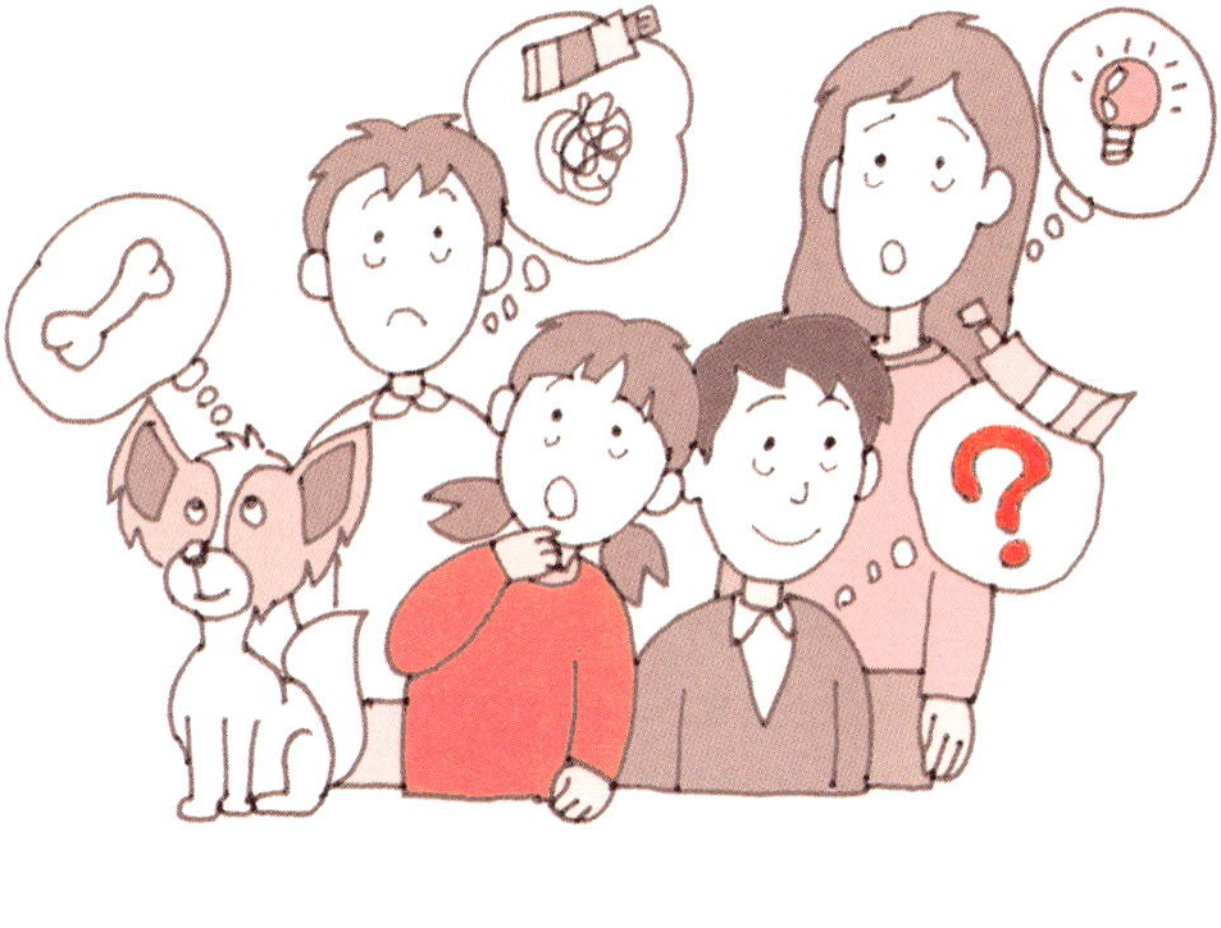

1．アトピー性皮膚炎の原因究明には、IgE－RASTというアレルゲンの検査が重要で、これで陽性にでた食物を避けることが必要である。

×ウソ

IgE－RAST、プリックテスト陽性でも、直ちに食物除去を実施すべきではありません。よく「卵のIgE値の高い人は、卵が原因でアトピー性皮膚炎を起こす」などと考える人がありますが、これは完全に早とちりです。アトピー性皮膚炎では、このIgE－RAST検査が陽性であっても、必ずしもその物質が原因であるとは限らないのです。海外の多くの研究報告でも、アトピー性皮膚炎の小児に、RAST検査で陽性と診断された食物を与えても、実際に皮膚症状が起きたものはほとんどいませんでした。RAST検査で陽性に出た項目はあくまで「悪化要因のひとつである可能性もある」という程度のもので、参考データに過ぎません。アトピー性皮膚炎における食物の関与を調べるには、実際にその食物を除去して症状が改善する、または負荷して確実に症状が悪化する、などのことを客観的に確認する方法が必要となります。しかし、体験上、アトピー性皮膚炎でこうして食物制限まで必要になったケースはほとんどありません。

2．アトピー性皮膚炎は体質による要素が大きいので、「気長にずっと付き合う病気」である。

×ウソ

「アトピー性皮膚炎は体質なので一生治らないのではないか」という誤解を持って、絶望のあまりアトピービジネスに走る患者さんも少なくありません。しかし、アトピー性皮膚炎はかなり重症であっても、スキンケアなどの適切な治療により皮膚症状が良好なコントロール状態で維持されると、徐々に体質そのものが軽快し、治療のいらなくなる疾患なのです。

アトピー性皮膚炎のゴールは「必ず完治する」ということです。当院のアトピー外来に通院されている患者さんでも、2、3年以上は少数で、大人のアトピー性皮膚炎患者でも、ほとんどが比較的に短期間で自然治癒するのです。

3．ステロイド外用薬は炎症を抑えるが、根治療法ではない。

○ホント

ステロイド外用薬で、皮膚の炎症が一時的に治まっても、もう1つの異常である乾燥肌は残ります。したがって炎症が終わった後、何もしなければまた新たな刺激に敏感に反応し、炎症が再燃してしまうのです。しかし患者さんの中には、炎症が治まって乾燥肌だけの状態になると、もう治ったと勘違いして、スキンケアをやめてしまう人が多いのです。

ステロイド外用薬はあくまで、炎症を抑える対症療法にすぎません。皮膚の炎症にはステロイド。乾燥肌に対してはスキンケアという守備範囲をはっきりさせることがアトピー性皮膚炎治療にとって重要です。

4．ステロイド外用薬は、よくなったらすぐやめる。

×ウソ

アトピー性皮膚炎では、一見症状が落ち着いているかのようにみえても、炎症は続いていることがよくあります。したがって、赤みがなくなったとか、痒くなくなったからといって自分勝手に判断して、ステロイド外用薬を中止すると、病気は勢いを増して、炎症が再燃してしまうことがあります。これをステロイド外用薬のリバウンドと一般に呼んでいることもありますが、これは間違いで、中止の仕方が適切でないために、単にもともとの炎症が悪化したものです。
症状を悪化させないためにも、自分の勝手な判断でステロイド外用薬を中止することなく、医師の指示どおり、上手に減らしていくことが大切です。

5．ステロイド外用薬を使用すると、色が黒く残ってしまう。

×ウソ

日焼けの後に肌が黒くなるように、皮膚の炎症が治まった後に色素が残り、肌が黒くなることがあります。ステロイド外用薬を塗った後に色が黒くなったように感じるのは、炎症の赤みでみえなかった色素が、ステロイド外用薬の使用により炎症が治まることで、かえって目立ってくるからです。その色素も時間とともに徐々に薄くなっていきます。ステロイド外用薬などをなるべく早く用いて、炎症を治め、再び悪化しないよう、気をつけることが色素を残さないために必要です。

（川島眞氏による）

6．ステロイド外用薬を目のまわりに使用してはいけない。

×ウソ

ある時期、白内障や網膜剥離がステロイド外用薬による副作用ではないかと議論された時期もありましたが、現在では完全に否定されています。

アトピー性白内障といわれるものの多くは、思春期から青年期の例で、不適切な治療によって顔面皮疹を著しく悪化させ、痒みのために眼周囲を叩いたり、こすったりするために外傷性に生じた例がほとんどです。このような例では、痒みに対して「掻く」ことは良くないと思い、かわりに叩いたり、こすったりしていることが原因です。

実際、眼科の専門医の意見でも、点眼や内服ならともかく、目のまわりに塗る程度のステロイドで白内障を生じることはまず考えられないということです。

7．アトピー性皮膚炎の患者は乾燥肌なので、入浴はなるべくせず、しても石鹸は使わないようにする。

×ウソ

アトピー性皮膚炎の人は、バリア機能が低下した「超乾燥肌」の状態にあります。したがってステロイド外用薬で皮膚炎が一時的に鎮静化しても、スキンケアが不十分だと、アレルゲンは侵入し続け、新たな外的刺激にも敏感に反応し、再び炎症が生じてしまいます。そのため石鹸などを使って、汗、アカ、ホコリ、細菌など、皮膚に付着したさまざまな汚れを落とす「清潔」のスキンケアは、必須です。

しかし「清潔」のスキンケアは、同時にセラミドなどの皮脂を除き、乾燥を助長させる作用もありますから、この後すぐに失われた皮脂を、保湿剤などで補充する「保湿」のスキンケアを必ず行う必要があります。

これまで入浴がアトピー性皮膚炎によくないといわれてきた理由のひとつは、保湿のケアが不十分なために、入浴前より水分がどんどん皮膚から蒸発してしまい、入浴後かえって皮膚が乾燥してしまうということがありました。

8．アトピー性皮膚炎の人は化粧厳禁である。

×ウソ

化粧に限らず、髪型、衣服、砂遊び、シャンプーなど、アトピー性皮膚炎の悪化要因は数限りなくといっていいほどあります。悪化要因を避けることも重要ですが、あれもダメ、これもダメというのでは、アトピー性皮膚炎治療の大前提でもある「上手にコントロールして普通と変わらない生活を送れるようにする」に反することになります。

まずは皮膚のバリア機能の代用としての膜をつくることを第一に考え、スキンケアをきちんとやる。そして生活制限は最小限にするというのが、アトピー性皮膚炎治療の基本です。

9．アトピー性皮膚炎はアレルギーなので、抗アレルギー薬が効く。

×ウソ

アトピー性皮膚炎は日常症状として痒みを伴うことが特徴です。その苦痛の軽減と痒みによる掻破のために、抗ヒスタミン作用を有する抗アレルギー薬を使用することがあります。しかし、これらの薬剤はあくまでステロイド外用薬の補助療法としての効果を期待するものであり、単独でアトピー性皮膚炎の炎症を抑えるものではありません。

またこれらの薬剤を、「体質を改善する薬」といって処方する医師もいることなどを耳にしますが、いくらこれらの薬を長期に内服したところで、体質が改善するわけではありません。抗アレルギー薬は単なる「痒み止め」程度に考えた方がいいでしょう。

10．アトピー性皮膚炎の人は、将来、気管支喘息になりやすい。

×ウソ

わが国では、「アレルギーマーチ」としてひとつのアレルギー疾患が時期を変えて、別の表現形をとるとする考え方が一時注目され、混乱を招いたことがありました。３つの疾患の発症年齢のピークが、アトピー性皮膚炎では乳幼児期、気管支喘息では小児期、花粉症では思春期と異なることにより、複数の疾患が同一患者に生じた場合、１つの疾患がよくなった時期に他の疾患を発症し、アレルギーマーチという錯覚が起こるのです。

アトピー性皮膚炎の小児では、食物除去や抗アレルギー薬の内服によって気管支喘息の発症を防げるとする主張が一部の小児科医により唱えられていますが、まったく科学的根拠を欠く説です。

また、アトピー性皮膚炎と気管支喘息の合併例で、一方が改善すると他方が悪化するという「シーソー現象」を主張する向きもありますが、両者が同時に悪化したり改善したりする例も存在し、必ずしも両者の病勢の相関または逆相関は明確ではありません。

アトピー性皮膚炎の教育入院クリニカルパス

（VC： A＝患者・家族要因、B=スタッフ要因、C＝システム要因、D＝社会的要因）

ID　　患者氏名　　主治医　　担当看護師

月　日（　）　**1日目**

OC	VC	時間	F	DAR

アウトカム

- K1 □ ステロイド外用薬への誤解がない
- K1 □ ステロイド外用薬の必要性を理解している
- K2 □ 「ウエットラッピング法」や「3分ルール」の重要性を理解している
- K3 □ 掻破防止の必要性を理解している
- H1 □ 発熱などの感冒症状がない

担当	フルネーム	サイン	担当	フルネーム	サイン
時			時		
時			時		
時			時		

知識・教育 K

		サイン
K1	□ **アトピークイズ** Q3～6が正解である	
K2	□ **アトピークイズ** Q7・8が正解である	
K3	□ 掻破予防の為爪を短く切ることを知っている	
K3	□ 掻破することで、悪化や感染の危険があることを知っている	
K3	□ 掻破に対する対処法を知っている	

患者状態 H

H1	□ 体温（37．5℃）以下である	
H1	□ 感冒症状がない	

検査・処置 T

- □ 採血・皮膚培養
- □ 全身のフォト（病理検査）
- □ 身長・体重測定
- □ ウエットラッピングの実地指導
- □ ステロイド外用薬の1回使用量を決める
- □ ビデオ（ストップザアトピー）の視聴を促す
- □ **アトピークイズ**を渡し、答えを確認する
- □ **「アトピー日記」**の書き方指導する
- □ アンケートを渡す（退院時回収）
- □ 入院オリエンテーションの実施

共通情報・その他

クリニカルインディケーターの達成　NSサイン

（出来た　・　出来てない）

（出来てない場合は以下に主治医のコメントを記入する）

主治医による総合評価

（問題なし・問題あり〔要注意〕・パス使用中止）

アトピー性皮膚炎の教育入院クリニカルパス

（VC:　A＝患者・家族要因、B=スタッフ要因、C＝システム要因、D＝社会的要因）

ID　　患者氏名　　主治医　　担当看護師

月　　日（　　）　　**2日目**

OC	VC	時間	F	DAR

アウトカム

- H1 □ 入院時よりも皮疹・掻痒感が改善している
- H3 □ 発熱がない
- K1 □ アトピー日記を正しくつけている
- C1 □ アトピー性皮膚炎の眼合併症がない

担当	フルネーム	サイン	担当	フルネーム	サイン
時			時		
時			時		
時			時		

		サイン
知識・教育K		
K1	□ 患者だけで**アトピー日記**を正しく書ける（分からない時はNS.Drに聞くことができる）	
K1	□ A・G・Cなどの軟膏の内容の違いや塗布部位が言える	
患者状態H		
H3	□ 体温（37．4℃）以下である	
H3	□ 感冒症状がない	
H1	□ 新たな掻破痕がない	
H1	□ 入院時より掻痒感が軽減している	
H1	□ 皮疹の重症度スコアが入院時より低下している	
検査・処置T		
	□ 体温測定	
	□ ウエットラップ・3分ルールのスキンケア	
	□ 朝・夕（2回/日）実施（看護師と一緒に）	
	□ 眼科依頼	
	□ 皮疹を人体図に記載する	
合併症C		
C1	□ 眼科受診で白内障・網膜剥離がない	

共通情報・その他
クリニカルインディケーターの達成　NSサイン
（出来た　・　出来てない）
（出来てない場合は以下に主治医のコメントを記入する）

主治医による総合評価
（問題なし・問題あり〔要注意〕・パス使用中止）

アトピー性皮膚炎の教育入院クリニカルパス

(VC: A＝患者・家族要因、B=スタッフ要因、C＝システム要因、D＝社会的要因)

ID　　患者氏名　　主治医　　担当看護師

月　日（　）	3日目	OC	VC	時間	F	DAR

アウトカム

- H1 □ 入院2日目よりも皮疹・掻痒感が改善している
- H2 □ 新たな掻破痕がない
- H3 □ 発熱がない
- K1 □ アトピー日記を正しくつけている
- K2 □ 外用薬の塗り方やウエットラッピング法の手技が患者だけで適切にできる
- C1 □ アトピー性皮膚炎の眼合併症がない

担当	フルネーム	サイン	担当	フルネーム	サイン
時			時		
時			時		
時			時		

			サイン
知識・教育K	K1	□ 患者だけでアトピー日記を正しく書ける（分からない時はNS.Drに聞くことができる）	
	K2	□ 患者だけで外用薬が正しく塗布できる	
患者状態H	H3	□ 体温（37．4℃）以下である	
	H3	□ 感冒症状がない	
	H2	□ 新たな掻破痕がない	
	H1	□ 2日目より掻痒感が軽減している	
	H1	□ 皮疹の重症度スコアが入院時より低下している	
検査・処置T		□ 体温測定	
		□ ウエットラップ・3分ルールのスキンケア	
		□ 朝・夕（2回/日）実施（患者が主体で）	
		□ 眼科依頼	
		□ 皮疹を人体図に記載する	
合併症C	C1	□ 眼科受診で白内障・網膜剥離がない	

共通情報・その他

クリニカルインディケーターの達成　NSサイン

（出来た　・　出来てない）

（出来てない場合は以下に主治医のコメントを記入する）

主治医による総合評価

（問題なし・問題あり〔要注意〕・パス使用中止）

アトピー性皮膚炎の教育入院クリニカルパス

（VC：　A＝患者・家族要因、B=スタッフ要因、C＝システム要因、D＝社会的要因）

ID　　　　　　　　　患者氏名　　　　　　主治医　　　　　　担当看護師

月　　日（　　）　**4日目**	OC	VC	時間	F	DAR

アウトカム

- H1 □ 皮膚の炎症症状が乏しく、「軽度」および「軽微」の皮疹主体である
- H2 □ 掻痒感が（＋1）以下である
- H3 □ 発熱がない
- K1 □ 退院後の外用薬塗布やスキンケアの具体的方法を理解している
- K2 □ ニキビ合併の対処方法を知っている
- K3 □ 「判断に困った時」の相談方法を知っている

担当	フルネーム	サイン	担当	フルネーム	サイン
時			時		
時			時		
時			時		

			サイン
知識・教育K	K1	□ 退院後のステロイド1回使用量を知っている	
	K1	□ アトピー日記と退院時確認シート　①から外用方法を理解している	
	K1	□ アトピー日記と退院時確認シート　②からウエットラップから3分ルールへ変更を知り退院後のスキンケアが理解できている	
	K1	□ 退院時確認シート　③の退院後の日常生活について理解できている	
	K2	□ 退院時確認シート　④のニキビが出来た際の対処方法を知っている	
	K3	□ 退院時確認シート　⑤の薬が足りなくなった際や困った時のメールの方法を知っている	
患者状態H	H3	□ 体温（37.4℃）以下である	
	H3	□ 感冒症状がない	
	H1	□ 新たな掻破痕がない	
	H1	□ 3日目より掻痒感が軽減している	
	H1	□ 皮疹の重症度スコアが3日目より低下している	
検査・処置T		□ 体温測定	
		□ ウエットラップ・3分ルールのスキンケア	
		□ 採血・皮膚培養	
		□ 全身フォト（病理検査）	
		□ 皮疹を人体図に記載する	
		□ 退院処方の確認・説明	
		□ 退院時確認シートの説明	
		□ アンケート回収	

共通情報・その他
クリニカルインディケーターの達成　NSサイン
（出来た　・　出来てない）
（出来てない場合は以下に主治医のコメントを記入する）

主治医による総合評価
（問題なし・問題あり〔要注意〕・パス使用中止）

ステロイド外用薬一覧 （後発品を含む）

★ストロンゲスト

☆プロピオン酸クロベタゾール (clobetasol propionate)

商品名	剤形
エンチフルゾン	軟膏・クリーム
グリジール	軟膏・クリーム・スカルプ
ソルベガ	軟膏・クリーム・ゲル
デルスパート	軟膏・クリーム
デルモベート	軟膏・クリーム・スカルプ
マイアロン	軟膏・クリーム・ローション
マハディ	軟膏・クリーム・外用液
ワイズダム	軟膏・クリーム

☆酢酸ジフロラゾン (diflorasone diacetate)

アナミドール	軟膏・クリーム
コロニゲン	軟膏
サコール	軟膏・クリーム
ジフラール	軟膏・クリーム
ダイアコート	軟膏・クリーム
テオロップ	軟膏
デリゼラン	軟膏・クリーム・ローション
デルベタン	軟膏・クリーム
ボスドーム	軟膏・クリーム・ローション

★ベリーストロング

☆フランカルボン酸モメタゾン (mometasone furoate)

フルメタ	軟膏・クリーム・ローション

☆酪酸プロピオン酸ベタメタゾン
(betamethasone butyrate propionate)

アンテベート	軟膏・クリーム
アンフラベート	軟膏・クリーム
サレックス	軟膏・クリーム

☆フルオシノニド (fluocinonide)

グリコベース	軟膏・クリーム
シマロン	軟膏・クリーム・ゲル
ソルニム	クリーム
トプシム	軟膏・クリーム・Ｅクリーム Ｌスプレー・ローション

ハケロン　　　　軟膏
ビスコザール　　軟膏・クリーム
ベスタゾン　　　軟膏・クリーム
メドレキシム　　クリーム
ルーフル　　　　軟膏・ゲル

☆ジプロピオン酸ベタメタゾン (betamethasone dipropionate)

ダイプロセル　　軟膏・クリーム
ディーピーポロン　軟膏・クリーム
デルモゾールＤＰ　軟膏・クリーム・ローション
ヒズポット　　　軟膏・クリーム
フロダーム　　　軟膏・クリーム
リンデロンＤＰ　軟膏・クリーム・ゾル

☆ジフルプレドナート (difluprednate)

サイベース　　　軟膏・クリーム・ローション
ジフナール　　　軟膏・クリーム
スチプロン　　　軟膏・クリーム・ローション
ソロミー　　　　軟膏
トリホモン　　　軟膏・クリーム
ナルタール　　　軟膏・クリーム
プラパスタ　　　軟膏・クリーム
フルナート　　　軟膏・クリーム
マイザー　　　　軟膏・クリーム

☆ブデソニド (budesonide)

ブデソン　　　　軟膏・クリーム

☆アムシノニド (amcinonide)

ビスダーム　　　軟膏・クリーム

☆吉草酸ジフルコフトロン (diflucortolone valerate)

アフゾナ　　　　軟膏・クリーム・ローション
アルゾナ　　　　軟膏・ユニバーサルクリーム
テクスメテン　　軟膏・ユニバーサルクリーム
ネリゾナ　　　　軟膏・クリーム・ソリューション
　　　　　　　　・ユニバーサルクリーム
ユートロン　　　軟膏・ユニバーサルクリーム

☆酪酸プロピオン酸ヒドロコルチゾン
(hydrcortisone butyrate propionete)

イトロン	軟膏・クリーム・ローション
クリアーデル	クリーム・ローション
デートニン	軟膏・クリーム
ハーユロン	軟膏・クリーム
パンデル	軟膏・クリーム

★ストロング

☆プロピオン酸デプロドン (deprodone propionate)

アロミドン	軟膏・クリーム
エクラー	軟膏・クリーム・テープ剤

☆プロピオン酸デキサメタゾン (dexamethasone propionate)

デルムサット	軟膏・クリーム
ヒフメタ	軟膏・クリーム
プロメタゾン	軟膏・クリーム
メインベート	軟膏・クリーム・ローション
メサデルム	軟膏・クリーム

☆吉草酸デキサメタゾン (dexamethasone valerate)

ザルックス	軟膏・クリーム
ボアラ	軟膏・クリーム

☆ハルシノニド (halcinonide)

アドコルチン	軟膏・クリーム
サワスチン	軟膏・クリーム
ムタヤイン	軟膏・クリーム

☆吉草酸ベタメタゾン (betamethasone valerate)

アインV	軟膏
アスデロゾン	軟膏・クリーム
イジロンV	軟膏
インファナル	テープ剤
カラミラデロンV	クリーム
ケリグロール	軟膏・クリーム
デルモゾール	軟膏・ローション
トクダーム	テープ剤
トチプロベタゾン	軟膏
ノルコット	軟膏・クリーム
ベクトミラン	軟膏
ベトネベート	軟膏・クリーム

ホルメゾン	軟膏
ムヒベタＶ	軟膏・クリーム
ラポレチン	クリーム
リンデロンＶ	軟膏・クリーム・ローション

☆プロピオン酸ベクロメタゾン (beclometasone dipropionate)

イベ	軟膏・クリーム
デーエム	軟膏・クリーム
パラナイン	軟膏
プロパデルム	軟膏・クリーム
プロパーム	ゲルクリーム
ベクラシン	軟膏・クリーム

☆フルオシノロンアセトニド (fluocinolone acetonide)

コリフェート	軟膏・クリーム
フルコート	軟膏・クリーム・Ｌスプレー ソリューション外用液
フルゾン	軟膏・クリーム
フルベアン	テープ剤
フルポロン	軟膏・クリーム
ポリシラール	軟膏

☆ベタメゾン (beclometasone)

ベータメサ	軟膏

☆吉草酸ベタメタゾン・硫酸ゲタマイシン
(betamethasone valerate・gentamicin sulfate)

デキサンＧ	テープ剤
デキサンＶＧ	ローション
デビオンＶＧ	軟膏
デルモゾールＧ	軟膏・クリーム・ローション
ペトノバールＧ	軟膏・クリーム
ホルメゾンＶＧ	軟膏
リンデロンＶＧ	軟膏・クリーム・ローション
ルリクールＶＧ	軟膏

☆硫酸フラジオマイシン・吉草酸ベタメタゾン
(fladiomycin sulfate・betamethasone valerate)

ベストフラン	軟膏・クリーム
ベトネベートＮ	軟膏・クリーム

☆硫酸フラジオマイシン・フルオシノロンアセトニド
(fladiomycin sulfate・fluocinolone acetonide)

デルモランF	軟膏
フルコートF	軟膏

★ミディアム

☆吉草酸酢酸プレドニゾロン
(prednisolone valerate acetate)

スピラゾン	軟膏・クリーム・ローション
ユーメトン	軟膏・クリーム
リドメックス	軟膏・クリーム・ローション
ロアペシン	軟膏・クリーム・ローション

☆トリアムシノロンアセトニド (triamcinolone acetonide)

クーペA	軟膏・クリーム
ケナコルトA	軟膏・クリーム
トリアノポロン	軟膏・クリーム
トリアムシノロンアセトニド	軟膏・クリーム
トリシノロン	軟膏・クリーム
ノギロンV	軟膏・クリーム
レダコート	軟膏・クリーム

☆ピパル酸フルメタゾン (flumetasone pivalate)

テストーゲン	軟膏
ロコルテン	軟膏・クリーム・ローション

☆プロピオン酸アルクロメタゾン (alclometasone dipropionete)

アルメタ	軟膏
ビトラ	軟膏

☆酪酸クロベタゾン (clobetasone butyrate)

キングローン	軟膏
キンダベート	軟膏
キンダロン	軟膏・ローション
クロベタポロン	軟膏
パルデス	軟膏・クリーム・ローション
ピータゾン	軟膏
ベタフルゾン	軟膏
ミルドベート	軟膏

☆酪酸ヒドロコルチゾン (hydrocrtisone butyrate)

アボコート	軟膏・クリーム
ビーモン	軟膏・クリーム
プランコール	軟膏・クリーム
ロコイド	軟膏・クリーム

☆デキサメタゾン (dexamethasone)

オイラゾンＤ	軟膏
デキサＡ	軟膏
デキサ・チョーセイ	軟膏
デキサメサゾン	軟膏・クリーム・ローション
ビオスＤＳ	軟膏

☆トリアムシノロンアセトニド・硫酸フラジオマイシン・グラミシジン配合剤

ケナコルトＡＧ	軟膏・クリーム

★ウィーク

☆プレドニゾロン (prednisolone)

ビオスＡ	クリーム
プレドニゾロン	軟膏・クリーム

☆酪酸ヒドロコルチゾン (hydrocrtisone acetate)

コルテス	軟膏・クリーム

☆硫酸フラジオマイシン・プレドニゾロン
(fladiomycin sulfate・prednisolone)

エアゾリンＤＩ	エアゾール

☆酪酸ヒドロコルチゾン・塩酸テトラサイクリン
(hydrocrtisone acetate・tetracycline hydrochloride)

テトラ・コーチゾン	軟膏

☆ヒドロコルチゾン・塩酸オキシテトラサイクリン
(hydrcortisone・ oxytetracycline hydrochloride)

テラコー	スプレー
テラ・コートリル	軟膏

(竹原和彦著『アトピー性皮膚炎診療１００のポイント』による)

あとがき

この本は、いま現在、アトピー性皮膚炎で本当に悩み困っている患者さんとご家族に向けて書いたものです。たしかにアトピー性皮膚炎は未知の部分も多く、玉石混交の情報が乱れ飛び、社会不安をかきたてている病気です。

しかし、執筆するにあたって私がもっとも留意したのは、「ある人はこういう意見である。他の人は別の意見であり、まだ統一された見解はない。よって今後の検討を待ちたい」などという曖昧な表現はしないということです。建前でごまかさず、「私はこう考える」「こうすれば完治する」と、日々の診療現場で向き合っている患者さんに対するのと同じくらいの熱い思いをもって堂々と述べる。このことを基本方針としました。

伊勢原協同病院では、全国各地から受診された900名以上の患者さんからそれぞれ貴重な治療経験やご意見を提供していただき、いろいろな治療のノウハウを工夫して実績を積みあげることができました。

「クリニカルパス」を用いて、臨床経過がよかったときは何がよかったのかを考え、逆にうまくいかなかったときはその解決策のヒントを見つけるという手法をとってきました。「自分たちは選ばれてこの病気と闘う戦士になったのだ」という誇りを持ち、いつも強い探究心を持って取り組んできました。

この本では、ステロイド外用薬やタクロリムス軟膏の使い方というもっとも基本的なテーマから、ダニ除去や食事制限の問題、掻破防止法、さらには「3分ルール」や「ウエットラッピング法」など当院独自のスキンケアの試みまで、こと細かく分かりやすく紹介したつもりです。

話の中には高度で専門的な内容のものも含まれますが、医療ジャーナリストの嶋康晃氏が、一般患者さん向けガイドという趣旨をくんで、易しい表現で解説するサポートをしてくださった。編集・発行元のトロントの関係者にも、アトピーの実情や役に立つ情報をいろいろ聞かせていただき、また高文研には心よく発売元を引き受けていただきました。改めて深く感謝を申し上げます。

アトピー性皮膚炎そのものは生命にかかわるような病気ではありませんが、患者さんにとってはとてもつらい病気です。本書が、治療の混乱しているこの病気を正確に理解し、克服する糸口をつかむ手助けになればと思います。

木村　和弘

著者プロフィール
木村 和弘　（きむら かずひろ）
1972 年（昭和 47 年）慶應義塾大学医学部卒業。
静岡日赤病院、川崎市立病院などで勤務。
08 年 3 月まで伊勢原協同病院小児科部長。医学博士。
現在、慶應義塾大学医学部客員准教授（小児循環器・小児アレルギー）

［主な著作］
「小児とウイルス感染」（論文）
「アトピー性皮膚炎の治療」（論文）
『インフルエンザを退治する』（著）
『突然死、流・死産　その心のケア』（監修）
『おねしょが心配？』（著）
『あっ、たいへん！ インフルエンザがやってきた』（著）

伊勢原協同病院
〒 259 ― 1132　神奈川県伊勢原市桜台 2-17-1
TEL 0463-94-2111　FAX 0463-96-1759
http://www.iseharahp.com
e-mail:postmaster@iseharahp.com

2008 年 6 月 10 日　第 1 刷発行
著者　木村 和弘
発行者　福士義彦
発行／株式会社 **トロント**
〒 107-0061　東京都港区北青山 1-4-1　ランジェ青山 808
TEL 03-3408-1521　FAX 03-3408-1448
発売／株式会社 **高文研**
東京都千代田区猿楽町 2-1-8　（〒 101-0064）
TEL 03(3295)3415　FAX 03(3295)3417

印刷／有限会社ダイキ